STクリア言語聴覚療法 4

言語発達障害

編著 内山千鶴子
　　 後藤多可志

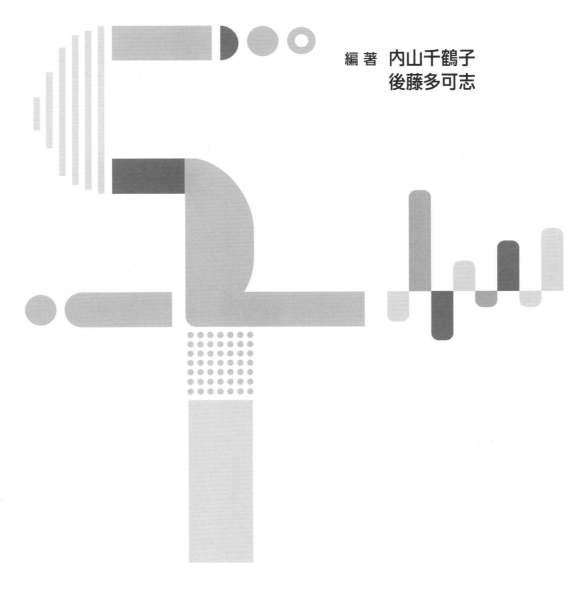

建帛社
KENPAKUSHA

〔シリーズ監修者〕

内山 量史　一般社団法人日本言語聴覚士協会　会長

内山千鶴子　新潟リハビリテーション大学大学院　特任教授

池田 泰子　東京工科大学医療保健学部　准教授

髙野 麻美　船橋市立リハビリテーション病院　副院長

〔編著者〕

内山千鶴子　前掲

後藤多可志　目白大学保健医療学部　准教授

〔執筆者〕（五十音順）

岩﨑 淳也　国際医療福祉大学成田保健医療学部　准教授

岩村 健司　熊本市立熊本市民病院

木下 亜紀　株式会社あいりす

小林 健史　北海道医療大学リハビリテーション科学部　講師

佐々木香緒里　国際医療福祉大学成田保健医療学部　講師

橋本 竜作　北海道医療大学リハビリテーション科学部　教授

廣瀬 綾奈　帝京平成大学健康メディカル学部　講師

水戸 陽子　北里大学医療衛生学部　助教

弓削 明子　京都先端科学大学健康医療学部　准教授

クリア言語聴覚療法 刊行にあたって

　本シリーズは2000（平成12）年に建帛社より発行された「言語聴覚療法シリーズ」（企画委員：笠井新一郎，倉内紀子，山田弘幸）の内容を大幅に見直し，新たに「クリア言語聴覚療法」として発行するものである。

　1999（平成11）年に第1回言語聴覚士国家試験が実施され，4,003名の言語聴覚士がわが国に誕生してから25年が経過した。2023（令和5）年現在，言語聴覚士の資格保有者は約4万名にまで増加した。日本人の急速な高齢化による人口構造の変化に伴い，社会保障制度，医療・介護保険制度，障害者福祉など多くの分野で言語聴覚士は求められているが，必要とされる対象障害領域の拡大に対応した言語聴覚士の不足はますます深刻である。多様化・複雑化しながら拡大する対象領域に対応したよりよい言語聴覚療法を提供するためには，資格保有者の確保と併せて，卒前教育の充実もまた必須である。

　本シリーズは，言語聴覚士を目指す学生を主な読者対象として，①初学者でもスムーズに学習できるよう理解しやすいテキストとすること，②「言語聴覚士国家試験出題基準」「言語聴覚士養成教育ガイドライン」に準拠して，国家試験に必須の項目を網羅した上で，臨床現場につながる内容とすることを心掛けて編纂した。

　各巻を構成する主な特徴として，以下の工夫がなされている。

・章のポイントとして，各章の冒頭に当該章で学習する内容を提示
・章のまとめとして，各章の末尾にまとめ学習ができるような課題を提示
・側注を多用することで，本文の補足的内容やキーワードを解説
・適宜コラムを掲載し，最新の話題や実践的内容を取り上げることで，学生が知識だけでなくそれを臨床へと結びつける興味をもって学習できるようにした

　また本シリーズは，学生だけでなく既に現場で活躍されている言語聴覚士の振り返りの書としても活用できる内容となっていると確信している。

　言語聴覚士が主に接するのは，コミュニケーションや高次脳機能，嚥下などに障害を抱える方々である。病院では「患者さん」と呼ばれるわけだが，来院以前は，誰もが家庭や地域で生活を送る「生活者」であったことを忘れてはいけない。リハビリテーションとは単なる機能訓練でなく，その目的は在宅復帰するまでを目指すものではない。リハビリテーションを終えて家庭に戻るときには，各々が役割をもち，その後の人生を「生活者」として満喫できるような支援を目指して，言語聴覚士として成長を続けていただきたい。

社会保障制度の変革によってリハビリテーションの意義が誤解されつつある昨今，全人的復権（障害のある人が身体的・精神的・社会的・職業的・経済的に能力を発揮し，人間らしく生きる権利）を目指したリハビリテーションが展開できる人材が現場に多く輩出されることを切に望んでいる。

2023年12月

内山量史・内山千鶴子・池田泰子・髙野麻美

まえがき

　かつて小児領域で言語聴覚士が求められる場は，病院や療育センターなど非常に限定されていた。しかし，2012年の児童福祉法の改正を受けて，児童発達支援事業や放課後等デイサービスが導入され，小児領域でも言語聴覚士が広く求められるようになった。また，教育分野では，特別支援教育における「外部専門家」や「巡回相談員」として，言語聴覚士の活躍の場が拡大している。このような社会情勢の変化から，以前と比較すると小児領域における言語聴覚士の需要は高まっていると考えられる。

　上述した法令の改正，特別支援教育における新しい制度の導入など，小児領域で言語聴覚士が学ぶべき内容は年々増加している。医学的診断名の変更や，評価に用いる検査の増加に伴い，これらに関する知識と技術も身につけなければならない。また，障害の特性理解や評価法・指導法に関する新知見が報告され，今後もますます盛んになるであろうこれらの研究も常に理解している必要がある。

　そこで本書は，言語聴覚士を目指す学生が学ばなければならない，国家試験の出題基準に準拠した内容を基本とし，医学・福祉・教育領域に関する新しい知見や，臨床の場で必要になる知識・技術を解説している。編集にあたっては，本書のコンセプトに従い，初学学生が理解しやすいようにできる限り平明な文章で，必要最小限の内容に止めた。より深く学習されたい方は『言語聴覚士のための臨床実習テキスト－小児編』（深浦順一・内山千鶴子編著，建帛社）をご覧いただきたい。

　本書第1章は障害を学ぶ前に知っておく必要がある定型の言語発達の推移を発達時期に従って示した。第2章は言語発達障害の種類と病態を端的にまとめた。第3章は評価に関して，具体的な方法から報告書の書き方までを網羅し，卒後も役に立つ構成とした。第4章は指導・支援に関して，最近の知見を盛り込み，初学学生の理解を助けるべく，図表やイラストを使用しわかりやすくする工夫をした。第5章は発達障害における各障害の特徴とそれぞれの評価法・指導法を簡潔に示した。第6章は小児領域の言語聴覚療法では欠かせない保健センター，保育所等，学校などとの地域包括支援の概念を交えて，多職種の連携をまとめた。

　本書が良き学びの手引きとなり，多くの言語聴覚士が小児領域で活躍できることを願っている。

2024年8月

内山千鶴子・後藤多可志

もくじ

第1章 定型的な言語発達

I 言語・コミュニケーションとは何か … 1
1. 言語の機能 … 1
2. 言語の構造 … 2
3. 言語発達を説明する理論 … 3

II 言語・コミュニケーションの発達の基礎 … 5
1. 身体的機能の基盤 … 6
2. 認知的機能の基盤 … 6
3. 社会的相互交渉の基盤 … 6
4. 発達の生理学と大脳機能の発達 … 6
5. 発達の病理学 … 8

III 前言語期（0〜1歳）の定型的な言語発達 … 9
1. 全体の発達 … 9
2. 認知発達 … 10

IV 語彙獲得期（1〜2歳）の定型的な言語発達 … 13
1. 語の獲得 … 13

V 語彙獲得期以降の幼児期（2〜6歳）の定型的な言語発達 … 16
1. 初期の文 … 16
2. 平均発話長 … 17
3. 文構造 … 17
4. 文の内容 … 18
5. 語の種類の増加 … 19
6. 文法の飛躍的発達 … 20
7. 文理解と表出の手がかり … 22
8. 談話の発達 … 22

もくじ

9 構音の発達 ……………………………………………………… 26

Ⅵ 学童期（6〜12歳）の定型的な言語発達 …………………………… 27

1 文字の獲得 ……………………………………………………… 28

2 語彙・文法力とメタ言語 ……………………………………… 31

3 コミュニケーション・語用 …………………………………… 31

第2章 言語発達障害学

Ⅰ 言語発達障害の定義 ……………………………………………… 33

Ⅱ 言語発達障害と関連する様々な障害 ………………………… 35

1 知的発達症 ……………………………………………………… 36

2 自閉スペクトラム症 …………………………………………… 37

3 注意欠如多動症 ………………………………………………… 37

4 発達性学習症（ICD-11）／限局性学習症（DSM-5-TR）………… 38

5 発達性発話または言語症群（ICD-11）／

コミュニケーション症群（DSM-5-TR）……………………… 38

6 聴覚障害 ………………………………………………………… 40

7 後天性脳損傷（小児失語症）………………………………… 40

8 発達性協調運動症（ICD-11）／運動症群（DSM-5-TR）………… 41

Ⅲ 言語発達障害の病態 ……………………………………………… 42

1 遺伝子と染色体 ………………………………………………… 42

2 先天性代謝異常 ………………………………………………… 44

3 神経筋疾患 ……………………………………………………… 45

4 染色体異常症 …………………………………………………… 46

5 皮質形成異常 …………………………………………………… 47

6 周産期障害 ……………………………………………………… 48

7 不適切な養育環境と言語発達障害 …………………………… 48

第3章 言語発達障害の評価

Ⅰ 評価とは …………………………………………………………… 50

Ⅱ 情報収集 ………………………………………………… 51

Ⅲ 行動観察 ………………………………………………… 56

Ⅳ 検 査 ………………………………………………… 57

① 各種検査の選択と，結果の解釈 ……………………………… 57
② 各種検査について ……………………………………………… 58

Ⅴ 評価のまとめと方針の設定 ……………………………… 75

① 評価のまとめ …………………………………………………… 75
② 指導方針の設定 ………………………………………………… 76
③ 保護者や対象児への説明 ……………………………………… 77

Ⅵ 記録のとり方 …………………………………………… 77

① 記録の方法 ……………………………………………………… 78
② 記録の内容 ……………………………………………………… 78
③ 記載方法の詳細 ………………………………………………… 78

Ⅶ 報告書の書き方 ………………………………………… 82

第4章　指導・支援について

Ⅰ 指導・支援とは ………………………………………… 88

① 指導領域 ………………………………………………………… 88
② 指導目標 ………………………………………………………… 90
③ 指導・支援にあたって大事なこと …………………………… 91

Ⅱ 発達段階に即した指導 ………………………………… 91

① 前言語期（0〜1歳） ………………………………………… 92
② 語彙獲得期（1〜2歳） ……………………………………… 94
③ 幼児期前期（2〜3歳） ……………………………………… 97
④ 幼児期後期（4〜6歳） ……………………………………… 100
⑤ 学童期（6〜12歳） ………………………………………… 103
⑥ 指導全体を通して ……………………………………………… 106

Ⅲ 各種指導・支援の方法 ········· 109

1 学習理論に基づく行動変容アプローチ ········· 110
2 語用論的アプローチ ········· 113
3 拡大・代替コミュニケーション（AAC） ········· 115
4 ポーテージプログラム ········· 117

Ⅳ 個別指導と集団指導 ········· 118

Ⅴ 保護者・家族支援 ········· 119

第5章 言語発達障害各論

Ⅰ 知的発達症 ········· 121

1 定　義 ········· 121
2 有病率・原因 ········· 122
3 症　状 ········· 122
4 評　価 ········· 124
5 指導・支援 ········· 126

Ⅱ 脳性麻痺・重症心身障害 ········· 130

1 脳性麻痺 ········· 130
2 重症心身障害 ········· 135

Ⅲ 自閉スペクトラム症 ········· 138

1 定　義 ········· 138
2 有病率・原因 ········· 139
3 症　状 ········· 140
4 評　価 ········· 142
5 指導・支援 ········· 143

Ⅳ 特異的言語発達障害 ········· 147

1 定　義 ········· 147
2 有病率・原因 ········· 148
3 症　状 ········· 148
4 評　価 ········· 150

5 指導・支援 ……………………………………………………………… 152

V 学習障害 ……………………………………………………………… **157**

1 学習障害（LD）の定義 …………………………………………………… 157
2 発達性読み書き障害（発達性ディスレクシア）の定義 ………………… 159
3 発達性読み書き障害（発達性ディスレクシア）の出現率・原因 ……… 159
4 発達性読み書き障害（発達性ディスレクシア）の症状 ………………… 162
5 発達性読み書き障害（発達性ディスレクシア）の評価 ………………… 163
6 発達性読み書き障害（発達性ディスレクシア）の指導・支援 ………… 165

VI 注意欠如多動症 ……………………………………………………… **176**

1 定 義 ……………………………………………………………………… 176
2 有病率・原因 ……………………………………………………………… 177
3 症 状 ……………………………………………………………………… 178
4 評 価 ……………………………………………………………………… 179
5 指導・支援 ………………………………………………………………… 180

VII 後天性言語障害 ……………………………………………………… **186**

1 定 義 ……………………………………………………………………… 186
2 有病率・原因 ……………………………………………………………… 187
3 症 状 ……………………………………………………………………… 187
4 評 価 ……………………………………………………………………… 188
5 指導・支援 ………………………………………………………………… 190

第6章 多職種との連携

I 多職種との連携とは ………………………………………………… **195**

II 連携の原則 …………………………………………………………… **196**

III 乳幼児期における連携 ……………………………………………… **197**

1 乳幼児期のスクリーニングと健康診査 ………………………………… 197
2 障害児通所支援 …………………………………………………………… 198
3 就学前関係施設との連携 ………………………………………………… 200
4 就学相談 …………………………………………………………………… 200
5 個人情報ファイルの活用 ………………………………………………… 201

Ⅳ 学齢期における連携 ················· 202

1. 学校（通常学級，特別支援学級，特別支援学校）との連携 ············ 202
2. 特別支援教育での言語聴覚士の役割 ·································· 202
3. 放課後等デイサービス ·· 204

Ⅴ 青年期・成人期における連携 ············· 205

1. 進学支援 ·· 205
2. 就労支援 ·· 206
3. 生活支援 ·· 207

索 引 ·· 209

第1章
定型的な言語発達

【本章で学ぶべきポイント】
- 私たちは日々言語を使ってコミュニケーションをとり，考えをまとめ，自分の行動を調整していることを学ぶ。
- その活動における言語の役割と機能を知り，定型的な言語発達において言語が出現する前から文字言語へ至る学童期までの経過を理解する。
- 神経発達症に対する言語聴覚療法では定型発達の経過を知ることが，適切な評価と介入の基礎情報として役立つことを理解する。

I 言語・コミュニケーションとは何か

　言語とは，人間が音声または文字を用いて思想・感情・意志などを伝達するために用いる記号体系のことである（広辞苑）。また，それを用いる行為のこともさす。コミュニケーションとは，社会生活を営む人間の間で行われる知覚・感情・思考の伝達で，言語・文字，その他視覚・聴覚に訴える各種のものを媒介とする（広辞苑）。さらに，人間だけではなく，動物個体間での身振りや音声・匂いなどによる情報の伝達もさす。

言語の機能

　言語には以下の3つの機能がある。1つ目は伝達するために使われる記

第1章　定型的な言語発達

外言から内言へ
ヴィゴツキーは「内言は自分の頭の中で自らに語りかけることばで，思考のための道具の役割をもち，外言は人に話しかけることばで，コミュニケーションの役割がある。乳児の言語発達では，外言から内言へと発達する」と主張した。一方，ピアジェは「独り言のように自分に向かって話すことを内言，人に向かって話すことを外言とし，内言から外言へと発達する」と主張した。

形態論
形態論は言語学における概念のひとつで，単語を構成するしくみについて研究する学問である。形態素レベルで単語の内部構造を扱い，「猫」に「子」がついて「子猫」となる派生といった語形成や，「食べる」が過去形では「食べた」となるように文中における他の単語との関係を表すために語形を変える単語の体系をさす。

意味論
意味論は言語学における概念のひとつで，語および文法を含むあらゆる言語表現手段の意味を研究する学問である。ときには語の具体的な意味だけをさす場合もある。

号体系で，ほしいものや自分が望んでいることを伝える機能である。また，伝えることにより他人の行動を調整することもある。挨拶や自分の感情を表現するなど，他者に自分の状態を伝達する機能である。

2つ目は自分の考えをまとめたり，論理的に表現する思考の機能である。ヴィゴツキー[1]は，内言を「音声を伴わない内面化された思考のための道具としての言語」と考えた。内言は声を出さず，頭の中で自分に語りかけることばをさす。これに対して，外言は声で表現する伝達の機能をもち，幼児期に外言から内言へと発達する。幼児のことばはコミュニケーションをするために他者に向けられた外言の獲得から始まり，やがてそこから自己に向けられた内言へと分化していくとヴィゴツキーは考えた。内言の分化においては，成長の中で思考に外的な発声が伴うことがある。このような幼児期の独り言を，ヴィゴツキーは不十分な内言と指摘した。

3つ目は自分の行動を意識して調整する行動調整機能である。行動に及ぼす言語の調整的役割の解明を実験的に進めたルリア[2]は，言語により行動を始動したり，停止したり，あるいは調整したりする機能を明らかにした。3〜5歳後半以降，言語の内言活動が増え，思考活動が活発になるに伴い，子ども自身のことばが頭の中で行動を統制できるようになる。また，ルリアは，行動の調整も加齢に伴い，高度化することを示した。

② 言語の構造

言語は，形式，内容，使用から成る規則をもつ。これらの下位システムは，形式では音韻論・形態論・統語論，内容では意味論・語彙，使用では語用論の内容をさす。音韻論は，ある言語の音素の数，それらの結合の仕方，機能，体系などを意味する。形態論は，言語の単語を構成するしくみのことで，それを研究する学問のことである。統語論は，文法的な構造規則を扱い，語順，文構造などを意味する。意味論は，記号列（ことば）が表す意味について論じる分野である。語彙は，日本文化で使われる単語のように，ある特定の範囲で使われる単語の総体である。語用論とは，言語表現とそれを用いる使用者や文脈との関係を研究する言語学の一分野である。語用論では，話者がいつ，どこで，どのような場面で言語を使うのか，その適性も問題となる。

3 言語発達を説明する理論

　言語がどのような要因で発達していくのか説明する理論，あるいは説がある。1つ目は，学習理論に基づく説明である。学習理論では，人間の行動は学習によって獲得されると考える。学習とは条件づけのことで，ロシアのパブロフ[3]によって確かめられた古典的（レスポデント）条件づけと，スキナー[4]により提唱された道具的（オペラント）条件づけがある（図1-I-1）。道具的（オペラント）条件づけはある刺激のもとで行動することにより，行動の変容や学習が生じることをさす。具体的に，スキナーはスキナー箱を用いてラットの実験を行った。ラットが箱にあるレバーを偶然つつくと餌が出た。少しずつ，レバー（先行刺激）をつつき（行動），餌を得る（行動の結果）頻度が上昇し，レバーと餌の関係を学習する。スキナーは言語も道具的（オペラント）条件づけにより獲得されると考えた。子どもは，模倣によって獲得した言語を発し，他者から賞賛されることにより，ことばの出現頻度を上げていく。

　しかし，複雑な文を理解したり，発したりする行動が道具的（オペラント）条件づけだけでは説明できないと反論する立場も出現した。その代表が，チョムスキー[5]を中心とする生得説である。この理論では，人には

古典的（レスポデント）条件づけ

 ＋

刺激（メトロノームの音）と刺激（食事）を繰り返し提示することにより，両者の刺激が結びつき，メトロノームの音を聞いただけで唾液が出る。このように生理的な反応を起こす刺激A（食事）に先行して，無関係な刺激B（メトロノーム）を提示し続けることにより，Bだけでも生理的な反応が生じるような現象を，古典的（レスポデント）条件づけという

道具的（オペラント）条件づけ

 ＋ ＋

弁別刺激（先行刺激）　　行動（反応）　　行動の結果

レバーがある場所に対象が存在している。自発的に対象がレバーに触れる（行動）とチーズが出てきた（行動の結果）。このように，自発的な行動を生起することにより報酬や罰が得られることで行動を変化させることを，道具的（オペラント）条件づけという

図1-I-1　古典的（レスポデント）条件づけと道具的（オペラント）条件づけの関係

第1章　定型的な言語発達

普遍文法
普遍文法とは別に，言語ごとの文法の特徴を個別文法という。

同化，調節，均衡化
同化とは外界の事象や結果を自己のシェマに取り入れること，調節とは外界の事象や結果に自己のシェマを変容させること，均衡化とは同化や調節を繰り返す過程である。

マザリーズ
母親が乳児に話しかけるときの特徴的な話し方をさす。その特徴は，高いトーン，抑揚をつけて，ゆっくりと優しく，繰り返すように，乳児が注目しやすい話し方である。

発達の最近接領域（ZPD）
図1-Ⅰ-2のように，ひとりではできる課題の範囲を超えて，教えてもらわなくても，みんなとならなんとかできる課題の範囲の差が，発達の最近接領域である。

遺伝的に言語を獲得する言語獲得装置が備わっていると考える。この言語獲得装置には人間種として共通の文法が組み込まれており，これを普遍文法という。例えば，音素や形態素などの言語単位は世界共通に使われる概念である。これらは生まれつき脳内に保存されているものであり，発達に伴い高度化するが学習により獲得されるものではないと考える。

その他に，認知説がある。この説はピアジェ[6]の認知発達理論に基づいている。ピアジェは，子どもの認知は外界を認識する「シェマ」の質的変化で発達すると考えた。また，この変化に感覚運動期（0〜2歳），前操作期（2〜7歳），具体的操作期（7〜11歳），形式的操作期（11歳〜）の4つの段階があるとした。シェマとは，外界のものを認識する枠組みのことである。そして認知構造の発達は，同化，調節，均衡化の3つから成る。言語は乳幼児期からの認知発達とともに獲得され，特に表象機能により，眼前にない物を思い描き，人に伝えたり考えたりできる。

さらに，言語が人とのかかわりの中で発達すると考える社会・相互交渉説がある。ブルーナー[7]は子どもの言語発達には大人の支援や働きかけが重要な役割をもつとし，この支援を言語獲得支援システムとした。例えば，乳児期の大人からの働きかけで特徴的なマザリーズは，子どもにとって注目しやすい特徴的な話し方である。このような特別な支援が，子どもの言語発達を促進する。

支援を考えるときに重要な概念として，ヴィゴツキーが提唱した発達の最近接領域（ZPD）がある（図1-Ⅰ-2）。今は1人では解決できないこ

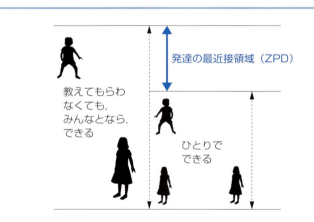

図1-Ⅰ-2　発達の最近接領域（ZPD）の具体例

出典）Vygotsky, L.S.：Mind in Society：The Development of Higher Psychological Processes. Cole, M., John-Steiner, V., Scribner, S., Souberman, E.（Eds.）, Cambridge, MA：Harvard University Press, p.86, 1978
https://navymule9.sakura.ne.jp/090113ZPD.html　を参照

ZPD：zone of proximal development

とと，他者の支援を得たり他者と協力することで解決できることとを，それぞれ領域としてとらえる考え方である。子どもは他者とのかかわりを通じて発達するので，できるようになるまで発達を待つのではなく，発達の最近接領域に対して能動的に働きかけることが重要であるとする考えである。言語も，人との社会相互交渉での大人からの働きかけや支援が発達に影響する。

〔引用文献〕
1）ヴィゴツキー著，柴田義松監訳：第5章　高次精神機能の発生．文化的―歴史的精神発達の理論，学文社，pp.167-206，2005
2）A.R.ルリヤ著，松野　豊訳：第5章　言語行為の調整機能の発達と崩壊．人間の脳と心理過程，金子書房，pp.120-164，1976
3）ダニエル P トーデス著，近藤隆文訳：第2章　サンクトペテルブルグで苦闘する科学者．パヴロフ―脳と行動を解き明かす鍵―，大月書店，pp.31-58，2008
4）Skinner, B. F.：Verbal Behavior Under the Control of Verbal Stimuli. Verbal Behavior, pp.52-80, Prentice-Hall, NerYork, 1957
5）阿部　潤：第1章　文法とは．問題を通して学ぶ生成文法，ひつじ書房，pp.1-10，2008
6）阿部　潤：第9章　結論：心理学から発生的認知論へ．問題を通して学ぶ生成文法，ひつじ書房，pp.167-185，2008
7）今井康晴：幼児の言語獲得に関する一考察―ブルーナーの言語獲得論を中心に―．広島大学大学院人間社会科学研究科学習開発学研究，(4)：21-27，2011

〔参考文献〕
・大塚　登：構音発達と音声知覚．日本大学大学院総合社会情報研究科紀要，(6)：150-160，2005

Ⅱ　言語・コミュニケーションの発達の基礎

　言語は，様々な認知的要因を基礎として発達する。感覚と身体的な発達を中心とした身体的機能の基盤，視覚・聴覚などの認知面を中心とした認知的機能の基盤，社会的なかかわりを中心とした社会相互交渉の基盤，特に言語と高次脳機能を中心とした大脳機能の発達に関して，以下に概説する。

第1章　定型的な言語発達

共同注意
p.11参照。

心の理論
p.25参照。

社会的参照
p.11参照。

生理学
生命現象の機序を研究対象とする学問である。

1 身体的機能の基盤

　感覚入力と出力に関係する身体機能，主に，聴覚，視覚，触覚，嗅覚などと運動機能の発達が，言語や認知の発達に不可欠である。この機能の障害により，聴覚障害に伴う言語発達障害，脳性麻痺に伴う言語発達障害，運動性ならびに器質性構音障害による言語発達障害が生じる可能性がある。

2 認知的機能の基盤

　認知機能は，言語や知的能力の発達に重要な役割をもつ。また，全体的な認知機能の遅れは知的発達症に伴う言語発達障害を生じる。全体的な発達の遅れはなく，大脳機能の特異な領域の機能不全，あるいは未発達と考えられる言語機能の障害は特異的言語発達障害，発達性読み書き障害（発達性ディスレクシア）が生じる可能性がある。

3 社会的相互交渉の基盤

　言語は，人とコミュニケーションをとる道具として重要な機能をもつ。人と人とのかかわりや，社会的相互交渉の機能が人には備わっており，共同注意，心の理論，社会的参照などの機能を駆使して，よりよいコミュニケーションを獲得する。この機能に障害がある自閉スペクトラム症は，言語の使用（語用）に困難があり，社会生活を円滑に行えない要因となる。また，自閉スペクトラム症の言語面だけの障害といわれる社会的（語用論的）コミュニケーション障害も，会話の文脈理解・慣用句・ユーモア理解の障害，プロソディー障害（堅い話し方や一本調子の話し方）などで，他者とコミュニケーションがうまくとれないため，人間関係形成や学業成績に影響が出る。

4 発達の生理学と大脳機能の発達

　人間の発達に関する生理学的側面を，神経系の発達から概観する。神経系は脳が司っているが，脳の重さは新生児約400 g，成人1,200〜1,400 gで，

Ⅱ. 言語・コミュニケーションの発達の基礎

成長に従い重くなる。脳細胞数は新生児と成人で大きな差がないといわれている。脳の重量が増すのは神経細胞（ニューロン）がつながることで成長し、神経細胞同士がつながることでニューロンが大きくなるためである。ニューロンは脳の中で重要な働きをしている。細胞体、樹状突起、軸索から成り、図1-Ⅱ-1のように軸索は他の細胞の樹状突起と結合し神経伝達を行う。この結合部をシナプスという。シナプスがニューロン同士の信号の受け渡しをする。回りの太くなっているところは髄鞘（ミエリン鞘）といい、信号速度が速い部分である。こうしてニューロンを増大して、脳の中で情報伝達を円滑に拡大していく。大脳の細胞構築は6歳までに完成する。12歳頃には脳の神経細胞が発達して、細胞間のネットワークが密になる。思春期に脳の効率化が進み、20歳頃に効率化されたネットワークが構築されるといわれている。

乳児期の運動発達は、反射を観察することで判断できる。反射は出現する時期と消失する時期で発達状況を知ることができる。図1-Ⅱ-2に代表的な反射と、表1-Ⅱ-1にその発達過程を示した。手掌把握反射などは4か月以降も出現すると、神経系の発達に問題があると考える。

視覚や聴覚の発達も、胎生期から始まっている。視覚は、出生後すぐには成人と同じようには機能しない。生後1か月を過ぎると目の前の大きな物を見つめるようになり、2～4か月で追視するようになり、生後5か月で座っている範囲の物に頭を向け、それを見るようになる。視力は生後6か月で0.1～0.2といわれている。聴覚は、生まれる前から聞こえているといわれ、新生児期に大きな音で驚いたりする。生後3か月頃には、音がする方を向いたり、笑うなどの反応がある。6～9か月頃は、母語を聞き分ける聴覚的弁別能力もあるといわれている。

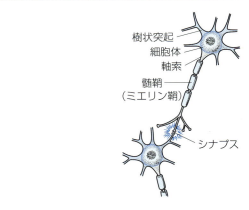

図1-Ⅱ-1　神経細胞（ニューロン）の構造

脳細胞
脳を構成する細胞は、ニューロンと呼ばれる神経細胞と、グリア細胞と呼ばれる神経細胞以外の細胞で、これらを脳細胞という。グリア細胞は、神経細胞の生存や発達機能発現のための脳内環境の維持と代謝的支援を行っている。

神経細胞（ニューロン）
神経細胞とは、脳や脊髄などの神経系を構成し、図1-Ⅱ-1のように細胞体、樹状突起、軸索の3つの部分で構成された細胞である。神経細胞は、細胞体から伸びる突起を介して信号を伝達し、互いに通信しており、他の種類の細胞とは異なる特徴的な形態をしている。

〔原始反射〕

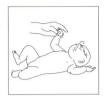

手掌把握反射：手掌を圧迫すると全部の指を曲げて握りしめる

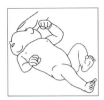

非対称性緊張性頸反射（緊張性頸反射）：仰臥位で頭を一方に向けると，顔の向いた方の手足を伸ばし，反対側の手足を曲げる

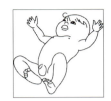

モロー反射：仰臥位で頭を少し持ち上げて急に降ろすと，手を開いて両腕を大きく伸ばして広げ，その後に両腕を曲げて何かにしがみつくようにする

〔姿勢反射〕

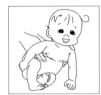

姿勢立ち直り反射：乳児を座らせて，その身体を左右に傾けると，身体は斜めになっても（目でみた情報によって位置感覚がわかり）顔が垂直に立ち直る

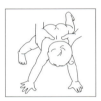

パラシュート反射：抱きかかえた乳児の上体を急に前に落とすように傾けると，両腕を伸ばし，両手を開いて体重を支えようとする（前方）。座った乳児を横や後ろに倒すと，倒された側の手を伸ばしてパッと体重を支えようとする（側方，後方）

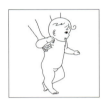

跳びはね反応（ホッピング反射）：立位の乳児を前後に傾けるとどちらかの足が倒された方に出て，左右に傾けると反対側の足が交差して倒された方に出て，バランスをとる

図1-Ⅱ-2　反射

出典）堀　浩樹・梶　美保：保育を学ぶ人のための子どもの保健　第2版，建帛社，p.58，2023

ダウン症候群
p.46参照。

ウィリアムズ症候群
運動と知的発達に遅れがあり，低身長と妖精様の顔貌が特徴である。認知面では模写の困難性などの視空間認知障害や音楽への嗜好が認められ，性格的には社交的でおしゃべりで対人関係は良好である。
p.46参照。

表1-Ⅱ-1　反射の出現と消失時期

反射	出現時期	消失時期
手掌把握反射	0か月	2～4か月
非対称性緊張性頸反射（緊張性頸反射）	0か月	5～6か月
モロー反射	0か月	3～4か月
姿勢立ち直り反射	5～6か月	
パラシュート反射	6～9か月	
跳びはね反応	11～13か月	

出典）栗原まな：小児の成長と発達．眼で見る小児のリハビリテーション　改訂第3版，p.22，診断と治療社　2015　より改変

 発達の病理学

　発達の問題は，胎生期から生じている可能性がある。遺伝子病としてアミノ酸代謝異常，染色体異常としてダウン症候群やウィリアムズ症候群，

その他に先天性風疹症候群などがある。周産期障害として脳性麻痺，出生後には急性脳症やてんかんなどがある。

アミノ酸代謝異常によるフェニルケトン尿症は，早期発見・治療で障害を防ぐことができる。また，先天性風疹症候群は，風疹に対するワクチン接種が予防になる。その他の障害に対しても，早期の発見と治療やリハビリテーションにより，症状の軽減や改善につなげることができる。

先天性風疹症候群
風疹に対する免疫のない女性が妊娠初期に風疹に罹患すると，風疹ウイルスが胎児に感染して，出生児に白内障，先天性心疾患，聴覚障害，色素性網膜症，小頭症，知的発達症などの障害が生じる。

Ⅲ 前言語期（0～1歳）の定型的な言語発達

前言語期とは，初語として意味があることばが出現する前の時期のことである。この時期は音声言語が出現していないので，言語発達は留まっているようにみえるが，音声言語が出現するために必要な条件を整えている非常に重要な時期である。言語発達は，身体・運動，感覚系，認知系などのすべての発達と関係している。以下に説明する内容は，全体発達が順調な経過をたどっている個体に関しての発達である。ここではこれを定型発達ということばで示す。また，発達には個人差がある。特に乳幼児では月齢で発達の指標が示されるので，この指標からの多少の逸脱があることを認識しておく必要がある。

急性脳症
インフルエンザなどの感染で，脳の急激な浮腫（むくみ）によりおう吐や血圧・呼吸の変化，意識障害，痙攣などが生じる。投薬等の治療でも，手足の麻痺や発達の遅れ，てんかんなどの後遺症が残ることがある。

てんかん
「てんかん発作」を繰り返し起こす状態である。「てんかん発作」は，脳にある神経細胞の異常な電気活動により引き起こされる発作で，突発的に運動神経，感覚神経，自律神経，意識，高次脳機能などの神経系が異常に活動する症状を示す。「てんかん発作」では，体の一部が拘縮，手足のしびれ，耳鳴り，動悸や吐き気，意識消失，言語障害などの症状がある。有病率は1,000人に5～8人で，どの年齢層でも発症するが，小児と高齢者で発生率が高い（二峰性）。
p.45参照。

アミノ酸代謝異常
p.44参照。

1 全体の発達

言語聴覚士の初期評価には，生育歴が必ず含まれている。これは，障害の有無と特徴を知る情報として重要なものである。

生育歴で，言語聴覚士が言語以外で必ず聴取する情報は，定頸（3～4か月），寝返り（6か月前後），座位（お座り）（6～7か月），つかまり立ち（9か月前後），独歩（初歩：12～18か月）である。これらは目に見えて判断できるため，養育者も応えやすい。認知と関連がある行動は，生後1か月で手掌把握反射として手のひらに物が触れると握りしめる。2か月でガラガラ（おもちゃ）を持たせると持続して持つ。これらの行動は後に物を操作する行動の基礎となる。3か月で大人の目を注視したり，あやすと笑う「社会的微笑」がみられるようになる。これらはコミュニケーション行動の基礎である。さらに同時期に，自分の手を見てなめる「ハンドリガード」が出現する。これは視覚・運動・味覚を統合する行動である。6か月頃には人見知りが始まる。人見知りとは，初めて会う人に拒否反応を

生育歴
発達のめやすとして，参考となるものがwebサイトで検索できる。
例：ジャック幼児教育研究所
https://www.jac-youjikyouiku.com/data/hattatunomeyasu.pdf

第1章　定型的な言語発達

認　知
外界の情報を視覚・聴覚・触覚・嗅覚・味覚など感覚を通して脳内の取り入れ，理解・判断・記憶すること．

馴化法
乳児を対象にした知覚研究で使われる方法で，馴化（なれ）の反応で認識力を判別する．例えば，同じ音刺激を聞かせて馴化させた後に，同じ刺激を再度提示する群と異なる新しい刺激を提示する群をつくり，両群の反応を比較する．新しい刺激に対して異なる反応を認めれば，2つの刺激を区別していると判断する．馴化法とともに，乳児の研究によく用いられる方法に選好注視法がある．選好注視法は，2つ以上の複数の刺激を被験者に見せ，被験者が視線を何に注ぐか見て判断する方法である．

示したり，無視したりする反応であるが，日常接している人と区別する行動である．それと同時に，養育者が移動するとその後を追う後追いが始まる．9か月になると，親指と人差し指を向き合わせて物をつまんで容器へ入れるようになる．物を高度に操作できる基礎である．同時期に，隠されたものを探すようになる．このような行動を，ピアジェは対象物の永続性として説明している．例えば，遊んでいるおもちゃに布をかぶせ隠すと，布を取っておもちゃを見つけることができ，おもちゃが存在し続けることに気がつくようになる行動である．これは記憶力と関係している．0歳から2歳までの感覚運動期の後期の特徴的な行動である[1]．

 認知発達

1）聴覚系

　乳児は外界の刺激に触れ，複数の感覚を統合しつつ情報を理解していく．音声言語を表出するには，まず聞いて理解しなければならない．理解面の基礎は，聴覚的に音を弁別することである．乳児の研究結果から，養育者と他者の声の弁別は生後1か月でも可能であることがわかっている．また，人の語りの声に対して脳のことばを聞く領域が反応し，語り以外の人の声より敏感だと考えられている．生後6か月と9か月の乳児に /r/ と /l/ の聞き分けについて馴化法で調べたところ，6か月では違いを聞き分けられるが9か月では聞き分けられなくなり，母語に必要な音の聞き分けは9か月位で完成すると考えられている．

　9か月位になると，日常的に頻繁に使われることばを状況的に理解する．例えば，「おいで」と手を出すと寄ってくる，靴の前で「靴を履いて」と言うと靴を履くなど，日常的によく遭遇する状況下でのことばがけに反応する．しかし，同じ状況でないと行動できない．つまり，文脈依存型の理解であることに注意する必要がある．

2）視覚系

　聴覚とともに，重要な感覚が視覚であるが，新生児はものがぼんやりと見える程度の視力で，3か月で0.02，6か月で0.06，1歳で0.2位といわれている．しかし，生後1か月の乳児を抱っこして，口を開閉する動きを見せると口を開く行動があり，抱っこした位置で人の口の動きを認識できる視力はある．驚くべきことに，1か月ですでに模倣する能力もある．また，乳児は，人の顔や目に対する偏向があることもわかっている．

　一般に外界の刺激は複数である場合が多く，乳児は外界の刺激を受け入

Ⅲ．前言語期（0～1歳）の定型的な言語発達

れ，複数の感覚を統合していく。例えば，母親が「ママだよ」とのぞき込むと，「ママ」という聴覚刺激と母親の顔の視覚刺激が結びつく。これが，ママ（母親）という意味理解に通じる。生後6か月頃から物や人に対する興味・関心が増え，注視することが増加する。赤ちゃん－物，赤ちゃん－人の関係を二項関係という。9か月頃になると，人と物の両方に注意が向けられるようになる。この3者の関係を三項関係といい，この関係性で共同注意が成立する。養育者が「犬だよ」と言い，指さした先の犬を見る，このときの養育者の視線，赤ちゃんの視線，犬の3者の関係が三項関係で，養育者と赤ちゃんが同じもの（犬）に注意を向けていることが共同注意である。また，他者が自分と同じものに注意を向けていることを理解することも含まれる。共同注意はコミュニケーションの基礎的能力であり，対人関係構築に必要な能力である。共同注意と関連する行動には，指さし，物を見せる（ショウイング）・物を渡す行動（ギビング），より社会性をもつ社会的参照がある。

3）音韻発達

　乳児は，0か月から反射や生体防御反応として生理的に出現する「くしゃみや咳」に発声を伴うことがあることがわかっている。また，泣くときにも発声があり，これらを叫喚発声という。生後2か月位から気持ちのいいときに/アー/，/ウー/と，喉の奥を鳴らすような発声がみられ，これを非叫喚発声（クーイング）という。3か月位から発声頻度が増え，出現する音の種類も拡大する。このとき，養育者は乳児に語りかけているが，養育者が乳児の発声を真似している4分の3は意味がない発声だった[3]。また，養育者の適切な時期の声かけで乳児の発声は持続することもわかっている。4～6か月頃に，自分で声の大きさや高さを変えて出すボーカルプレーと呼ばれる声出しがある。このような経過を経て，7か月位から喃語という複数の音節から成る発声が出現する。初期は同じ母音の繰り返しが多い（過渡的喃語）が，徐々に複数の音節でしかも子音と母音を組み合わせる複雑な構成の発声（規準喃語）となる。10か月以降は，/パマ/，/ダモ/などど異なる分節音の組み合わせもみられる。さらに進むと，はっきり聞きとれないがまるでことばを話しているように聞こえるジャーゴン様の発声を認める。こうして，1歳前後で意味があることばである初語が出現する。

4）コミュニケーションの発達

　共同注意でコミュニケーションの基礎的なかかわりを説明したが，乳児の研究では，授乳時にすでに養育者と乳児の「あ・うん」の呼吸でコミュニケーションの原型が生起している状況があることがわかってきている。

共同注意
「共同注意とは，他者の注意の所在を理解し，その対象に対する他者の態度を共有することや，自分の注意の所在を他者に理解させその対象に対する自分の態度を他者に共有してもらう行動を指す。」[2]

社会的参照
人見知りをする乳児は通常，見知らぬ人に合うと不安な行動をとるが，母親の態度を見て安心したり，不安になったりする。このように，乳児は他者の表情や様々な情報を得る行動で，情報を参照しようとする明確な意図をもつと考えられ，社会的参照は社会的コミュニケーションの成立に欠かせない行動となっている。

分節音
時間軸における音の最小の単位のこと。音声学における分節音を単音（single sound），音韻論における分節音を音素（phoneme）と呼ぶ。

11

愛着（アタッチメント）
個体が危機的状況に直面したとき，特定の他個体にしっかりとくっつくことを通して，主観的な安全の感覚を回復・維持しようとする心理行動的な傾向。

乳児が授乳時に吸う行動が止まると，授乳者は無意識に乳児を揺さぶる。揺さぶりが止まって3秒位過ぎると吸い始める。実験的に揺さぶらないと，乳児は体をもぞもぞと動かしたり，声を出したりする。吸う－休む－揺さぶりの一連の行動が規則的に行われて，乳児は機嫌よく授乳を済ませる。この一連の行動がすでにことばでのやり取りの原型を形づくっており，正高[3]は「人の原初的なコミュニケーション行動」と説明している。

　乳児は生まれたときから，生理的微笑といわれる笑顔を見せる。これは反射的な筋肉の動きであるが，養育者にとって養育行動を向上させるモチベーションになる。養育者からの微笑や声かけが盛んになり，乳児の感覚と認知の発達により，3か月位には養育者からの働きかけによる笑顔が生じる，これを社会的微笑という。同時期に，乳児は自分の行動に対する相手の反応があることに気づいているといわれる。この随伴的で相互報酬的な社会的やり取りを社会的随伴性といい，この随伴的な社会経験がコミュニケーションに影響を与えると考えられている。

5）養育者の役割

　養育者の役割は，生理的な要求を満たすだけではなく，乳児にとって心理的な安全基地になることである。この安全基地を心理学的に愛着（アタッチメント）という。愛着の形成により乳児が安心して過ごせ，また，不安になったときも安全基地に戻ることができる安心感は乳児のコミュニケーションや認知発達に影響を与える。養育者は愛情をもって乳児に語りかけたり，抱っこしたり，笑いかけたりすることで愛着が形成される。

　母親の語りかけ方は特徴的で，マザリーズやCDS（子どもに向けられたことば）といわれる。音韻的特徴は声が高く，ゆっくりで，抑揚が大きく，短いことばを繰り返す。赤ちゃんが母親に注目し，理解を促進する要因になっていると考えられている。

〔引用文献〕

1）大澤真也：ピアジェとヴィゴツキーの理論における認知発達の概念—言語習得研究への示唆—，広島修大論集，**49**（2）：1-10，2009
2）浅田晃佑・板倉 昭二：共同注意，脳科学事典
https://bsd.neuroinf.jp/wiki/%E5%85%B1%E5%90%8C%E6%B3%A8%E6%84%8F（2024年4月7日閲覧）
3）正高信男：第2章　おうむがえしの意義．0歳児がことばを獲得するとき—行動学からのアプローチ，中公新書，pp.29-53，1993

CDS：child directed speech

Ⅳ 語彙獲得期（1〜2歳）の定型的な言語発達

1 語の獲得

1）初語の出現

共同注意により，聴覚刺激と視覚刺激が統合され，意味が結びつく。図1-Ⅳ-1のように犬（視覚刺激）に親子が注意を向け，養育者が「わんわん」と聴覚刺激を提示する。子どもは犬を見ながら，「わんわん」（聴覚刺激）を受け取る。視覚刺激と聴覚刺激は本来，必然的な結びつきはなく，恣意的である。しかし，子どもが生活する社会で繰り返し慣習的に使われることで意味と結びつく。意味と構音が結びつき，初めて意味があることばが1歳前後で出現する。これを初語といい，言語発達の指標として非常に重要なポイントである。しかも，一度言えたとしても必ず繰り返し言えることばばかりではなく，定着は使用頻度や関心など子どもの状況により異なると考えられている。

2）語彙の増加

初語出現後，表出言語は少しずつ増加する。理解語も表出語もことばの種類は食べ物，人，身体部位，動物などの普通名詞が多く，挨拶や会話などの社会的交渉の語も獲得される。理解は表出より早期に獲得される。例えば，マッカーサー乳幼児言語発達質問紙による調査では，「バイバイ」

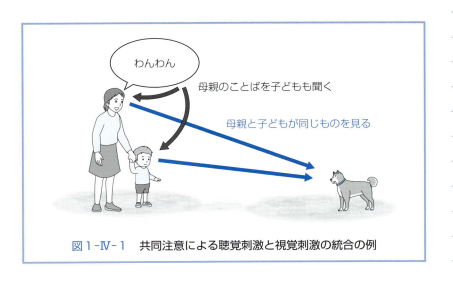

図1-Ⅳ-1　共同注意による聴覚刺激と視覚刺激の統合の例

13

は理解では10か月（乳児の50％以上）で，表出は15か月である。

3）獲得語彙の特徴

　獲得される語彙には特徴がある。日常的に使用頻度が高い，子どもが発音しやすい，母音や繰り返しの音から成る幼児語である。また，初期の子どものことばの意味は大人と異なることがある。犬を「わんわん」以外にも他の動物に使ったり，スピッツを見て「わんわん」と覚えた子どもは白い化粧用パフを見て「わんわん」と言うように，大人より広い範囲に適用する。これを過大汎用という。これに反して，自分が見た犬だけを「わんわん」と言い，他の犬のことは「わんわん」と言わないこともある。これを過小汎用という。過大汎用や過小汎用は，子どもの通常の発達過程で認められる行動であり，多くの経験を経て，ことばの意味は修正されていく。また，初期のことばは発達に伴い，複数の機能をもつようになる。ドーア[1]は1語発話にラベリング，反復，呼びかけ，抗議，行為の要求，応答の要求，挨拶，練習の8機能を見出している。

4）名詞と動詞の獲得率

　小椋[2]は，名詞と動詞の獲得率に関して，子どもの言語発達の段階により割合が異なることを示した。一語発話段階では名詞を優位に獲得するが，前統語段階では名詞と動詞の間に有意差はなく，統語段階では動詞が名詞より多かった。また，養育者の発話を分析した結果，ままごと遊びの場面では子どものどの言語発達段階でも動詞志向の発話が多かった。つまり，初期の語彙獲得の段階では母親の発話は動詞志向だが，子どもが獲得する語は名詞の割合が高く，養育者の発話に影響を受けるとする先行研究と異なる結果であった。以上のことから，統語が出現する前の段階では，養育者の言語入力には関係なく，子どもは名詞を獲得しやすい傾向をもっているといえる。文法が出現してくると，動詞の割合が増加する。これは，養育者の言語入力が関係してくるというよりも，統語段階にはいると動詞優位の大人の発話の形式を獲得してくることによると考えられる。

　名詞は共同注意状況下で視覚刺激と聴覚刺激が同時に提示されることによって獲得される割合が高いが，動詞は動作と聴覚刺激の同時提示のため，名詞より獲得が遅れる。視覚刺激が動画であるため，動いている動作（対象）のどこをとらえるのか意味が理解しにくいためである。

5）語彙の加速度的増加（爆発的増加）

　1歳6か月を過ぎる頃から，語彙の増加が著しい時期がある。これを，語彙の加速度的，あるいは爆発的増加（vocabulary spurt）という。この

時期の子どもは，「これなに？」と名称を盛んに聞くようになる。また，聞いたことばをすぐに理解し，使えるようになる。これを，語の即時マッピング（fast mapping）という。過大汎用も減少し，大人と同じ意味範囲を獲得する。

　語彙の著しい増加を可能とする理論として，マークマンら[3]は子どもが語彙を獲得するときに用いる「制約」があると提唱した。このマークマンらの制約論では3つの制約があり，その1つが事物全体の制約である。物には多くの属性があるが，子どもは全体をとらえ，その名称を理解する。例えば「わんわん」と言われたら，犬の耳やしっぽなどではなく，犬全体を指さして理解する。次の制約はカテゴリー制約である。これは目前の犬を「わんわん」と言われたら，それだけではなく，犬全体（同カテゴリー）を示すことを理解する。最後に，犬を指さして，「にゃんにゃん」と言ってもそれは違うと認識することは言語獲得には必要な力だが，これを相互排他性という。この3つの制約を柔軟に適応し語彙を拡大していくと，マークマンらは考えた。

　語彙の著しい増加を可能にするもう1つの仮説は社会語用論である。トマセロ[4]は養育者が話をすると子どもは養育者の視線を手がかりに養育者の意図を理解し，ことばの意味に結びつけていることを実験で確かめた。養育者が犬を見ていることを子どもが理解し，「わんわん」と言ったことばを犬と結びつける。また，養育者が子どもの視線の先の物の名称を言うことで，ことばを獲得する場合もある。自閉スペクトラム症のように，養育者の視線の読み取りが困難なときは，後者の対応が必要だろう。

〔引用文献〕

1）Dore, J.：Holophrases, speech acts and language universals. *Journal of Child Language*, 2：21-40, 1975

2）小椋たみ子：日本の子どもの初期の語彙発達．言語研究，132：29-53, 2007

3）Markmann,E.M., Wachtel,G.F.：Children use of mutual exclusivity to constrain the meanings of the words. *Cognitive Phychology*, 20：121-157, 1988

4）Tomasello, M.：The cultural origins of human cognition. Cambridge, MA：Harvard University Press, 1999,
マイケル・トマセロ著, 大堀壽夫・中澤恒子・西村義樹・本多　啓訳：心とことばの起源を探る　文化と認知, 勁草書房, 2006

V 語彙獲得期以降の幼児期（２～６歳）の定型的な言語発達

1 初期の文

　半数の子どもが，50～100語の単語を表出するようになると，２語を続けて表出する。80％以上の子どもが２語文を話すようになるのは，表出語が100～200語である。「文」は，「。(句点)」から「。(句点)」までの，まとまった内容を表すひと続きのことばだが，言語発達初期の２語文，３語文は名詞，動詞，形容詞など単独で文節をつくることができる自立語がつながった形である。

　初期の発話は「わんわん，あっち」「ママ，パン」など，それぞれの単語の語尾が下がるイントネーションで２語が連続で出現し，文として統合されていない発話である。２語が出現する頻度も，初期は間欠的だが徐々に増加する。統語として結合した発話は18か月頃から出現し始め，徐々に統語結合発話が出現する割合が増加する。

　綿巻[1]は初期の一人の子どもの２語文発話を分析し，表1-V-1のような統語－意味関係を報告している。「これ＋物の名称」の占有率が一番高く，次に「行為者－行為」の順である。この時期にすでに，主語や目的となる意味カテゴリーを表出している。

　ことばの獲得が進むと，様々な意味でことばを表出する。そのときに養育者は子どもが言ったことばだけではなく，それ以上の情報を加えて提供

表1-V-1　２語文発話の主要な統語＝意味関係

統語＝意味関係	例文	1;8	1;9	1;10	1;11	2;0	計	占有率(%)
これ＋物の名称	これ　ウサギ	1	8	23	81	10	123	14
行為者－行為	フミちゃん　帰った	4	17	20	29	33	103	12
存在物－存在・発見	写真が　あった		3	25	23	14	65	8
対象－行為	さかな　食べた	6	9	6	29	13	63	7
非所有主体－動き	ニュース　終わったね	1	8	8	15	15	47	5
要求対象－要求	リンゴ　要る	6	9	7	16	9	47	5
所有者－所有物	お父さんの　おズボン	4	3	9	5	7	28	3
交換対象－交換	お薬　もらった		5	7	6	9	27	3
行先－移動	公園　行こう	1	1	6	2	7	17	2
場所的対象－行為	ブブ　乗ると	1	1	2	9	3	16	2
計（異なり発話数）		24	64	113	215	120	536	62
当月の二語発話数（異なり発話の数）		29	89	194	345	208	865	

出典）綿巻　徹：文法バースト：一女児における初期文法化の急速な発展．認知・体験過程研究，6：27-43, 1997

V．語彙獲得期以降の幼児期（2〜6歳）の定型的な言語発達

することが多く，これを拡張模倣という。例えば，犬が走ってきたときに子どもが「わんわん」と言う。養育者が「わんわん走っているね」「わんわん，犬が走ってきたね」など追加情報を提供することで，子どもは犬の状況とことばを統合し，また，文の構造も理解する。

2 平均発話長

平均発話長（MLU）は，子どもの文法発達を評価するときに用いられる。話しことばにおける形態素（morpheme）を計算の単位とした，1つの発話の平均的な長さである。形態素は意味をもつ最小の言語単位のことで，例えば，「食べた」は動詞「食べ」の語幹と，過去を表す助動詞「た」の2つの形態素で構成されている。発達に伴い，文が複雑になると平均発話長が長くなる。ブラウン[2]はこの特徴を利用して表1-V-2のように文法発達の段階を提唱した（ブラウンのステージ）。

3 文構造

発話が文として発達するためには，主語や述語など語を配列し文を構成する規則や，動詞や助動詞を構成する語の形態変化の規則の獲得と，語の拡大（量の増加）が必須である。綿巻[1]の研究では，20〜24か月の子どもの発話構造は2語文出現後数か月で拡大し，格助詞の出現，助詞種類の増加，2語文から5語文の発語の増加が同じ時期に起こっている。発話構造の初期は，例えば，母親の靴を見て，「くつ」のように名詞を中心とする単語の表出から，格助詞が付加され，「ママの」や「ママ，くつ」のよ

形態素MLU
MLUには，①自立語MLU（自立語のみカウントする），②自立語付属語MLU（付属語をカウントするが自立語の活用形につく付属語は分割しない），③形態素MLU（形態素レベルまでカウントする）がある。例えば「犬が食べた」の場合，①犬が/食べた＝2，②犬/が/食べた＝3，③犬/が/食べ/た＝4となる。

表1-V-2　平均発話長（形態素MLU）による文法発達段階

段階	MLU	平均発話長 （Mean MLU）	月齢
I	1.05〜2.00	1.75	12-26
II	2.00〜2.50	2.25	27-30
III	2.50〜3.00	2.75	31-34
IV	3.00〜3.75	3.5	35-40
V	3.75〜4.50	4.0	41-46＋

出典）Brown's Stages of Syntactic and Morphological Development, Caroline Browen Speech-Language Therapy dot com
https://www.speech-language-therapy.com/index.php?option=com_content&view=category&id=11&Itemid=101&limitstart=64

MLU：mean length of utterance

第1章　定型的な言語発達

ヴォイス（態）
話す立場の変化に伴う文の変化のことである。
自動詞文と他動詞文例：火が消えた（自動詞文），私は火を消した（他動詞文）
能動文と受動文例：猫が魚を食べる（能動文），魚が猫に食べられる（受動文）

テンス
時制を表すもので，多くの動詞では「た」が過去形を表す。

うに，名詞＋格助詞，名詞＋名詞と拡大され，最後に「ママのくつ」と段階的に統語化していく。これらの獲得が数か月の間に加速度的になされている。

　２語文以上の発語が盛んになると，24か月付近で，疑問詞が盛んに使用される。この時期に，子どもは人，場所など抽象度の高いものを理解するようになる。「これなに？」と盛んに聞くようになり，どこ，誰などの疑問詞もこれに伴って出現する。この24か月付近は，文法の発達が飛躍的に起こる。助詞の種類の増加，単文の多様化から複文の獲得，**ヴォイス**（態）や**テンス**など文法の獲得である。

④ 文の内容

　文で話すことができるようになると，話す内容が変化する。目の前の物の名称を言うことから，目の前にない物を要求や叙述として言えるようになる。会話として，話す内容も現前事象から非現前事象へと拡大する。前者の話題は今現在，眼前で生じていることに限られ，後者は過去の経験や未来・未経験の内容である。佐竹ら[3)]は質問－応答関係検査を作成し，会話能力の発達段階を表1-V-3のように分析した。

　「全体的特徴」として，２歳前半では大人の話に対して無反応が多く，話す内容は現前事象が中心である。２歳後半から３歳前半にかけて，自分の経験（自己経験）に基づいた近い過去の話題も話せるようになり，初歩的な会話が成立する。また，助詞や助動詞を含む文章としての要素もある。３歳後半から４歳代にかけて，自分の知識や経験に基づいた話題が話せるようになる。５歳では初めて聞く物語でも理解し，その話題で会話ができる。

　表1-V-3の「意味ネットワーク」（言語的に意味をとらえ関係性をつくること）は２歳後半から３歳前半にかけ少しずつ形成されつつあるがまだ未熟で，３歳後半から成立し，５歳から６歳代で拡大する。「話題」は今ここで起こっている現前事象の話題から始まり，次の段階では，自分が経験した（自己経験）した範囲で，特に時間的に近位の過去の内容に関して可能となる。３歳後半から４歳代では，自分の知識や経験に基づく話題や，話者同士両者に共通する経験に関して話題が広がる。５歳から６歳では，非現前事象や情報を共有しない未知の事柄の話題も可能となる。「文章による説明」は２歳後半から３歳前半にかけて始まるが，文になっている場合もなっていない場合もある。３歳後半から４歳代では文による説明が可能で，しかも系列的に説明ができる。５歳から６歳では詳細に文で説

V. 語彙獲得期以降の幼児期（2〜6歳）の定型的な言語発達

表1-V-3　会話能力の発達段階

段階	（無反応）・現前事象	自己経験・連想	意味ネットワーク	メタコミュニケーション
年齢	2歳前半	2歳後半〜3歳前半	3歳後半〜4歳代	5〜6歳代
全体的特徴	「無反応」が約半数	初歩的な会話	ことばの質問にことばで答える	基本的な会話のルールを習得
意味ネットワーク		未熟	成立	拡大
話題	現前事象	自己経験・非現前事象（近位の過去）	共通経験	未知の事柄
文章による説明		説明の要素（±）	説明の要素（±）系列的説明（+）	文章による説明の拡大要約
特徴的誤り	保続	話題の逸脱	まとめて要約できない	適切な情報量の調整困難

出典）佐竹恒夫・外山浩美・知念洋美・久野雅樹：質問─応答関係検査2─質的分析と会話能力の段階設定，音声言語医学，35：349-358，1994　より改変

明でき要約もできるようになる。「会話における特徴的な誤り」は2歳前半では前の内容を引き継ぎ，保続的な間違いが出現する。次の段階では，冗長であったり，話題が逸れたりする。3歳後半から4歳代では，話題は逸れないがまとめて要約することはできない。5歳から6歳では，まとめはできるが相手に必要な情報を過不足なく伝えることは不十分である。

5 語の種類の増加

　語の爆発的増加後も語彙は増加するが，特に動詞や形容詞の割合が増える。小椋[4]の調査では，18か月の子どもでは全語彙数に占める動詞・形容詞の割合は5％程度だが，文法的発達が爆発的に起こる24か月頃には15％を超える。各月齢の50％の子どもが早期に獲得する動詞と形容詞を表1-V-4に示す。動詞は24か月で一気に増加する。その種類は，生活に必要な日常で頻繁に使うことばと考えられる。形容詞も，飲食に関する感想や状況を表現することばが多いようである。その後，語彙の種類を増やしていき，名詞とこれらの動詞・形容詞を結合して2語文を形成する。

　藤友[5]は，4歳から6歳の子どもに絵カードを見せ，自発話を収集し助詞の使用回数を調べた。表1-V-5，1-V-6が，その結果である。格助詞の使用が一番多く，次に接続助詞，終助詞であった。また，格助詞は各年齢間に有意差があり，発達的向上を示している。係助詞，副助詞，接続助詞は4〜5歳，4〜6歳に有意差があった。一方，間投助詞と終助詞に年齢間の有意差はなかった。出現順位は終助詞（ね，よ）が2歳前で早く，次に格助詞（が，の），副助詞（も）は2歳前半で，接続助詞（と）は2歳後半頃といわれている。

表1-V-4　早期に獲得する動詞と形容詞

50%到達月齢	動詞	形容詞
20		痛い，あつい
21		おいしい
22	寝る，行く	こわい，大きい
23	開ける	かわいい
24	歩く，言う，起きる，降りる，知る，立つ，脱ぐ，飲む	赤い，からい，くさい，冷たい

出典）小椋たみ子・小山　正・水野久美共著：乳幼児期のことばの発達とその遅れ，ミネルヴァ書房，pp.41-90，2015　を参考に作成

表1-V-5　6種類の助詞の平均使用回数

助詞	6歳児	5歳児	4歳児	全体
格助詞	176.3	126.4	58.1	120.2
係助詞	35.1	21.3	9.8	22.1
副助詞	9.1	8.8	4.4	7.4
接続助詞	129.1	87.7	52.9	89.9
間投助詞	32.0	20.9	21.2	24.7
終助詞	35.5	34.6	22.9	31.0
全体	417.1	299.8	169.3	295.4

出典）藤友雄暉：幼児の助詞の習得に関する発達的研究，教育心理学研究，27：15，1979（表1-V-6も同）

表1-V-6　6種類の助詞の平均使用回数の年齢差（t検定）

助詞	6歳児：5歳児	5歳児：4歳児	6歳児：4歳児
格助詞	※	※※※	※※※
係助詞		※	※※※
副助詞		※	※
接続助詞		※	※※※
間投助詞			
終助詞			
全体		※※	※※※

※P<.05　※※P<.01　※※※P<.001

⑥ 文法の飛躍的発達

　「日本版デンバー式発達スクリーニング検査」「津守・稲毛式乳幼児精神発達診断法」の語彙数を抜粋すると，2歳では200語，2歳6か月で400語，3歳で800語，4歳で1,700語程度を表出できるようになる。3歳で3語文も出現する。就学前には，理解語は6,000語，日常的に使用できる語彙は3,000語になる。このような語数の増加とともに，語彙の種類の獲得率も名詞から動詞・形容詞の割合が高くなる。形容詞も，使用頻度が高い「大きい」や「かわいい」が初期に観察され，「大小」や「長短」など対にな

V. 語彙獲得期以降の幼児期（2〜6歳）の定型的な言語発達

る語では「大きい」や「長い」が先に獲得される[6]。

さらに、3歳後半から4歳代になると、語彙の意味ネットワークが形成されるようになる。意味ネットワークとは、意味的に関連がある語の結びつき、あるいは関連性をつくることである。例えば、犬に関連することばとして、しっぽ、顔、目、猫などの関連ができ、さらに、犬や猫をまとめる動物という上位概念語が獲得される（図1-V-1）。

語彙獲得の手がかりは、初期には視覚的な手がかりが大きいが、認知能力の発達や非現前事象への内容の広がり、意味ネットワークの形成などの発達に伴い文脈ややり取りなどの社会的な手がかりを使用し、最終的には文法やプロソディーの言語学的な手がかりを重視するようになる。

文法習得の手がかりの重要な要素となる助詞の発達は、20か月を過ぎる頃より終助詞「ね」「の」、所有を表す格助詞「の」（ママの）から始まり、28か月位の間に爆発的に増え、3歳頃までに大部分の助詞を獲得する。しかも、獲得の速度は一定ではなく、助詞を使用しない段階、限定した発話で使用できる段階、正しい使用と間違った使用が混在する段階、間違いを自己修正する段階、正しい使用の段階の過程がある。間違い方にも一定の規則があり、本来使用されない助詞の使用（誤：お菓子が食べる、正：お菓子を食べる）、不必要な場所への付加（大きいのわんわん）、接続の誤用（かわいいものはわんわん）が指摘されている。

助動詞に関して、小椋の調査[7]では「た」の完了や「ない」の否定は2歳過ぎに、「れた」「られた」の受け身は3歳前に、「させる」の使役は3歳で獲得される。受け身も使役も、完了は2〜3か月遅れる。3歳では、丁寧や推量などの助動詞が獲得される。

文　法
1つの言語を構成する語・句・文などの形態・機能・解釈やそれらに加えられる操作についての規則（広辞苑）のことで、言語研究におけることばの規則体系全般のことである。

プロソディー
韻律（いんりつ）ともいい、音の強弱、長短、高低、間などことばのリズムのことである。

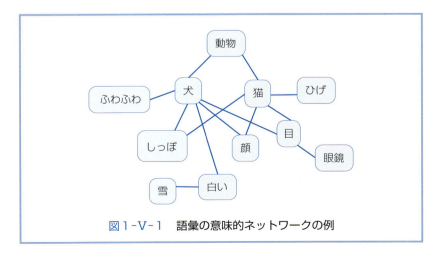

図1-V-1　語彙の意味的ネットワークの例

第1章　定型的な言語発達

非可逆文
例えば，「母親がお菓子を食べている」のように，「母親」「お菓子」「食べる」の語順を変えても，助詞がなくても，それぞれの単語の意味が把握できていれば理解可能な文。

可逆文
例えば，「クマがサルを追いかける」のように，語順の理解や助詞の役割の理解がないと意味が把握できない文。

⑦ 文理解と表出の手がかり

　文を理解したり，表出する際の１つの手がかりに，文の可逆性がある。初期の文の理解・表出は文中の名詞を入れ換えると意味が成立しない非可逆文（例：子どもがドアを押す）で，のちに文中の名詞を入れ替えても意味が成立する可逆文（例：子どもが母親を押す）が可能となる。非可逆文（例：子どもがドアを押す）の場合，名詞を入れ替えると，「ドアが子どもを押す」というあり得ない文章になる。このように，語の意味的な関係性で理解する方略を意味方略という。２語文の意味方略の理解は２歳１か月レベルで，３語文は２歳４か月レベルである[8]。語順を手がかりに理解・表出する語順方略は文頭は行為主（主語）で，次の語は目的語，最後の語は行為（３語文の場合）であるとする決まりを手がかりにする。語順方略では行為主と目的が入れ替わっても文としては成り立つ可逆文である。３語文で語順方略が可能になるのは４歳２か月レベルである。その後，意味を変えないで文を成立させるために助詞を変化させる助詞方略がとられる。３語文の助詞方略が可能になるのは，５歳11か月レベルである。

⑧ 談話の発達

　文レベルの発話が進むと，文脈をもったことばがコミュニケーションのために使われる。この文脈をもったことばのまとまりのことを談話という。談話には，会話とナラティブが含まれる。談話は，２～３歳位から学童期以降も内容を高度にしつつ発達し続ける。これらの発達には前述したように，助詞・助動詞を含めた語彙の拡大と文の構造や文法方略の伸張が前提にある。また，会話は他者との関係で構築される行為であるため，共同注意も見逃せない。話される話題が文脈やその場に適切に対応しているかという話者の話題も問題となる。このように，話者のことばの使用を研究する分野を語用論といい，語用の発達も談話に影響している。

1）会　話

　会話の基礎は，ターンテイキングである。会話では，話し手と聞き手が場面を共有しながら交互に話す。この交互に話す番のことを「ターン」といい，番をとりながら話すことを「ターンテイキング」という。会話には，ターンテイキング，聞き手の反応であるフィードバック，場面の共有が欠かせない。そして，それぞれの要素が適切に行えない場合に会話の問題が

表1-V-7　会話のルール

1	話し手と聞き手は会話のやり取りの間，注意を共有して共通の話題に気づかなければならない
2	話し手と聞き手が知っていることに注意し，聞き手の発話に状況に応じて（話題を）*合わせなければならない
3	話し手は自分が伝えた意味に応じて（会話の内容や状況を）*合わせる
4	会話の参加者は順番が交替したときに適切な関係ある貢献ができるように，他者が言っていることに耳を傾けなければならない

＊　（ ）部分は筆者加筆。
出典）小椋たみ子・小山　正・水野久美共著：乳幼児期のことばの発達とその遅れ，ミネルヴァ書房，pp.77-78，2015

生じる。

　会話の基礎づくりは，前言語期から始まっている。授乳時の母親の揺さぶりや乳児の声出しはターンをもっており，喃語期にも周囲からの声かけが多いほど発声量が増し，母親も無意識に意味のない発声を模倣するなど，かかわり手とのやり取りの基礎を形成している。有意味語が出現すると，養育者は子どもの発話にだけ反応するのではなく，養育者からの働きかけもあり，ターンテイキングを習得する。

　2歳前後では現前事象の内容に関して，相互のやり取りが増える。2歳半過ぎには「何」の疑問詞を獲得し，「ブーブー来た」のような叙述表現や「手って痛い」のような感情表現のやり取りだけでなく，「何？」「これは？」「あっちは？」と質問形式も増える。3歳過ぎには表現力も増し，「なぜ？」「どうして？」の疑問詞も理解・使用するようになり，非現前事象の話や長いやり取りが可能になる。

　小椋[4]は，クラークが指摘している幼児期以降の子どもが会話に上手に参加できる4つのルールをまとめている。表1-V-7によると会話を適切に行うにあたり，共同注意は必須であり，共通の話題に気づき，相手に合わせて，話題を変化させる能力も必要となる。

2）ナラティブ

　子どものナラティブの発達は，構成要素と言語の形式的側面から評価される。

　南[9]は，ラボフが重要視したナラティブの構成要素をまとめている（表1-V-8）。構成要素は加齢とともに増え，変化する。例えば，表1-V-9は5歳男児と8歳男児の経験談である[9]。これからわかるように，談話の内容は5歳児では出来事が多く，8歳児では設定や評価が多い。このように構成要素の占める割合は年齢により異なり，成長するにつれて出来事より設定や評価が増えると仮定している。

ナラティブ
一般的には「物語・語り」という意味で，対象児・者自身が経験・体験した事柄や，想像した物語などを他者に語る内容や行為をさす。近年，精神的，心理的に問題がある対象児・者へナラティブを用いたセラピーが医学的にも心理学的にも用いられている。

第1章　定型的な言語発達

　言語の形式的側面では語彙や構文の発達が関係している。佐々木[10]は既存の研究結果をまとめて，ナラティブの幼児の発達的変化を表1-V-10のようにまとめている。4枚の因果関係がある絵を説明する課題であるが，2歳から5歳以降では，絵の断片的表現から絵を全体的に説明できるようになり，徐々に相互の絵の関連性が説明できるようになる。絵の設定や各絵の出来事の説明と全体的な出来事の因果関係の説明は，5歳後半以降で可能となる。

表1-V-8　ラボフ（1972）の提唱するナラティブの構成要素

要旨・導入部（abstract）	話の最初に，何についての話なのか聞き手に伝える
設定・方向づけ（orientation）	誰が，いつ，どこで，何を（していたか）
出来事（complicating action）	起きた事件は具体的に何なのか
評価（evaluation）	話し手の気持ちはどうだったのか，話の意味は何なのか
解決・結果（resolution/result）	事件が最高潮を迎えた後，結局どうなったのか
結語・終結部（coda）	話の最後の締めくくりのことば

出典）南　雅彦：語用の発達—ナラティヴ・ディスコース・スキルの習得過程—，心理学評論，49（1）：121，2006

表1-V-9　幼稚園児・小学生のひとり語りの例（けがをした体験）

アキオ（5歳男児）	シュン（8歳男児）
あのね，スピードだしてたらね（設定）， ころんで（出来事）， ハンドル曲がってね（出来事）。 おでこの病院行ってね（出来事）， あのね，病院行ってね（出来事）， それでね，ここ，包帯を巻いてもらってね（出来事）， おでこ。それでね，おじいちゃんとおばあちゃんがね，おかしをもってきて（出来事）， 食べて（出来事）， それでね，だいぶ，直ってきた（評価）。おわり（結語）。	最初はね（設定）， 愛媛のときにやってね（出来事）， 痛かった，すごく（評価）。 2回目はね（設定）， 痛い思いね（評価）， わかってたからね（評価）， まあね，まあ，まあ，痛くなかったけどね（評価）。 その次もまたおんなじ（評価）， いちばん最後はね（設定）， 全然痛くなかった（評価）。

出典）南　雅彦：語用の発達—ナラティヴ・ディスコース・スキルの習得過程—，心理学評論，49（1）：122-123，2006　より改変

表1-V-10　ナラティブの発達

年齢	ナラティブの内容
2歳	絵に描かれているものを断片的に表現する
3歳	絵に描かれている内容について説明し，出来事についても含まれるようになるが，背景描写はほぼない
4歳	出来事などが説明され，時系列的な前景描写が出てくる。設定や評価など背景描写の説明もみられるようになる
5歳	絵に描かれた一連の出来事が説明され，時系列が整う。設定や評価など背景描写についての言及も増え，因果関係も説明される
5歳後半以降	設定や出来事だけでなく，導入部分の言及もある。時系列や因果関係など前景描写や背景描写が十分に含まれ，話の筋の一貫性が整う

出典）佐々木香緒里：幼児期の言語発達．岩田一成・岩﨑淳也編：Crosslink 言語聴覚療法学テキスト　言語学・言語発達学，メジカルビュー社，p.163，2022

3) 語用論

語用とは，ある状況で，話し手はどのように自分の伝えたい意図を伝え，聞き手はどのように意味を解釈するのか，そして両者がどのように意味を構築しているのかをさす。ことばは，使われる時や場所によって意味が異なる。例えば，逸話として伝えられているが，京都では「ぶぶ漬けでもどうどす？」と言われたら「もう帰ってほしい」という意味で，「ありがとうございます」と字義通りにとらえて居座ってはいけない。京都の文化を知り，その場の雰囲気を把握しなければ会話は不適切になる。

語用の発達には，相手の話の意図を理解できる能力が必要で，心の理論の獲得が必要である。心の理論とは，「他者の行動の意味を理解し，行動を予測するための他者の視点に立つ能力であり，他者の考えや気持ちを理解する能力」である。つまり，「ぶぶ漬けでもどうどす？」という対話者の行動の意味，京都育ちの人である，長い時間を滞在しているなどを理解し，「失礼します」と行動を調整する能力である。

心の理論も，加齢とともに発達する。心の理論は，誤信念課題で評価される（図1-V-2）。誤信念課題の理解は，3〜4歳では困難であるが，4〜5歳で正答率が上昇するようになるといわれている。心の理論が獲得されていると，相手の立場に立った内容で，また，自分の視点が相手に伝わっているかどうかを気にしながら会話ができるようになる。

> **誤信念課題**
> ある状況を知らないため，現実とは異なる誤った信念をもっていることを推測できれば，正答できる課題である。しかし，ある状況を知っているか知らないかを考慮することができない年齢児では，現実にある場所を答えて不正解になる。
> 例）サリーとアンの誤信念課題[11]（図1-V-2参照）

①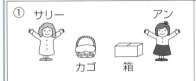

②
サリーはボールをカゴに入れた

③
サリーは散歩に出かけた

④
アンはボールをカゴからとり出すと，箱に入れた

⑤ サリーが帰ってきた サリーはボールを取りたいと思った
サリーはカゴと箱のどちらを探すだろう？

サリーはアンの行動を知らないため，サリーは出かける前に自分でボールを入れた「カゴ」を探す
サリーが現実とは異なる信念（誤信念）をもっていると理解できると「カゴ」と答えることができる
それは5歳以降で可能となる

図1-V-2　サリーとアンの誤信念課題

出典）Baron-Cohen, S., Leslie, A. M., & Frith, U.：Does the autistic child have a "theory of mind"?. *Cognition*, 21（1）：37-46, 1985 より改変

第1章　定型的な言語発達

9 構音の発達

表1-V-11に90％以上正しく構音される子音の時期を示した。研究者により出現順と時期は異なるが，一般的には唇や舌先を使った破裂音，鼻音，次に，奥舌と軟口蓋を使った破裂音や摩擦音，最後に舌先と歯頸を使った破擦音，摩擦音の順に発達する。構音の発達は，口腔運動機能の発達だけではなく，音の聴き取り方（聴覚知覚）の発達とも関係している。

それとともに，音声模倣も喃語のような同一音節の繰り返しから複雑な音声模倣へと発達する。同時に，認知面で「さすもの」と「さされるもの」の関係が成立し，記号形式を獲得する。視覚的な刺激と聴覚的な刺激が結合し，ことばとなり，単語の獲得を促進する。

3歳6か月から4歳6か月の間の構音獲得は著しく，4歳6か月頃には/s//ts//dz/r/以外の音は出現している。獲得が早い音は，構音動作が簡単で視覚的にわかりやすく，聴覚的弁別も容易で，使用頻度が高い音である。反対に，構音運動に多くの器官を連動し細かい協応を必要とする音は，困難性が高く獲得時期も遅くなる。

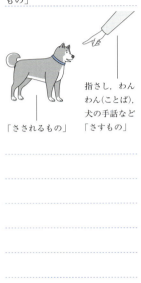

「さすもの」と「さされるもの」
記号，ことば，言語，指さしなど「さすもの」と，その実物，イメージ，概念など「さされる（意味されたり表されたりする）もの」

「さされるもの」　指さし，わんわん（ことば），犬の手話など「さすもの」

表1-V-11　90％以上正しく構音される時期（子音）

年齢(年齢;月齢)	高木ら		野田ら		筆者らの結果		坂内	
3；0～3；5	10名	w, j, m, p, t, d, g, tʃ, dʒ	50名	j, b, m, t, tʃ			2：10～3：3（14名）	j, h, f, p, b, m, t, d, k, g, tʃ
3；6～3；11	16	f, n	50	p, k, g, ʒ			3：4～3：8（60名）	
4；0～4；5	22	ç, h, k	50	h, ç, n, r	230名	w, j, h, ç, p, b, m, t, d, n, k, g, tʃ, dʒ		w, n, dʒ, ɲ
4；6～4；11	28		50	w, d	303	ʃ	4：4～4：8（60名）	
5；0～5；5	21	b	48	s	281	s, ts		ʃ
5；6～5；11	16	dz	50	ʃ, ts, z	270	dz, r		
6；0～6；5	20		50		380			
6；6～6；11			30		225			
備考	s, ʃ, ts, rは6歳半までに90％以上可とならない		ʒとdʒ，zとdzは区別せずʒ, zとしている		単語で検査を目的とした音の初発反応による		s, ts, dz, r, çは4歳以上の群でも90％以上可とならない	

出典）中西靖子・大和田健次郎・藤田紀子：構音検査とその結果に関する考察．東京学芸大学特殊教育研究施設報告，1（1）：1-19，1972

〔引用文献〕
1）綿巻　徹：文法バースト：一女児における初期文法化の急速な発展．認知・体験過程研究，6：27-43，1997

2）Brown's Stages of Syntactic and Morphological Development, Caroline Browen Speech-Language Therapy dot com https://www.speech-language-therapy.com/index.php?option=com_content&view=category&id=11&Itemid=101&limitstart=64（2024年4月7日閲覧）
3）佐竹恒夫・外山浩美・知念洋美・久野雅樹：質問―応答関係検査 2―質的分析と会話能力の段階設定．音声言語医学，35：349-358，1994
4）小椋たみ子：第3章　ことばの発達の道筋．小椋たみ子・小山　正・水野久美共著：乳幼児期のことばの発達とその遅れ．ミネルヴァ書房，pp.41-90，2015
5）藤友雄暉：幼児の助詞の習得に関する発達的研究．教育心理学研究，27：11-17，1979
6）国立国語研究所：幼児の語彙能力．p.169，1980
7）小椋たみ子・綿巻　徹・稲葉太一：日本語マッカーサー乳幼児言語発達質問紙の開発と研究．ナカニシヤ出版，2016
8）小寺富子・倉井成子・里村愛子・田中真理・佐竹恒夫：言語発達遅滞検査法＜試案1＞を用いた正常幼児の言語能力の調査．音声言語医学，28：183-199，1987
9）南　雅彦：語用の発達―ナラティヴ・ディスコース・スキルの習得過程―．心理学評論，49（1）：114-135，2006
10）佐々木香緒里：幼児期の言語発達．岩田一成・岩﨑淳也編：Crosslink 言語聴覚療法学テキスト　言語学・言語発達学．メジカルビュー社，pp.153-170，2022
11）Baron-Cohen, S., Leslie, A. M., & Frith, U.：Does the autistic child have a "theory of mind"?. *Cognition*, 21（1）：37-46, 1985

VI　学童期（6～12歳）の定型的な言語発達

　学童期，主に小学校就学後の言語発達の特徴のひとつは文字言語の学習と獲得である。文字言語を習得するには基礎知識が必要である。まず，音声言語を操作できる能力が必要で，それは①語音を正確に聞き分けられる，②日常生活で必要な語彙の獲得，③基本的な文法能力，④ことばの使い方の知識などである。さらにメタ言語，つまり自分の言語をモニターする力を身につけることで，より正確に的確に言語を操るようになる。
　もう1つは，学習のために必要な思考や推論を支える語彙や文法，語用である。

第1章　定型的な言語発達

リテラシー
ある特定の分野に関する知識や理解能力のことをさすことばであるが，ここでは「読み書きの能力」を意味する。

プレリテラシー
文字を習得する前の子どもたちが文字を読めるような行動を示すことがあるが，この行動をさす。例えば，絵本の文字を指さしながら，覚えていることをつぶやいたり，道路沿線のガソリンスタンドの看板を指さして，「ガソリンある」と指摘できる。文字を読んではいないが，視覚刺激と知識を統合する力を示している。

① 文字の獲得

1）文字の獲得

　文字の獲得は，就学前や就学時から始まるのではなく，日常生活の中で視覚的な情報を処理するところから始まっている。内山[1] がリテラシーの発達に関してまとめている。表1-Ⅵ-1は0歳から18歳位までの音韻認識，文字への意識化，読み，書きの発達レベルの概略である。最初の段階はプレリテラシーといわれる時期で，話している音に関心をもち，文字に気がつき，文字の形や機能を知る段階である。2歳以上では，文字の読み書きに必須の能力である音韻認識が向上し，話している音が文字と結びついていることを学習する。また，自分の名前や見慣れた単語を塊として読める。それが進んで，5〜7歳で，文字と音韻が1対1で対応することを学習し，単語を分解したり，音を合成して単語を形成できる。7〜9歳では，読みがより自動化し，書き間違いが減少する。9〜12歳では，読みの理解が進み，説明的な文章が書けるようになる。12〜18歳では，読み書き能力と思考スキルが結合し，事実と自分の意見を区別できるようになる。文字情報から知識を獲得することができ，推論，分析，統合，判断力をもち，読み書きができるようになる。

2）decodingとencoding

　読みとは，単語や文字を音に変換する（decoding）ことで，音読と読解を含む。書きとは，書字と綴りの想起をさし，書字は脳内に想起された図形（字形）を運動によって表出する過程（encoding）であり，綴りとは音（音韻）や音（音韻）列を想起もしくは口頭で表出する過程である。

3）文字獲得に必要な音韻認識

　文字の読み書きを習得するためには様々な認知能力が備わっている必要がある。その認知能力のひとつは音韻認識である。4，5歳になると，自分の名前や看板のロゴなどよく見慣れた文字と物とを結びつける力が育ち，あたかも文字を読むように話すことがある。しかし，これはまだ本格的に読んでいる行為ではない。文字の塊を1文字に分解し，1文字が1音と対応していることに気づき，音に注意を向け，音を分解・合成操作する能力を音韻認識という。音韻認識には音韻分析と音韻抽出があり，それらから発達レベルが調べられる。原[2] によると，4歳後半で特殊音節以外の単語を音韻分解できる。また，語頭音と語尾音の抽出もできる。5歳前半では，語中音の抽出ができ，語頭音と語尾音の抽出力を活かしてしりと

Ⅵ. 学童期（6〜12歳）の定型的な言語発達

表1-Ⅵ-1　文字の獲得に関する発達

	音韻意識	文字への意識化	読み	書き
0〜2歳	・音韻への関心をもつ	・印刷物と写真を区別する	・他の人が読んでいるときに読むふりをすることがある	・クレヨンで落書きする
2〜5歳	・文を単語に分割できる ・単語を音節に分割できる ・音韻を認識/生成できる ・同じ音で始まる単語を認識/生成できる ・単語の音を分解/合成できる	・アルファベットの歌を知る ・自分の名前の文字を認識する ・文字が読めることを学ぶ ・単語は空間で区切られた文字の塊であることを学ぶ	・書かれた物から自分の名前を認識する ・身の回りで見られる記号を認識する（「マクドナルド」の記号など）	・表象的な描画を始める ・名前を書くことを学ぶ ・いくつかの文字が書ける ・書くことと描くことを区別する ・いくつかの文字の綴りを言えるようになる
5〜7歳	・単語の最初の音を識別できる ・同じ音で始まる単語を集められる ・単語の音節を数えられる ・3〜4音節を合成して単語をつくることができる ・単語を3〜4個の音素に分割できる ・単語の音節を操作できる（たんごの「た」を抜いて言いましょう）	・単語は音で構成され，音は文字で表現できることに気づく ・すべての文字が音と結びついていることを学習する ・文字を音に一致させることができる	・文字全体の音を合成して単語を形成することを学ぶ ・数単語を読める	・物の名前を文字で表すには文字の配列があることを発見する。数単語の文字の綴りを言えるようになる。 例：apple→a, p, p, l, e ・単語を音節に分解したり，音節に対応する文字を書いて，文字列（綴り）を学ぶ。 ・音声の対応に基づいて書字を間違う。 例：come→came
7〜9歳		・句読点，大文字，その他の表記規則を学び始める	・より多くの単語を認識できる ・より多くの音韻パターンが認識され，読みの自動性が向上する ・読書がより自動化され，注意が理解に向けられる ・読書はより流暢になる	・綴りのパターンを学習する ・綴りを知っている語彙が増える ・綴りの間違いが減る ・メッセージを送るために，書くようになる ・書字は話しことばの複雑さと同レベルになる
9〜12歳		・書字規則の知識を向上させ続ける ・書字の間違いは減少する	・読みは効率的で自動的である ・読みの理解が進み，学習のために読むようになる	・綴りの音韻的規則とパターンを学習する。 ・より説得力のある説明的な文章の学習が学校のカリキュラムに導入される。
12〜18歳		・句読点，大文字，小文字の区別などの基本的な規則を習得する	・重要な読書/思考スキルが発達する ・事実と書かれた意見を区別することを学ぶ ・推論，分析，統合，判断をもって印刷物から知識を構築できる	・書くことの複雑さのレベルは，スピーチよりも高い ・口頭よりも書字面の方が構文形式の頻度が低い ・説得力のある説明的な文章は，十分な経験と機会が与えられれば，高校以降でも改善し続ける

注）原著が英語圏のため，英語が対象となっている表現もある。
出典）Paul, R, et al.：Language disorders from infancy through adolescence. 4th ed, Mosby, Maryland Heights, 2011
　　　より筆者訳
　　　内山千鶴子：リテラシーの発達. 深浦順一編集主幹，内山千鶴子他編集：言語聴覚療法技術ガイド　第2版，文光堂，pp.753-754, 2022　より改変

第1章　定型的な言語発達

側注

モーラ（mora；拍）
日本語のリズムの基本的な単位のことで，1拍が同じ時間の長さをもつ。「おとうさん」は「お」「と」「う」「さ」「ん」で5モーラ，「お茶」は「お」「ちゃ」で2モーラになる。

表音文字
音を表す文字で，その中でもひらがなやカタカナは，1文字で1音節を表すので，音節文字という。ローマ字も表音文字である。

表語文字
漢字は表語文字で，文字の意味を表す表意文字と音を表す表音文字の役割をもつ。例えば，山は⛰という意味と，「ヤマ」「サン」の音の結びつきがある。

本文

り遊びができる。また，2モーラ語の逆唱も可能になる。6歳を過ぎると，3〜4モーラ語の逆唱が可能になる。単語の逆唱は，音韻を分解し抽出する能力と記憶力が必要で，聴覚的なワーキングメモリも影響する。

4）文字獲得に必要な視覚的認知力

読み書きの基本的認知能力のもう1つは，視覚的認知力（視覚障害がある人は触覚的認知力）である。図形に注意すること，区別すること，図形を記憶することなどが関係している。また，仮名も漢字も単語は意味を表すので，読みには語彙力が影響する。文字のまとまりの意味を知らなければ，まとまりをとらえることが困難となり非効率な読みになる。

日本語のひらがなとカタカナは表音文字である。漢字は語を表す文字で，表語文字といわれる。漢字の読みには訓読みと音読みがある。音読みは中国から入ってきた発音を，訓読みはもともと日本にあったことばに漢字をあてた読み方である。漢字のもつ表意は意味理解を促進し音読を助ける役割を果たす一方で，仮名文字と異なり読み方が文字と1対1対応していないことが音読を困難にする要因ともなっている。

ワイデルら[3]は，読み書きの習得には文字と音との対応が規則的であるかどうか（透明性）と，1文字がもつ最小の音の単位（粒度）の細かさが影響すると指摘している。仮名文字「あ」や「ア」は/a/という音にいつでも対応している表音文字で透明性は高いが，漢字「山」は「山頂」では/san/という音だが，「山の上」では/yama/という音であるように文脈により音（読み）が異なるので透明性が低く，習得が困難である。

5）書きに必要な視覚的表象想起と運動の企画

書きに必要な基本的能力として，文字の視覚的表象（イメージ）を想起する力，その視覚的表象を書くという運動へと変換する力，視覚的表象と書いた文字形態が一致しているかをモニタリングする力が求められる。特に，視覚的表象を書くという運動へと変換する際には，視覚的な弁別能力と記憶力を基に，目と手の協応能力で文字を書くためにどのように手を動かすのかといった書字運動の企画を行う必要がある。

書きという行為には，模写，自発書字，聴写がある。模写は，見本の文字をそのまま書く行為であり，視覚的情報を弁別，記憶し，運動へ変換する。自発書字は，物を見て意味からその物の名前（音声情報）を想起し，その名前を対応する文字へ変換する。音声情報を通過せずに，視覚的イメージを運動へ変換することもある。高度な自発書字は，作文のように書く内容を考え，語彙を選択し，文法規則に従いながら文字を構成する複雑な行動である。聴写は，書き取りといわれる行為で，音声情報を文字に変換し，

書き出すことである。

2 語彙・文法力とメタ言語

　学童期は，就学後の学習により，抽象的な語彙を獲得することが特徴である。特に，教科書で使用されている教育基本語彙は，学年により学習される語彙の段階が示されている[4]。語彙は小学校入学までに3千語から1万語位，獲得されているといわれる。教育基本語彙の研究では，理解語彙数は表1-VI-2のようになる。また，文字言語の使用により音韻が明確になり，より長いモーラをもつ語彙の学習も容易になる。

　文法では，文の種類，構造，長さが拡大する。文の種類は能動文，受動文，授受表現，現在・過去・未来の内容を表す文，否定や疑問を表す文などで，文の構造では単文，複文，重文など文の複雑性を増す。文の複雑性を増しつつ，接続詞を伴い，文の長さも伸長する。

　国立国語研究所[5]は，言語の能力との相関として，1年生ではひらがなの書字とひらがなと漢字の読字，2年生ではカタカナと漢字の読字，3年生以降にさらに文法と作文が加わり，5年生からは語彙も加わると指摘している。このことから，低学年では文字力，中学年では文法能力，高学年では語彙力が，言語能力において大切な位置を占めているといえる。

　メタ言語とは言語について説明・記述するときに使う言語のことで，言語で説明できる能力をメタ言語能力という。前述した語彙，文法を活用して，学童期以降は物事の説明を口頭や書字で行ったり，自らの気持ちや体験を語ったりなど，メタ言語能力で進められる学習が増大する。

3 コミュニケーション・語用

　学童期のコミュニケーションの特徴は，談話能力が幼児期より高度化することである。幼児期では1対1のコミュニケーションが中心であったが，教師の授業，発表や討論など1対多数のコミュニケーションが加わる。ま

能動文
主語が動詞の動作や行為を自分で行っている場合の文のことである。

受動文
動詞の受け身（「喜ぶ」→「喜ばれる」）を用い，ある事態を行為の受け手に焦点をあてて表す文のことである。

授受表現
「あげる・もらう・くれる」を使った表現が授受表現で，動作の授受を表す。自閉スペクトラム症があると獲得困難な表現である。

単文
1つの文の中に主語述語の関係が1つしかないものをさす。

複文
1つの文の中に主語述語の関係が2つ以上あり，並列の関係にないものをさす。

重文
1つの文の中に主語述語の関係が2つ以上あり，並列の関係にあるものをさす。

表1-VI-2　小・中学生の理解語彙数

小学校						中学校		
1年生	2年生	3年生	4年生	5年生	6年生	1年生	2年生	3年生
12,175	15,765	19,088	19,046	22,309	30,646	32,598	33,049	39,502

出典）国立国語研究所編：教育基本語彙の基本的研究（国立国語研究所報告127）増補改訂版，明治書院，p.569，2009

脱中心化
他者と自己でとらえ方や考え方などが異なると理解し，自己中心的な認識から抜け出すこと。おおよそ7歳程度（小学校1年生）で始まると考えられている。

メタ認知
自分の認知活動を客観的にとらえること。

た，幼児期ではコミュニケーション内容が自己中心的だったのが，脱中心化が始まり，他者の立場に立ち，時，場所，目的を考えるようになる。そこではメタ認知力も影響し，自分のことばを自分でモニターできるようになる。

　談話では，会話のターンが円滑に行われ，話題の設定・維持・展開も巧妙に行われる。特に，会話相手により話題を変えたり，伝わらないときはことばを変えたりする。場を和やかにするために冗談やユーモアを挿入したり，わかりやすくするために比喩や比較を入れたりすることで，コミュニケーションを工夫する。ナラティブでは，時間的経過，順序性を保って語ることができるようになる。また，学校での発表の機会や経験を作文で表現するなど，ナラティブによる活動が増加する。ピアジェ[6]に従えば，小学生の時期は具体的操作期，形式的操作期の段階で，自らの思考で情報の処理が行え，論理的に考えることができるようになる。抽象的・仮定的な推理も可能となり，その思考を基にナラティブも高度化する。

〔引用文献〕

1）内山千鶴子：リテラシーの発達．深浦順一編集主幹，内山千鶴子他編集：言語聴覚療法技術ガイド　第2版，文光堂，pp.753-754，2022

2）原　恵子：健常児における音韻意識の発達．聴能言語学研究，18：10-18, 2001

3）Wydell, T. N., Butterworth, B.：A case study of an English-Japanese bilingual with monolingual dyslexia. *Cognition*, 70：273-305, 1999

4）国立国語研究所編：教育基本語彙の基本的研究（国立国語研究所報告127）増補改訂版，明治書院，pp.561-570，2009

5）国立国語研究所報告：第2章　言語諸能力及び発達諸要因の相関．小学生の言語能力の発達，明治書院，1964

6）J. ピアジェ著，中垣　啓訳：ピアジェに学ぶ認知発達の科学，北大路書房，pp.48-56，2007

【第1章　まとめ】
- 言語の機能と構造，言語発達を説明する理論を説明しよう。
- 言語・コミュニケーションの発達の基礎を整理しよう。
- 前言語期の定型的な言語発達を整理しよう。
- 語彙獲得期の定型的な言語発達を整理しよう。
- 語彙獲得期以降の幼児期の定型的な言語発達を整理しよう。
- 学童期の定型的な言語発達を整理しよう。

第2章 言語発達障害学

【本章で学ぶべきポイント】
- 言語発達障害のとらえ方を理解する。
- 発達障害の原因と背景を理解する。
- 言語発達障害と関連する疾患を理解する。

I　言語発達障害の定義

　子どもが言語を用いてコミュニケーションをとる際に，生活年齢で期待される言語能力よりも発達が遅れている場合，「ことばの遅れ」や「子どもの言語障害」としてとらえられ，教育，医療，福祉といった様々な分野において支援が実施されてきた。しかしながら，2005年に発達障害者支援法が施行（2016年に一部改正）され，それまであいまいであった自閉スペクトラム症や限局性学習障害といった様々な発達障害が法制度のもとに位置づけられる一方で，「子どもの言語障害」に関しては「低年齢で発現する言語の障害」とされるのみで，その基準については明確に示されなかった。これは「ことばの遅れ」に個人差があり，ゆっくりと発達していく可能性や，言語そのものが複雑で，かつ，多様性のある能力であり，全体像をとらえることが難しいことが関係している。以前は，言語の発達上の問

> **発達障害者支援法**
> 2004年に公布，2005年に施行され，発達障害者の早期発見，社会参加を促進，関係機関の連携強化などが定められた。2016年に改正され，発達障害者支援センターの設置など，支援体制が強化された。

第2章　言語発達障害学

ICD-11
ICDの日本語訳は，疾病および関連保健問題の国際統計分類。国際疾病分類と呼ばれることが多い。WHOが国際的に統一した基準で定めた死因及び疾病の分類であり，第11回改訂版となる。わが国では公的な統計に用いられている。

DSM-5-TR
DSMの日本語訳は，精神疾患の診断・統計マニュアル。アメリカ精神医学会が作成した精神疾患の診断・統計マニュアルである。2013年に第5版が刊行され，2022年（日本語訳は2023年）に，第5版の改訂版が発表された。「TR」はText Revisionの略で，主に本文を改定したことを意味する。

題を「言語発達遅滞」という名称を用いて表現してきたが，近年では，個人の努力に関係なく症状が発現することを踏まえ，「障害」という要素をより明確にした「言語発達障害」という名称が用いられるようになっている。あいまいとなりやすい「言語発達障害」ではあるものの，定義は世界保健機関（WHO）が公表しているICD-11[1]，もしくはアメリカ精神医学会により作成されたDSM-5-TR[2]に記載された基準の指標が，定義として利用されている。

また，言語発達障害のあいまいな部分について，子どもの言語障害にかかわってきた専門家の意見を収集し，概念や用語を整理・統合する試みが行われており[3]，それらの活動を通じて図2-Ⅰ-1に示すような言語発達障害の特徴が示されている。

〔引用文献〕

1）World Health Organization：ICD-11, International Classification of Diseases 11th Revision
https://icd.who.int/en（2023年1月10日閲覧）

2）日本精神神経学会（日本語版用語監修），髙橋三郎・大野　裕監訳：DSM-5-TR精神疾患の診断・統計マニュアル，医学書院，2023

3）Bishop, D.V.M., Snowling, M.J., Thompson, P.A., *et al.* CATALISE：a multinational and multidisciplinary Delphi consensus study of problems with language development. Phase 2. Terminology. *J Child Psychol Psychiatry*, 58（10）：1068-80, 2017

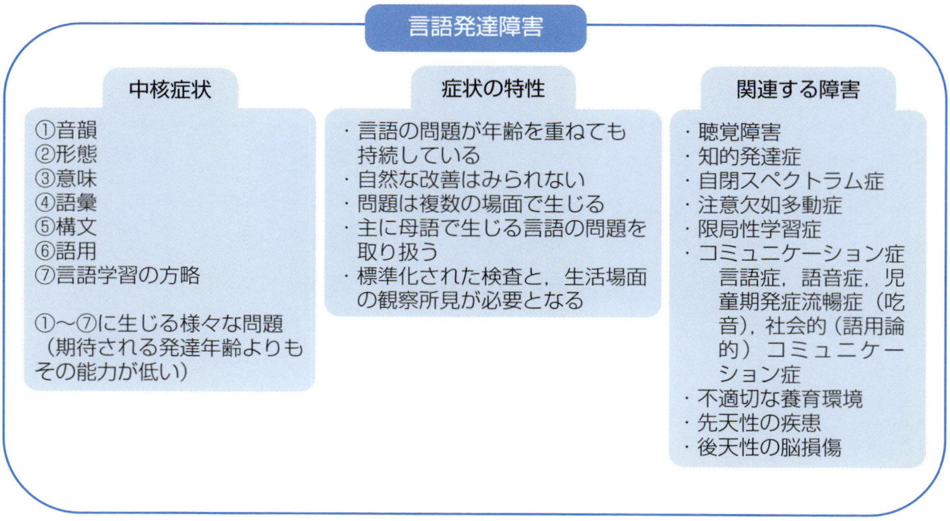

図2-Ⅰ-1　言語発達障害の中核症状，症状の特性，関連する障害

WHO：World Health Organization
ICD-11：International Classification of Diseases 11th Revision
DSM-5-TR：Diagnostic and Statistical Manual of Mental Disorders, Fifth Edition, Text Revision

〔参考文献〕
・深浦順一・藤野 博・石坂郁代編，藤田郁代監修：標準言語聴覚障害学言語発達障害学　第3版，医学書院，2021
・中山忠政：発達障害者支援法の改正―改正の経緯と改正法の特徴―．弘前大学教育学部紀要，（120）：121-125，2018

Ⅲ 言語発達障害と関連する様々な障害

　一般的に知的発達症や自閉スペクトラム症といった様々な発達障害は子どもの言語発達に影響を与えるため，それらの障害について理解することは子どもの言語障害を支援する上でも重要である。主な支援の場となる医療・福祉・教育分野でよく用いられるICD-11とDSM-5-TRを中心に，それらの障害について紹介する。ICD-11とDSM-5-TRにおいて発達障害は，いずれも神経発達症群という区分の中に位置づけられている（表2-Ⅱ-1）。

　この神経発達症群とは，ICD-11において「特定の知的，運動，言語，社会機能の獲得と実行に明らかな困難を伴う発達期に出現する行動および認知機能の障害である。これらの行動と認知の障害は，発達期に生じるこ

表2-Ⅱ-1　ICD-11とDSM-5-TRにおける発達障害

ICD-11	DSM-5-TR
神経発達症群	神経発達症群
6A00知的発達症	○知的発達症 ・全般的発達遅延 ・知的発達症　特定不能[*2]
6A03発達性学習症	○限局性学習症
6A01発達性発話または言語症群 　発達性言語症 　発達性語音症 　発達性発話流暢症 　その他の発達性発話または言語症[*1]	○コミュニケーション症 ・言語症 ・語音症 ・児童期発症流暢症（吃音） ・社会的（語用論的）コミュニケーション症 ・コミュニケーション症　特定不能[*3]
6A04発達性協調運動症 6A06常同運動症	○運動症群 ・発達性協調運動症 ・常同運動症 ・チック症群
6A02自閉スペクトラム症	○自閉スペクトラム症
6A05注意欠如多動症	○注意欠如多動症 ・その他の注意欠如多動症[*4]

[*1]　その障害の診断基準を完全には満たさないが臨床的には症状がみられている場合をいう。
[*2]　5歳以上で視覚障害や難聴，重度の問題行動などの理由で知的発達に関する評価が困難な場合に用いられる。
[*3]　その障害の診断基準を完全には満たさないが臨床的には症状がみられている場合をいう。
[*4]　その障害の診断基準を完全には満たさないが臨床的には症状がみられている場合をいう。

第2章　言語発達障害学

統合失調症
幻覚や妄想，精神的な興奮など
の症状を主とする精神疾患のひ
とつであり，10〜20歳代に発病
することが多いとされる。

双極症（双極性障害）
そう状態（気分の高揚，活動性
の増加など）とうつ状態（気分
の低下，抑うつ気分など）が繰
り返される精神疾患のひとつ。

とがある多くの精神及び行動の疾患（例えば，統合失調症や双極症（双極性障害））においても認められるが，その中核的な症状が神経発達的である疾患のみが，この群に含まれる」とされている。また，DSM-5-TRでは「発達期に発症する一群の疾患であり，典型的には発達期早期，しばしば就学期に明らかとなり，個人的，社会的，学業，または職業における機能の障害を引き起こす発達の欠陥あるいは脳内プロセスの差異により特徴づけられる」とされている。特にICD-11では，以前のICD-10の基準と比べ，神経発達症群に含まれる様々な障害について整理と統合が行われ，さらにDSM-5（現 DSM-5-TR）の内容に準拠したものになるなど大幅な変更となっている。

① 知的発達症

　知的発達症とは，①標準化された知能検査や臨床的な評価において全般的な知的機能が平均よりも2標準偏差以下よりも明らかに低い（知能指数では，おおむね70〜75未満と表現される），②家庭や学校，職場といった社会で日常生活を送る上で適応機能に問題がある状態であり，これらが通常18歳までの発達期に発現する。以前は「精神遅滞」と表現されていたが，ICD-11（2019年）では「知的発達症」に，DSM-5-TR（2023年）では「知的発達症」に変更されている。ICD-11では検査などで得られる数値的な結果も重要視されるが，DSM-5-TRでは，数値的な結果の他に，同年齢および社会文化的な背景をもつ集団の中で個人的，または社会的責任をどれだけ満たしているかを示す適応機能についても重要視している。適応機能は，概念的（記憶，言語，読字，書字，数学的思考など），社会的（感情，他者の思考，共感，対人的コミュニケーション技能など），実用的（自己管理，仕事の責任，金銭管理，学校と仕事の課題の調整など）の3つに領域に分類し，それぞれの困難度に応じて重症度を判断している。

　知的発達症の原因は，遺伝子疾患（先天代謝異常，神経線維腫症，甲状腺機能低下症など），染色体異常（ダウン症候群，エドワーズ症候群，ウィリアムズ症候群，脆弱X症候群，猫なき症候群，プラダー・ウィリー症候群など），母体の感染症（サイトメガロウイルス，単純ヘルペスウイルス，トキソプラズマ，風疹ウイルスなど），毒物への胎内暴露（アルコール，鉛，メチル水銀，薬剤（フェニトイン，バルプロ酸など）），出生後の毒物暴露，低酸素脳症，低出生体重児，頭部外傷，脳腫瘍などがあげられる。また，重度の虐待を受けたり，学習や教育の機会が与えられないといった心理的虐待や社会的に引き離されることでも，成長・発達や情緒に障害をきたす

ことがある。

　知的発達症における言語障害の特徴は，知的機能の発達状況に関連して，言語理解の遅れ，初語の遅れ，ことばの数や構文能力の遅れ，会話能力の遅れなど多様であり，その様相も個人によって様々である。

② 自閉スペクトラム症

　従来，自閉スペクトラム症（ASD）の中核的な特徴としては，イギリスのローナ・ウイングが提唱した「ウイングの三つ組み」といわれる「社会性の障害（対人関係の困難さ）」，「コミュニケーションの障害（言語障害）」，「想像力の障害」があげられてきた。ICD-11やDSM-5-TRが公表されてからは，「持続する相互的な社会的コミュニケーションや対人的相互反応の障害」と「限定された反復的な行動，興味，活動の様式」の2つにまとめられた。また，それらの症状は，発達早期から認められ，日常生活の活動を制限される。しかし，自閉スペクトラム症においては特有の言語障害の特徴を示すことが知られている。幼少期では，呼びかけても返事をしない，発声が少ない，喃語や初語が出現しないといった，一見，耳の聞こえを疑うような所見がみられる。また，発達に遅れを示さない場合であっても，一方的に話したり，話す内容が偏っていたりと自己中心的に受け取られる話し方をしてしまう。この他にも，他者の発話をそっくりおうむ返しする「エコラリア（反響言語）」や，会話において他者の意図を察することができず，字義通りに受け取ったり，相手の立場に合わせて話し方を柔軟に変更したりすることが難しいことがある。

③ 注意欠如多動症

　DSM-Ⅱにおいて多動性について記載され，次のDSM-Ⅲでは注意欠陥障害（ADD）という名称で「不注意，多動性，衝動性」といった注意と行動に関する症状が整理された。その後，「不注意，多動性，衝動性」が診断基準に用いられるようになり，現在の注意欠如多動症（ADHD）という名称となった。DSM-5-TRでは，「不注意，多動－衝動性」の2つに特徴が集約された。それら症状について，「不注意症状9つのうち6つ以上（17歳以上の場合5つ以上），多動－衝動性症状9つのうち6つ以上（17歳以上の場合5つ以上）が6か月間以上持続している」「12歳以前に症状が存在している」「不注意，多動－衝動性の症状のいくつもが2つ以上の

ASD：antism spectram disorder　　ADD：attention deficit disorder
ADHD：attention deficit hyperactivity disorder

状況（学校，家庭，職場など）で存在している」ことが診断条件となっている。なお，13歳以降に症状が出現した場合は，他の原因による影響とされ，注意欠如多動症とは診断できない。

　症状の特徴としては「不注意優勢（細かいことも含め注意を払えない，注意が持続できない，物をなくす，約束を忘れるなど）」，「多動・衝動優勢（じっと座っていられない，離席して走り回る，順番を待てないなど）」，「不注意と多動－衝動性が混合して存在」の3つに分かれている。

　注意欠如多動症の基本的な症状は行動面の問題であり，直接的に言語障害を示すことはなく，不注意や多動といった行動面の問題が日常生活や学習場面などにかかわり，二次的に言語発達や学習に影響を与えると考えられる。

4　発達性学習症（ICD-11）／限局性学習症（DSM-5-TR）

　教育現場では「学習障害」という名称で知られており，全般的な知的発達に問題はなく，本人の努力にも関係なく，読み書き，計算に困難を示し，かつ，それらに対する支援が行われていても症状がみられる。その背景には，読み書きや計算に求められる何らか機能障害（視覚認知，音韻に関する能力，数概念など）があると考えられている。学習障害に関する定義は，ICD-11やDSM-5-TRの他に文部科学省のものも一般的に用いられることが多い。

　学習障害における言語の特徴として，子どもたちの多くは就学前には，日常生活におけるコミュニケーションがほぼ可能となる程度には言語が獲得される。しかし，就学以降では，抽象的な語彙が使われたり，学校などで習う様々な知識を活かしたりして，会話する場面も増え，また，教科書の内容も難しくなるため読解力も必要となる。そのため，読み書きや算数といった学習面で問題を抱えている場合，友だちとの会話に徐々についていけなくなり，不適応を起こすことがある。

5　発達性発話または言語症群（ICD-11）／コミュニケーション症群（DSM-5-TR）

1）発達性言語症（ICD-11）／言語症（DSM-5-TR）

　知的能力障害や全般的な発達の遅れ，視覚・聴力障害といった言語発達が遅れる原因がないにもかかわらず，言語能力が生活年齢に比べて到達度が低く，言語の習得，理解，産出および使用に困難となる障害をICD-11

では「発達性言語症」，DSM-5-TRでは「言語症」という。また，医学領域以外でも「特異的言語発達障害（SLI）」と呼ばれている。

　その主な症状は発達早期に始まり，DSM-5-TRでは，単語や語句を話す時期が遅れ，語彙数も年齢に期待されるよりも変化に乏しく，そのバリエーションも少ない。また，文章でも文法の誤りを伴い，短く単純なものになりやすく，つたない会話となることをあげている。ICD-11では表出性言語の障害として，声，身振り，ことばの使用などが難しい，受容性言語の障害としてことばの受容から理解に至る過程で困難を呈することをあげている。また，就学後には，学習のつまずき，読み書きの困難を示すこともある。

2）発達性語音症（ICD-11）／語音症（DSM-5-TR）

　発達期早期に症状が始まり，語音の産出に困難があり，発話がわかりにくく意思伝達の支障となるもので，構音や音韻の障害が含まれる。構音の誤りには，構音位置や構音方法に近い音に間違えたり，省略したりする「発達途上に生じる構音の誤り（例：置き換え「みかん」→「みたん」，省略「テレビ」→「テエビ」など）」と，通常の構音獲得過程では生じにくい「特異な構音操作の誤り（側音化構音，鼻咽喉構音，口蓋化構音，声門破裂音など）」がある。

　次に音韻の障害では，語を構築する音の配列に関する未熟さがあり，音の同化（例：「コップ」→「ポップ」），音の付加（例：「でんわ」→「でんわん」），音の転換（例：「おくすり」→「おすくり」）といった誤りが生じる。

　これら構音の問題は，口唇裂・口蓋裂といった口腔および周囲の形態異常，神経に起因する構音障害や，聴覚障害による構音障害とは区別される。

3）発達性発話流暢症（ICD-11）／
　　小児期発症流暢症（DSM-5-TR）

　一般的には「吃音」という名称で知られており，会話時に音声と音節の繰り返し，子音と母音の音声の延長，単語の途切れ，発話の停止，遠回しな言い方，身体的緊張を伴う発声，単語の反復など発話の流暢性に関する障害を示す。保育所・幼稚園・こども園等や小学校，職場などで生じる会話などで，心理的負担が大きくなるほど，症状が悪化することが知られている。基本的にはことばの遅れを示すことはないとされる。

4）社会的（語用論的）コミュニケーション症（DSM-5-TR）

　日常生活を送る際は，様々な場面や状況によってことば遣いを柔軟に変

側音化構音
構音時に，呼気が口腔の側方から漏れ出てしまい，目標音が歪む。

鼻咽喉構音
鼻咽喉閉鎖機能は正常に機能するものの，呼気が鼻腔より出されてしまい，目標音が歪む。

口蓋化構音
元々，舌尖や前舌でつくられる音が後方に移動し舌背や口蓋でつくられる。

声門破裂音
声帯や仮声帯を強く接して声門を閉鎖し，一気に開放させる破裂音。

SLI：specific language impairment

第2章　言語発達障害学

語用論
会話などにおいて，伝え手が伝えたい内容や意味を，受け手が理解したり読み取ったりするといったやり取りを言語の運用面から研究する言語学の一分野。

耳小骨
中耳の中にある非常に小さな骨であり，ツチ骨，キヌタ骨，アブミ骨の3つの骨が連結して構成されている。

周産期
妊娠22週から生後満7日未満までの期間。

化させて円滑なコミュニケーションを保つ必要がある。しかし，それら社会的使用に困難さがあると，対人関係において様々な問題が生じる。また，社会的（語用論的）コミュニケーション症で生じることばの社会的使用の困難さは，自閉スペクトラム症，注意欠如多動症，知的発達症といったその他の発達障害を特定できる特徴的な症状では説明できないとされる。

5）特定不能のコミュニケーション症（DSM-5-TR）

　これまで紹介してきた，コミュニケーション症もしくは神経発達症群の診断基準を完全には満たさない場合や診断するために必要な情報がない場合に用いられる。

❻ 聴覚障害

　聞こえのしくみは，外耳において身の回りで生じている音を集めて鼓膜に送り，中耳にある耳小骨の働きで音が増幅されて，内耳にある蝸牛に送られる。その後，内耳で電気信号に変換された上で脳に伝えられ，意味のある音としてとらえられる。

　聴覚障害とは，それら一連の音の伝わりの過程で問題が生じ，日常生活を送る上で聞くこととなる様々な音を感じ取ることができない状態をいう。外耳から中耳までに問題がある場合を伝音難聴，内耳に問題がある場合を感音難聴といい，それら2つが合併した状態を混合性難聴という。聴覚障害の程度は，音の大きさ（dB：デシベル）の聞こえの程度（軽度（40 dB未満），中等度（40〜70 dB未満），高度（70〜100 dB未満），重度（100 dB以上））と，音の高さを分析する能力の程度（低音域もしくは高音域の聞こえにくさなど）によって分類される。適切な支援により，基本的にはことばの遅れを示すことはないものの，言語発達は聞くことから始まるため，音が聞こえないという状況は言語発達を遅延させる要因となり得る。

❼ 後天性脳損傷（小児失語症）

　脳外傷や脳炎脳症など，生まれた後（周産期〜15歳位）に生じる脳損傷であり，脳の損傷部位に応じて広範で多様な脳機能障害を呈する。特に小児失語症は「①発話能力，②聴覚的理解，③読解，④書字」といった言語能力について1つ以上が障害された状態であり，日常的なコミュニケーションや言語発達にも影響する。

発達性協調運動症（ICD-11）／運動症群（DSM-5-TR）

　協調運動とは，ある目的の活動を行う際に，身体に生じる複数の異なる一連の運動を調整し，円滑に行うことをいう。それら運動技能が生活年齢にふさわしい日常生活活動を明らかに，かつ，持続的に妨げており，学業や就業，余暇活動などにおいて影響を与える障害である。DSM-5-TRでは，発達性協調運動症（DCD），常同運動症，チック症群としてまとめられた。また，自閉スペクトラム症，注意欠如多動症，限局性学習症と高頻度に併存するとされ，特に言語機能に関しては書字運動に影響するとされる。

〔参考文献〕
- World Health Organization：ICD-11，International Classification of Diseases 11th Revision
　https://icd.who.int/en（2023年1月10日閲覧）
- 日本精神神経学会（日本語版用語監修），髙橋二郎・大野　裕監訳：DSM-5-TR精神疾患の診断・統計マニュアル，医学書院，2023
- 日本リハビリテーション医学会監修：脳性麻痺リハビリテーションガイドライン　第2版，金原出版，pp.14-18，2014
- 深浦順一・藤野　博・石坂郁代編，藤田郁代監修：標準言語聴覚障害学言語発達障害学　第3版，医学書院，2021
- 深浦順一・内山千鶴子編：言語聴覚士のための臨床実習テキスト　小児編，建帛社，2017
- 石田宏代・石坂郁代編：言語聴覚士のための言語発達障害学　第2版，医歯薬出版，2016
- 齊藤卓弥：DSM-5とICD-11における神経発達症．分子精神医学，19（4）：27-33，2019
- 文部科学省学習障害及びこれに類似する学習上の困難を有する児童生徒の指導方法に関する調査研究協力者会議：学習障害児に対する指導について（報告）（平成11年7月2日）
　https://www.mext.go.jp/a_menu/shotou/tokubetu/material/002.htm（2023年1月10日閲覧）
- 森野百合子・海老島健：ICD-11における神経発達症群の診断について―ICD-10との相違点から考える―．精神経誌，123（4）：214-220，2021
- 小川しおり・岡田　俊：ICD-11における神経発達症群の診断について―知的発達症，発達性発話又は言語症群，発達性学習症など―．精神経誌，124（10）：732-739，2022
- 栗原まな：小児失語症．小児内科，46（11）：1687-1690，2014

DCD：developmental coordination disorder

Ⅲ 言語発達障害の病態

> **アデニン，チミン，グアニン，シトシン**
> ヒトのDNAを構築する主要な成分であり，塩基ともいう。

　言語発達に影響を与える小児神経疾患は，遺伝子や染色体の異常（遺伝子病，染色体異常），妊娠中や周産期の問題，出生後に生じる脳機能障害（脳腫瘍，髄膜炎，脳炎，脳外傷，低酸素脳症，てんかんなど），内分泌疾患が主な原因としてあげられる。

1 遺伝子と染色体

　ヒトの体の構成成分をみると約60％が水分であり，他の約20％がタンパク質，残り約20％が脂質や炭水化物などでできている。遺伝子はデオキシリボ核酸（DNA）で構成され，細胞核内の染色体とミトコンドリアに存在する。遺伝子の本体といえるDNAは，リン酸，糖，塩基（**アデニン，チミン，グアニン，シトシン**）の3つの成分から構成されている。この個々の遺伝子を構成するDNAは，身体や臓器をつくったり，栄養素を運搬したり，酵素として働いたりするなど，私たちが生きていく上で必要不可欠なタンパク質の合成にかかわっている。また，食べ物からタンパク質を摂取した際に，酵素の働きによってアミノ酸にまで分解することで，体の中に円滑に吸収することができる。このような酵素の合成については個々の遺伝子が決まっており，単一の遺伝子によって支配されている。

　この遺伝子が長くつらなることで1本の染色体を形成する。精子や卵子などある特定の細胞を除き，人のすべての正常な細胞の核には23対（合計46本）の染色体が含まれている。この23対のうち23番目の1対がX染色体やY染色体といった性染色体であり，男性はXY，女性はXXの対の性染色体をもつ（図2-Ⅲ-1）。

　一つひとつの細胞にある染色体には，親から子に遺伝情報を伝えるという重要な役割があり，常染色体（タンパク質や酵素をつくる遺伝情報をもつ），性染色体（男女の性別を決める役割）が含まれる。

　遺伝性疾患は，ある特定の遺伝子に変異が生じ神経疾患などを引き起こす遺伝子異常と，染色体の数や構造に異常がみられる染色体異常のことをいう。代表的な遺伝子異常は，疾患の原因となる遺伝子が単一である「単一遺伝性疾患」，疾患の原因となる遺伝子が複数あり，かつ，環境の影響も受けている「多因子遺伝性疾患」がある（図2-Ⅲ-2）。なお，事故やけがなどは遺伝子とは全く関係ない状態といえる。

DNA：deoxyribonucleic acid

Ⅲ．言語発達障害の病態

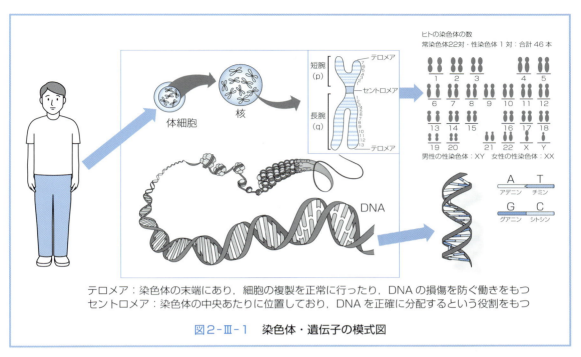

図2-Ⅲ-1　染色体・遺伝子の模式図

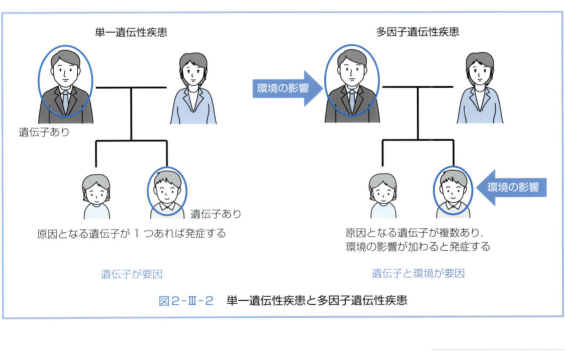

図2-Ⅲ-2　単一遺伝性疾患と多因子遺伝性疾患

第2章　言語発達障害学

マススクリーニング
疾患の発見を目的とした集団（マス）検査（スクリーニング）のこと。

常染色体潜性遺伝（劣性遺伝）
両方の親が同じ特性の遺伝子をもつとき、その遺伝情報が25％の確率で子に現れること。なお、常染色体顕性遺伝（優性遺伝）とは、変化をもつ遺伝子を一方の親がもっているとき、もう一方の親の遺伝子の特性をおさえて、遺伝情報が50％の確率で子に現れること。

必須アミノ酸
体内でつくり出すことができないため食べ物から摂取する必要があるアミノ酸。

痙攣
自分の意志とは無関係に、勝手に筋肉が強く収縮する状態。

後弓反張
背中側に向けて強くのけぞったような姿勢。

❷ 先天性代謝異常

　一般的に代謝とは、体内に必要なアミノ酸や糖といった様々な栄養素を取り入れ、不要になったものを排出する働きをいう。しかし、遺伝的な要因により特定の酵素やタンパク質が働かずに、栄養素などをうまく取り込むことができない場合、それらが蓄積したり、不足したりする。そのような状態を先天性代謝異常症といい、アミノ酸代謝、糖代謝、金属代謝など多くの種類が含まれている。早期発見し、必要な治療を行うことで症状の発現を防ぐことができるため、新生児マススクリーニングが実施されている。

1）アミノ酸代謝異常症

　アミノ酸代謝にかかわる酵素などの異常を原因として、必要なアミノ酸の欠乏や有害な代謝物質が蓄積し、様々な臓器に障害をもたらす疾患である。

（1）フェニルケトン尿症

　神経伝達物質の原料となるフェニルアラニンを分解するフェニルアラニン水酸化酵素の欠損により、フェニルアラニンが蓄積する常染色体潜性遺伝（劣性遺伝）性疾患である。無治療のままフェニルアラニンを放置すると脳障害が生じ、重度の知的発達症を起こす。フェニルアラニン除去ミルクにて治療が可能であり、新生児マススクリーニングによる早期発見と早期治療が重要となる。

（2）メープルシロップ尿症

　必須アミノ酸である分岐鎖アミノ酸と呼ばれるバリン、ロイシン、イソロイシンの3つのアミノ酸を代謝する酵素の異常から、体内の分岐鎖アミノ酸や分岐鎖ケト酸の血中濃度が上昇し、様々な症状をきたす常染色体潜性遺伝性疾患である。症状としては、哺乳力低下、嘔吐などがみられ、進行すると意識障害、痙攣、呼吸困難、筋緊張低下、後弓反張などが出現する。

2）糖質代謝異常

　糖質を分解する酵素の働きが低下し、体が必要とする十分なエネルギーを維持することができず、発達障害および発達期の中枢神経、骨格筋、様々な臓器に影響を及ぼす。代表的なものにガラクトース血症がある。

③ 神経筋疾患

　脊髄は脳から手足を動かすための命令を伝えたり，身体で感じた温度などを脳に伝えたりして，脳と身体をつないでいる重要な神経の束である。脊髄は，主に運動を司る前角と感覚を司る後角とに分かれており，脊髄前角以下（前角，末梢神経，神経筋接合部，筋）のレベルを主とした疾患の総称を神経筋疾患という。

1）先天性ミオパチー

　ミオパチーとは筋肉の病気を表すことばであり，先天性ミオパチーとは遺伝子変異に基づく筋疾患の総称をいう。生後間もないもしくは幼少期に筋緊張低下や筋力低下を示す。筋そのものが障害されるため，脳機能の問題はないものの，顔面・咽喉頭にかかわる様々な筋力が低下することによって開鼻声といった音声の表出，咀嚼・嚥下の困難が生じることがある。

　先天性ミオパチーの診断の確定には，顕微鏡で筋組織の構造を確認する検査，もしくは遺伝子検査を行う。その顕微鏡下での特徴的な所見から，ネマリンミオパチーや先天性筋線維タイプ不均等症などに分類されるが，半数以上の人の原因となる遺伝子は不明である。

2）てんかん

　脳細胞から発せられる電気信号に乱れが生じ，痙攣や意識がぼんやりするといった身体に何らかの症状（てんかん発作）が繰り返し現れる疾患である。乳幼児から高齢者までいずれの年齢層でも発症する可能性があるが，特に小児期（新生児〜思春期）に生じることが最も多く，行動や情緒，学習の困難さといった日常生活に支障をきたすことが知られている。また，小児てんかんは，自閉スペクトラム症，注意欠如多動症，知的発達症と併存しやすいとされている。

3）その他の神経筋疾患

　筋ジストロフィーは，筋線維に必要なタンパク質をつくることができず，筋線維が変性し，壊れやすくなることで筋力低下などが生じる遺伝性疾患である。デュシェンヌ（Duchenne）型筋ジストロフィー，ベッカー（Becker）型筋ジストロフィー，先天性筋ジストロフィーなどがある。

　また，この他にも，脊髄前角細胞や脳神経核の病変によって起こる進行性の筋力低下を示す疾患である脊髄性筋委縮症や，神経と筋をつなぐ神経筋接合部で，神経と筋でやり取りされる神経伝達物質が自己免疫の作用で

障害され，筋力低下などが生じる重症筋無力症などがある。

染色体異常症

　染色体の数や形の変化で起こる病気を染色体異常症といい，発達の遅れ，特徴的な相貌，身体部位の一部が異なるなど，様々な症状が生じる。

　染色体の数が1本以上余分にある場合をトリソミーといい，1本欠けている場合はモノソミーという。また，染色体そのものの一部または全体が誤って別の染色体とつながった場合を転座という。他に染色体の一部が欠けて短くなっている場合を欠失，特定の一部が二重以上となり長くなっている場合を重複という。それぞれの異常によって，様々な染色体異常が発生する。

1）常染色体異常症
（1）ダウン症候群（21番染色体トリソミー）
　目は細くつり上がり，鼻の部分が低く，耳は小さく，口はしばしば開いたままで舌を突き出しているといった特徴的な相貌を示す。しばしば，身体および精神の発達が遅れることがあり，運動のつたなさや知的発達症を伴うことが多い。また，心疾患や消化器症状を示すこともある。

（2）エドワーズ症候群（18番染色体トリソミー）
　出生時の体格は小さく，筋緊張低下と骨格筋などの著明な低形成を伴う。泣き声も小さく，口やあごが小さく，やつれたようにみえる。また，小頭症や耳が低い位置にあるなど，特徴的な相貌となる。身体的には，内反足とロッキングチェアのような足底がよくみられる。先天性心疾患，呼吸器，消化器などに奇形を生じやすい。また，1年生存率は5〜10％程度とされている。

（3）ウィリアムズ（Williams）症候群（7番染色体異常）
　7番染色体に生じる微細な欠失が原因とされ，先天性心疾患（大動脈弁上狭窄），高カルシウム血症，発達の遅れ，視空間認知障害，妖精様顔貌を示す。

（4）脆弱X症候群
　X染色体の中にある遺伝子の異常により生じ，行動異常や軽度から中等度の知的発達症を伴う。女性よりも男性に多くみられ，男性では顔面の左右非対称，面長な顔貌，前額部の突出，大きな耳，下顎の突出，関節の過度な伸展，巨大な精巣などを呈する。女性では，常に臨床症状を呈するとは限らないものの，卵巣の機能不全や40歳以前に閉経をきたすとされる。

（5）猫なき症候群（5pマイナス症候群）

　新生児期～乳児期に子猫のように甲高く弱い猫のなき声のような泣き方が特徴的で，小頭症，丸い顔，両眼の間隔が広い，小さい下顎，耳介が低い位置にあるといった特徴的な顔貌がみられる。また，筋緊張の低下，重度の知的発達症を伴う。

（6）プラダー・ウィリー（Prader-Willi）症候群

　15番染色体の異常により生じるとされ，筋緊張低下，低身長，肥満，糖尿病，性器の低形成といった特徴を示す。また，知的発達症を伴い，強い食欲，頑固な性格やかんしゃくといった行動の異常もみられる。近年では，治療や生活や食事などの管理の向上によって，肥満は減少している。

２）性染色体異常症

（1）クラインフェルター症候群（47XXY）

　男性のみに生じる最も多い性染色体異常症とされており，精子およびアンドロゲンが減少する。身体的特徴として高身長で上下肢が不自然に長い。小さく硬い精巣や女性化乳房が認められる。言語発達の遅れや言語能力を中心とした限局性学習症を呈する。知的発達症については伴うことも多いとされるが，正常な場合もある。

（2）ターナー症候群

　女性のみに生じ，出生女児のX染色体２本のうち１本の欠失や部分的な欠失が原因の性染色体異常症である。身体的特徴として，低身長，卵巣機能不全，心血管疾患（大動脈二尖弁など），甲状腺疾患，中耳炎，聴覚障害などがある。一般的には知的機能は正常とされる。

⑤ 皮質形成異常

　胎内で胎児の脳が形づくられる段階で何らかの異常が生じると，生まれてくる子どもの脳に様々な奇形が生じる。その原因は遺伝要因（染色体異常，遺伝子異常など）と環境要因（感染症，中毒，放射線など）がある。病変の範囲や程度は様々であり滑脳症（脳のしわが少ない），片側巨脳症，異所性灰白質，多小脳回，全前脳胞症，限局性皮質異形成などがある。病変の範囲や障害の程度により，無症状の場合もあれば，てんかん，運動・知的な発達の遅れなどを引き起こす場合もある。

第2章　言語発達障害学

脳室周囲白質軟化症（PVL）
p.131参照。

高ビリルビン血症
p.131参照。

愛着（アタッチメント）
養育者との間に形成される絆や信頼関係に基づいて，不安な状況にあってもしっかりと養育者と接することで，安心感を維持し，状況に対峙することができる。

⑥ 周産期障害

　脳の成長は胎生期から出生期までの間が著しく，出生した後も脳として複雑で高次な機能を果たすために脳が成熟していく。特に出生前後である周産期（妊娠22週から出生後7日未満）に，子宮内感染，新生児仮死，脳室周囲白質軟化症（PVL），脳出血，高ビリルビン血症といった何らかの問題が生じると脳性麻痺などを引き起こす。

1）脳性麻痺

　脳性麻痺は，1968年に厚生省（現：厚生労働省）の脳性麻痺研究班会議で定められた，以下の定義が一般的に使われている。

　受胎から新生児期（生後4週以内）までの間に生じた脳の非進行性病変に基づく，永続的なしかし変化しうる運動および姿勢の異常である。その症状は満2歳までに発現する。進行性疾患や一過性運動障害または将来正常化するであろうと思われる運動発達遅延は除外する。

　また，脳性麻痺に合併しやすい障害として，知的発達症，言語障害，行動異常，視覚障害，聴覚障害が多い。特に，発達初期の脳損傷の影響から構音障害，音声障害に加えて言語発達の遅れを伴う。また，年齢が上がるにつれて，姿勢の異常も進行し，摂食嚥下障害，胃食道逆流症や便秘といった消化器障害，呼吸障害が生じやすくなる。

⑦ 不適切な養育環境と言語発達障害

　子どもたちが成長していく中で，心身ともに健康的に過ごし，さらに身近な大人たちから注がれる愛情により愛着（アタッチメント）を形成し安心した状態を保つことは，様々な分野に興味・関心をもつことにつながり，認知や精神の発達につながる。しかし，それらの養育環境が，虐待などの不適切な状態となった場合，その後の発達に大きく影響を与えることとなる。

　「虐待」とは児童虐待の防止等に関する法律（児童虐待防止法）に基づいて，児童を保護し，養育する立場にある保護者が，その児童に対して，①身体的な虐待，②性的な虐待，③育児の放棄（ネグレクト），④心理的な虐待を行った場合とされる（表2-Ⅲ-1）。

　これらの虐待を受けた子どもたちは，脳の様々な部位で容積が減少することが知られており，見たり，聞いたり，感じたりする能力の発達に影響

PVL：periventricular　leukomalacia

表2-Ⅲ-1　児童虐待の定義

分類	内容
身体的虐待	身体に外傷を生じさせる，または生じる可能性がある暴行を加える　など
性的虐待	わいせつな行為を行う，わいせつな行為をさせる　など
ネグレクト	長時間の放置，食事を与えないなど，保護者としての監護を著しく怠る
心理的虐待	暴言，拒絶的態度，暴力を見せるなどの心理的外傷を与える言動を行う

出典）児童虐待の防止等に関する法律　第2条 児童虐待の定義　より作成

が生じる可能性が指摘されている。また，不適切な養育環境は虐待だけでなく，食生活や環境物質なども含まれる。これは養育者との関係性だけに着目するのではなく，子どもが生活する周辺の環境も含めて把握し，言語発達を阻害する可能性のある要因について多様な視点をもって検討する必要がある。そのため，多職種によって連携していくことが重要となる。

〔参考文献〕
・高嶋幸男：脳性麻痺概論，研究史，機序，定義，分類．周産期医学，43（2）：150-154，2013
・宮尾益知編：言語聴覚士のための基礎知識　小児科学・発達障害学　第3版，医学書院，2021
・深浦順一・藤野　博・石坂郁代編，藤田郁代監修：標準言語聴覚障害学言語発達障害学　第3版，医学書院，2021
・萩田和秀：児童虐待の現状．母性衛生，61（1）：3-10，2020
・友田明美：児童虐待と発達障害．日本小児科医会会報，（51）：49-51，2016
・日本小児神経学会：小児神経専門医テキスト，診断と治療社，2017
・湊川真理・古庄知己：先天異常総論．小児科診療，84（8）：1001-1009，2021

【第2章　まとめ】
●言語発達障害の中核症状について述べてみよう。
●言語発達障害の定義について，ICD-11とDSM-5-TRの違いを述べてみよう。
●言語発達障害と関連のある様々な障害をあげてみよう。
●遺伝子と染色体の働き，先天性疾患の関係についてまとめてみよう。
●言語発達障害と関連のある先天性疾患についてまとめてみよう。

第3章 言語発達障害の評価

【本章で学ぶべきポイント】
- 評価は,「情報収集」「行動観察」「検査」の3つの視点で進める。
- 対象児を7つの側面(①聴力,②知能 and/or 全体発達,③理解・表出面,④発声発語器官,⑤対人面,⑥行動面,⑦環境面)から評価し,全体像をとらえることが重要である。
- 指導方針や指導目標は,評価結果,年齢,環境などを考慮し,対象児の将来を見据えた設定が重要である。

I 評価とは

1) 目 的

　言語発達障害の臨床において,評価は,対象児の言語発達障害や発達障害の有無を確認するために行われる。言語発達障害が認められる場合には,言語発達の段階や様相,言語発達障害を引き起こしている原因を明らかにする。言語聴覚療法を実施する際には,指導方針や指導目標の設定,指導内容や方法の検討,予後の推定を行う。その際,問題点の把握だけでなく,対象児の発達の良好な領域や側面を見出すことも重要となる。

2) 評価の視点と,確認すべき7側面

　評価は,「情報収集」「行動観察」「検査」の3つの視点で進めていく。その後,得られた情報を「評価で確認すべき7つの側面」に落とし込み,

① 聴力
② 知能 and/or 全体発達 （視知覚認知の発達含む）
③ 理解面　1. 状況を伴った言語指示
　　　　　2. 単語レベル
　　　　　　　名詞，動作語，形容詞，大小，色，用途・特徴，上位概念語など
　　　　　3. 文レベル
　　　　　　　2語文，3語文…
　表出面　1. 要求の有無と方法
　　　　　2. 単語レベル
　　　　　　　名詞，動作語，形容詞，大小，色，用途・特徴，上位概念語など
　　　　　3. 文レベル
　　　　　　　2語文，3語文…
　　　　　4. 構音（言える音と言えない音（母音，子音について））
④ 発声発語器官　形態，動き，速さ
⑤ 対人面　物を介したやり取り，質問－応答能力（会話）
⑥ 行動面　注意・集中，行動の切り替え
⑦ 環境面　家庭や所属先の環境，家族関係，両親や家族の受け止め方など

図3-Ⅰ-1　言語発達障害の臨床で評価すべき7側面

　対象児の全体像をとらえていく．評価で確認すべき7側面とは，①聴力，②知能 and/or 全体発達，③理解・表出面，④発声発語器官，⑤対人面，⑥行動面，⑦環境面である（図3-Ⅰ-1）．この7側面を押さえておけば，仮に評価の時間を十分確保できなくても，手元に市販の検査が全くない状態でも，対象児の状態をある程度把握することが可能となる．

Ⅲ 情報収集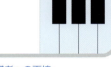

　対象児の氏名，生年月日，年齢，性別，所属機関等の基本情報に始まり，主訴，現病歴，生育歴，発達歴，既往歴，相談歴，教育歴，家族歴および環境面について，情報を整理する．情報収集は，保護者への面接，質問紙の使用および紹介状（情報提供書）の内容の確認等の方法で行う．
　もし，関連領域（医療，保健，福祉，保育・教育）からの情報がある場合は，それらも活用して効率よく情報を収集していく．

保護者への面接
保護者に面接を行う際は，母子健康手帳の持参を依頼するとよい．

関連領域
対象機関：病院，保健所，児童相談所，療育センター，保育所，幼稚園，こども園，学校等
対象職種：医師，看護師，理学療法士（PT），作業療法士（OT），保健師，公認心理士，保育士，教師等

PT：physical therapist　　OT：occupational therapist

第3章　言語発達障害の評価

仮死の有無
仮死の有無や程度の判断には Apgar（アプガー）scoreが用いられる。皮膚の色，心拍数，筋緊張，呼吸の状態を出生1分，5分後に評価する。7〜10点が正常，4〜6点が軽度仮死，0〜3点が重度仮死となる。

新生児黄疸
新生児黄疸は症状が強く出た場合が問題となる。新生児黄疸が強かった場合の治療方法として，光線療法，交換輸血，ガンマーグロブリン大量療法がある。

1）主　訴

　主訴は，相談者が気になっている問題点（症状）や相談目的（何を望んでいるか）である。カルテには，Chief Complaintの頭文字をとって「CC」と記載されることもある。対象児に言語発達障害が疑われる場合，保護者からは「ことばが出ない」「ことばが遅れている」「ことばの数が少ない」「ことばが不明瞭」「指示が通らない」「こちらの言っていることを理解していない」「言語指導希望」などの主訴が聞かれることが多い。

2）現病歴

　現病歴では，①主訴である問題点にいつ頃気づき，どのように対処し，どのように変化してきたか，②来所までの経緯（紹介元含む）を確認する。

3）生育歴

　生育歴では，①母親の妊娠時の様子，②出産時・出産後の様子の2つに分けて情報を収集する。

（1）母親の妊娠中の様子

　母親の妊娠中の生活習慣（喫煙，飲酒，服薬の有無），感染症罹患の有無（例：風疹やサイトメガロウイルスの胎内感染は，先天性感音難聴の原因になる場合がある），妊娠高血圧症候群罹患の有無などを確認する。

（2）出産時・出産後の様子

　対象児を出産した際の在胎期間，出産方法，生下時体重，仮死の有無，新生児黄疸の強さ（強い場合の治療方法），その他特記事項について確認する。在胎期間，生下時体重および出産方法の詳細を図3-Ⅱ-1に整理した。

4）発達歴

　発達歴は，過去から現在までの状態を含めて確認することが重要である。詳細を以下に示す。

（1）運動発達

　まず，運動発達の指標として，定頸（生後3か月），座位（生後6か月），始歩（生後12か月＝約1歳）の時期を確認する。

　運動発達は，①粗大運動，②微細運動，の2つに分けて情報を収集する。粗大運動では，ジャンプ，三輪車，ブランコ，自転車，縄跳び，鉄棒等の可否について確認する。微細運動では，スプーンや箸の使用方法，鉛筆の持ち方，ボタン，チャック，ホックの開閉の可否について確認する。

（2）聴　力

　日常生活での音への反応や，対象児の後方からのことばがけに対する反

> **在胎期間**：最後の正常な月経がみられた日から分娩日までの週数
> ・早産児：37週未満
> ・正期産児：37週から42週未満
> ・過期産児：42週以上
>
> **生下時体重**：新生児が生まれた時の体重
> ・1,000 g未満：超低出生体重児
> ・1,500 g未満：極低出生体重児（超低出生体重児も含む）
> ・2,500 g未満：低出生体重児（極低出生体重児も含む）
> ・2,500 g以上4,000 g未満：正常出生体重児
> 　※早産や生下時体重2,500 g未満で出生した新生児を「未熟児」と呼ぶ
>
> **出産方法**
> ・経腟分娩：腟を経過して（産道を通って）出産する分娩法
> 　　　　　　経腟分娩で，陣痛促進剤などの薬を使わずに，自然に陣痛が来るのを待つ分娩法を，「自然分娩」と呼ぶ
> ・誘発分娩：陣痛促進剤などの薬を使って，陣痛を誘発する分娩法
> ・吸引分娩：金属製（もしくはシリコン製）の丸い大きなカップを頭に当て，カップ内の空気を抜いて吸引力により引き出す分娩法…A
> ・鉗子分娩：金属製の2枚のへらを組み合わせたはさみのようなもので，頭を挟んで，いきみと同時に引き出す分娩法…B
> ・無痛分娩：麻酔を使って陣痛と分娩の痛みをコントロールする分娩法
> ・帝王切開：経腟分娩不可能な場合や，経腟分娩では危険性が高いと判断された場合に，お腹を切って，取り出す分娩法
> 　　　　　　胎児や母体の状態などから診断し，陣痛が起きる前に計画的に行う「予定帝王切開」と，分娩の途中でトラブルが発生し，母子が危険と判断されたときに行う「緊急帝王切開」がある

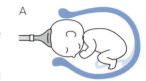
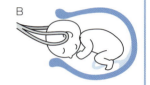

図3-Ⅱ-1　在胎期間，生下時体重，出産方法

応などを確認する。過去に専門機関で聴力検査を実施したことがあれば，そのときの結果についても確認する。なお，保護者の中には，聴力に関する質問を，後述する言語理解に関する質問と混同して回答してしまうことがある。言語聴覚士（ST）は，聴力（聴こえ）に関する質問をしていることをわかりやすく保護者に伝える必要がある。

（3）理解面・表出面

まず，言語発達の指標として，始語（生後12か月＝約1歳）を確認する。理解面では，状況を伴った言語指示，単語レベルの理解，文レベルの理解，会話などを具体的に確認する。表出面では，喃語の有無と時期，要求の有無と方法，指さしの有無と時期，身振りの使用の有無，現在の表出語，2語文・3語文の有無と時期，構音（不明瞭さの有無）について確認する。特に理解面の確認は重要である。臨床現場では「ことばが出ない」「ことばが遅れている」といった主訴から表出面への情報収集に重きが置かれがちだが，理解ができていなければそもそも表出はできないからである。

（4）対人面

対人面では，まず，他者との1対1のかかわりについて確認を行う。そ

状況を伴った言語指示
定型発達の場合，生後9か月前後で可能となる。情報収集では，例えば，「家でお手伝いをお願いしたら，指示通りに行ってくれるか」というような質問で確認する。

喃語
喃語には過渡的な喃語（あーあーあー）と規準喃語（だだだ，ばばば）の2種類がある。

ST：speech-language-hearing therapist

第3章　言語発達障害の評価

注意欠如多動症（ADHD）
第2章Ⅱ-3（p.37）参照。
第5章Ⅵ（p.176）参照。

活動の切り替えの難しさ
例：幼稚園で外遊びの時間が終わり，教室に戻らないといけないのに，いつまでも一人で外遊びを続けている。

就寝時間や起床時間
対象児の中には，深夜に就寝し，起床時間が遅い例もいる。

固い食べ物
「固い」と一言で言っても，煎餅のような固さの食べ物もあれば，鶏肉のような弾力性のある固さもある。

の際，最初に大人との1対1のかかわり，その後，子ども同士での1対1のかかわりについて確認する。大人との1対1のかかわりには問題がなくても，子ども同士の1対1のかかわりで問題を示す対象児がいるからである。他者との1対1のかかわりに問題がない場合は，集団の中での他者とのかかわりについて情報収集する。

具体的には，人への注目（アイコンタクトの有無）や他者とのやり取りについて確認を行う。他者とのやり取りについては，物（＝例えばおもちゃ）を介したやり取りや，会話のやり取りについて確認する。なお，対人面に関する質問は，「遊び」をキーワードに行うと保護者は回答しやすい。

（5）行動面

ここでは，注意欠如多動症（ADHD）の併存の有無を確認するような質問が中心となる。例えば，物事への注意集中の度合いである。それ以外にも，初めての場所や人への適応，活動の切り替えの難しさなどについても確認する。

（6）日常生活動作（ADL）

トイレ，食事，着替え，睡眠等について確認を行う。トイレ，食事，着替えについては，自立の有無を確認し，自立していない場合には，具体的な支援の内容についても保護者に確認する。睡眠については，就寝時間や起床時間，睡眠リズムの変動の有無を確認する。

ADL面の情報収集において最も重要な項目は「食事」である。食事の様子は，発声発語器官の発達との関連が非常に強いからである。具体的には，食事中の口腔器官の動き，丸飲みの有無，固い食べ物を嫌がることがあるか，むせの有無，ストローやコップの使用が可能か否かなどを確認する。

♪　子どもの「遊び方」の発達　♪♪
子どもの遊び方は，年齢に応じて変化（発達）していく。下記に詳細を示す。
- 乳児：ひとり遊び　ひとりまたは保育者と玩具などを使って好奇心を満たす。
- 2歳頃：平行遊び　同年齢の子どもが同じスペースにいても一緒に遊ぶことはほとんどない。
- 3歳頃：集団ひとり遊び　同年齢の子どもの遊びに興味をもつが，言語などが未熟なため泣いたりするケースが多い。
- 4歳頃：共同遊び　大人より子どもを求めて一緒に遊ぶようになる。遊び方に男女差が出てくる。
- 5歳頃：組織的遊び　子どもだけの集団の中に役割ができ，リーダー的存在を中心に遊びのルールを守るようになる。

ADL：activities of daily living

5）既往歴

　既往歴では，対象児が現在までに罹患した疾患について確認する。ただし，ここで確認しなければならないのは，あくまで「言語発達に影響を及ぼす可能性がある疾患」である。具体的には，てんかん，中耳炎，風疹，脳炎，髄膜炎，頭部外傷等である。既往歴がある場合は，現在も治療中なのか完治しているのか，についても確認を行う。

6）相談歴

　乳幼児健康診査（1歳6か月児健診，3歳児健診）を受けている場合は，担当者から何かしらの指摘があったか否か確認する。また，他施設で，理学療法士・作業療法士・言語聴覚士・公認心理士等の指導を受けたことがある，もしくは現在も受けているという場合は，施設名，具体的な指導内容，頻度などを確認する。

7）教育歴

　対象児の所属機関（保育所・幼稚園・こども園等の就学前関係施設や小学校など）での様子や，保育者や担任とのやり取りについて確認を行う。

♪　初回面接の心得　♪♪

以下に，筆者が考える初回面接を実施する上での「心得」を整理した。

1. よくぞここまでいらっしゃいました，よくぞ私のところまで来てくれました，という，おもてなしの気持ちをもつ。

2. 保護者の焦りや不安をやわらげ，保護者に「今日は来てよかった」，「言語聴覚士と話せてよかった」，「この1時間にかけたお金と労力は無駄ではなかった」と思ってもらえる初回面接を心がける。

3. 初回面接は，午前10時頃に実施するとよい（対象児が集中して課題に取り組め，かつ保護者も都合をつけやすい）。

4. 緊張している（はずの）保護者を安心させる働きかけを意識する。

5. 母子健康手帳，紹介状，カルテ，他機関情報ですでに確認できている情報は，面接で繰り返し聞かない。

6. 質問の内容が対象児の問題点を明らかにする上で重要であることを，保護者に理解してもらう（「なぜそのような質問をするのか」という保護者の疑問や，保護者にとって答えにくい質問への対応）。

7. まずは保護者の発言や考えを受け入れ（仮に間違っていたとしても），保護者の気持ちを理解しようとする気持ちをもつ。

8. 1回の面接ですべての情報を確認する必要はない。場合によっては，次回の指導にまわしてもよい（大切なことは，保護者に「今日は来てよかった」と思ってもらえること）。

てんかん
慢性的な脳の疾患。大脳の神経細胞が過剰に興奮することで，痙攣などの発作症状を引き起こす。
p.45参照。

ここで，対象児の集団生活での様子を確認することが可能となる。

8）家族歴

家族構成（きょうだいがいればきょうだいの年齢），母親の高齢出産（35歳以上）の有無，遺伝的疾患との関連で親族が罹患した疾患（言語発達障害を引き起こす疾患）や障害の有無について確認を行う。ただし，これらの内容は保護者にとって非常に答えにくい内容でもあるため，初回面接から積極的に確認することは控えたい。もし，紹介状やカルテから情報が確認できるようであれば，無理に保護者に質問する必要はない。

9）環境面

主たる養育者，住居環境（友だちが近くにいるか，公園のような遊ぶ場所が近くにあるか），家族関係，対象児の状態に対する家族の受け止め方などについて確認を行う。

Ⅲ　行動観察

言語聴覚療法は，「行動観察に始まり，行動観察に終わる」といっても過言ではない。本節では，検査場面での行動観察と，自然状況下（自由場面）での行動観察に分けて解説する。

1）検査場面での行動観察

<u>行動観察では，言語聴覚士が意図的に出した刺激に対する，対象児の反応をとらえていく。また，対象児の自発的行動や自発的表現も見逃さずに記録する。</u>対象児の反応は，音声言語だけでなく，視線や表情などの非言語的な反応にも注意を払うようにする。

検査や課題の一つひとつの項目について反応を記録する際は，正誤だけでなく，反応方法（課題への理解度，集中度，反応速度）についても記録する。また，検査や課題以外の会話場面における言語聴覚士，保護者，きょうだいの働きかけ（成人語，幼児語，身振り，指さしなど）に対する対象児の反応もよく観察して記録する。さらに，注意集中，対人関係，情緒的反応，保護者とのかかわりなどについても記録する。

2）自然状況下（自由場面）での行動観察

自然状況下（自由場面）での行動観察を通して，対象児の「真の姿」を

確認することができる。初回面接の際には，親子関係（親の子どもへの接し方（子どもの叱り方），対象児の親への接し方），言語指示に対する対象児の反応，対象児の動作表現や表出言語の状態，行動特徴（注意・集中力），遊び方（物への興味，特定のおもちゃへの固執，おもちゃの適切な使用など）について注意深く観察を行う。

Ⅳ 検 査

　検査を実施することによって，対象児がどの程度の発達段階にあるか，生活年齢から期待される発達段階と比較してギャップを生じているのか，同じ年齢群のどこに位置するかという相対的な発達情報を得ることができる。検査は，信頼性・妥当性ともに高く，子どもの発達段階を客観的に検討できる。しかし，検査で測定される能力は，あくまで子どもがもつ能力の一側面であり，検査で得られる情報には限界があることを理解しておかなければならない。

信頼性
検査を繰り返し行ったときに，同じ結果が得られるか。

妥当性
検査で測定しようとするものをどの程度的確にとらえているか。

1 各種検査の選択と，結果の解釈

　検査は，対象児の生活年齢だけで選択すると，十分な結果が得られず，無駄に時間を費やしてしまうことがある。例えば，生活年齢6歳5か月で，言語発達が理解・表出ともに1歳代（単語レベル）の児童がいたとする。ここで，生活年齢から判断してWISC-V知能検査を実施してしまうと，ほとんどの課題が実施不可となり，対象児の状況を把握することは困難となるだろう。対象児の生活年齢だけでなく，言語発達をはじめとする他の領域の発達も加味した上で，適切な検査を選択する必要がある。

　また，検査を行う際には，特定の認知機能を評価できる検査を複数実施し，検査結果の整合性の有無を確認することも重要である（例：理解語彙を評価する検査として，「絵画語い発達検査」（PVT-R）や，日本版KABC-Ⅱ心理・教育アセスメントバッテリーの「理解語彙」がある）。一方の検査の成績が良好であるにもかかわらず，もう一方の検査の成績が逆の傾向を示している場合は，どちらかの検査結果が間違っている可能性が考えられる。通常，実力以上の能力は出せないため，2つの検査結果に乖離があれば，ほとんどの場合，良好な検査結果が対象児の真の能力を反映していると考える。そして，成績が低くなった検査については，原因を検

WISC-V：Wechsler Intelligence Scale for Children-Fifth Edition
PVT-R：Picture Vocabulary Test-Revised
KABC-Ⅱ：Kaufman Assessment Battery for Children Second Edition

聴性行動反応検査
適用年齢0～1歳。
刺激音（楽器，音の出るおもちゃ，震音など）を提示し，原始反射や聴性反応を評価する。

条件詮索反応聴力検査
適用年齢0歳6か月～2歳。
音に対する振り向き反応を光刺激で強化することで条件反応を形成して聴力閾値を測定する。スピーカーは左右2つある。

遊戯聴力検査
適用年齢2～5歳。
通常のオージオメーターを用い，音が聞こえたら数遊び玉などを1つ動かす。1つずつ操作する遊びを強化し，閾値を測定する。受話器装用により，片耳ずつ気導および骨導の聴力閾値が測定できる。

標準純音聴力検査
適用年齢6歳～。
通常のオージオメーターを用い，音が聞こえたらボタンを押すという方法で閾値を測定する。片耳ずつ気導および骨導の聴力閾値が測定できる。

討していく。

各種検査について

1）聴力検査

他覚的検査として，聴性脳幹反応検査（ABR），聴性定常反応検査（ASSR），耳音響放射検査（OAE），ティンパノメトリーなどがある。また，自覚的検査としては，聴性行動反応検査（BOA），条件詮索反応聴力検査（COR），遊戯聴力検査（play audiometry），標準純音聴力検査（pure tone audiometry）などがある。聴力検査が実施できる環境にない場合は，保護者からの情報収集（日常生活での音への反応やことばがけへの反応）や行動観察（ささやき声での反応）から，言語発達に影響を及ぼすような聴力の低下があるか否か確認する。

2）全体発達検査

全体発達は，「運動，言語，社会性，日常生活など，複数の側面の発達段階を包括した概念」と定義される。対象児がより低年齢（就学前）の場合，身体発達と精神発達は関連が深いことから，全体的な発達のバランスを検査できる発達検査を用いることが多い。発達検査には，質問紙を用いて保護者から情報を得る「間接検査」と，対象児に直接課題を実施する「直接検査」がある。代表的な全体発達検査を表3-Ⅳ-1に示した。

3）知能検査

知能は，「①入力：知覚（主に聴覚や視覚）を通して情報を外部から取り込む，②情報処理：入力された情報を分析し，整理し，記憶し，思考し，判断する，③出力：筋肉による運動（声，表情，身振りなど）を通して情報を外部に伝える，の①〜③の情報処理過程のレベル」と定義することができる。代表的な知能検査を表3-Ⅳ-2に示した。さらに，非言語性（動作性）の知能を評価できる検査を表3-Ⅳ-3に示した。

ABR：auditory brainstem response　　ASSR：auditory steady state response
OAE：otoacoustic emission　　BOA：behavioral observation audiometry
COR：conditional orientation audiometry

IV. 検査

表3-IV-1　全体発達検査

検査名	適用年齢	概要
KIDS乳幼児発達スケール（Kinder Infant Development Scale：KIDS）	タイプA（0歳1か月〜0歳11か月児用），タイプB（1歳0か月〜2歳11か月児用），タイプC（3歳0か月〜6歳11か月児用），Tタイプ（0歳1か月〜6歳11か月児用：発達遅滞児向き）	間接検査 養育者の報告をもとに，①運動，②操作，③理解言語，④表出言語，⑤概念，⑥対成人社会性，⑦対子ども社会性，⑧しつけ，⑨食事の9領域から全体発達を評価する。KIDS乳幼児発達スケールは，前傾化現象（昔の子どもで5〜6歳で可能だった事柄が，現在の子どもだと3〜4歳で可能になっている現象）に対応した検査となっている 領域プロフィールと領域別の発達年齢，総合発達年齢（developmental age：DA），総合発達指数（developmental quotient：DQ）から，発達の特徴を明らかにする
津守稲毛式乳幼児精神発達質問紙	0〜1歳，1〜3歳，3〜7歳	間接検査 養育者からの聞き取りをもとに評価する。0〜3歳は①運動，②探索・操作，③社会，④食事・排泄・生活習慣，⑤言語の5領域，3〜7歳は①運動，②探索，③社会，④生活習慣，⑤言語の5領域の発達を評価する 全領域および領域別の発達年齢（developmental age：DA），発達プロフィールから，発達水準や発達の偏りを把握する
遠城寺式乳幼児分析的発達検査法	0歳〜4歳7か月	直接検査 乳幼児の発達を，運動（移動運動，手の運動），社会性（基本的習慣，対人関係），言語（発語，言語理解）の3分野6機能の発達に分けて，評価する 発達プロフィールに表示し，発達の特徴を明らかにする
新版K式発達検査2020	0歳〜成人	直接検査 姿勢・運動（Postural-Motor Area：P-M）領域，認知・適応（Cognitive-Adaptive Area：C-A）領域，言語・社会（Language-Social Area：L-S）領域の3領域別，および全領域の発達年齢（developmental age：DA），発達指数（developmental quotient：DQ），発達プロフィールから，発達水準や領域間の発達の偏りを把握する
日本版ミラー幼児発達スクリーニング検査（Japanese version of Miller Assessment for Preschoolers：JMAP）	2歳9か月〜6歳2か月	直接検査 感覚運動能力（基礎能力指標と協応性指標），認知能力（言語指標と非言語指標），複合能力（複合課題指標）の3能力5行動領域から発達を評価する。特に，感覚統合に重点のある基礎能力指標の検査項目が多いのが特徴である パーセンタイル値から危険域，注意域，標準域を判定し，発達プロフィールから発達特徴を把握する

♪ 知能指数（IQ）と総合発達指数（DQ）♪♪

知能指数（IQ）は知能検査で得られる値，総合発達指数（DQ）は全体発達検査で得られる値である。いずれも平均100，1標準偏差15である。IQやDQの良し悪しは，−1標準偏差値（100−15＝85），−2標準偏差値（100−15−15＝70）で判断する。つまり，IQでいえば，IQ85以上：正常域，IQ71〜84：境界知能，IQ70以下：知的な遅れ，となり，DQでいえば，DQ85以上：正常域，DQ71〜84：境界域，DQ70以下：全体発達の遅れ，となる。知能指数（IQ）も総合発達指数（DQ）も，平均100，1標準偏差15という点においては同じだが，それぞれの数字が示す意味は異なっているため，注意が必要である。

IQ：intelligence quotient　　DQ：developmental quotient

表3-Ⅳ-2　知能検査

検査名	適用年齢	概要
田中ビネー知能検査Ⅴ	2歳0か月～成人	一般的な知能の水準を測定しており，知的発達の程度を全体として把握したいときに使用される。問題が年齢尺度で構成されており，精神年齢（mental age：MA）と知能指数（intelligence quotient：IQ）が算出できる。14歳以上は偏差知能指数（deviant intelligence quotient：DIQ）を使用し，総合DIQと4領域別DIQを算出する
WPPSI-Ⅲ知能検査（Wechsler Preschool and Primary Scale of Intelligence - Third Edition）	2歳6か月～7歳3か月	幼児版のウェクスラー式知能検査である。全検査IQ（full scale IQ：FSIQ）のほか，言語理解（verbal comprehension index：VCI），知覚推理（perceptual reasoning index：PRI），処理速度（processing speed index：PSI）の3つの指標（4歳未満はVCI，PRIの2つ）と，語い総合得点（general language composite：GLC）の合成得点を算出する
WISC-Ⅴ知能検査（Wechsler Intelligence Scale for Children - Fifth Edition）	5歳0か月～16歳11か月	ウェクスラー式知能検査の1つであり，10の主要下位検査と6つの二次下位検査から構成される。FSIQ（全検査IQ：full scale IQ）と5つの主要指標（言語理解（verbal comprehension index：VCI），視空間（visual spatial index：VSI），流動性推理（fluid reasoning index：FRI），ワーキングメモリー（working memory index：WMI），処理速度（processing speed index：PSI）の合成得点，5つの補助指標の合成得点を算出する。指標間の得点の差や下位検査の結果から子どもの認知特性を把握する
日本版KABC-Ⅱ心理・教育アセスメントバッテリー（Kaufman Assessment Battery for Children Second Edition）	2歳6か月～18歳11か月	認知尺度（継次尺度，同時尺度，学習尺度，計画尺度）と習得尺度（語彙尺度，読み尺度，書き尺度，算数尺度）に分けて能力を測定し，指導に結びつけることができる。カウフマンモデルとCHC（Cattell-Horn-Carroll）モデルという2つの理論モデルに基づいて作成されており，異なった観点から結果を解釈できる
DN-CAS認知評価システム（Das-Naglieri Cognitive Assessment System）	5歳0か月～17歳11か月	認知機能をプランニング（planning），注意（attention），同時処理（simultaneous），継次処理（successive）という4つの側面から評価する（PASS理論）。全検査およびPASS標準得点の算出，PASS標準得点の差の検討などから，能力の個人内差，認知的強さや弱さについて把握することができる

表3-Ⅳ-3　非言語性の知能検査

検査名	適用年齢	概要
グッドイナフ人物画知能検査新版（Draw A Man test：DAM）	3歳0か月～8歳6か月（発達に遅れがある場合は，年齢に制限されず適用可）	男児の人物画を描かせ，描かれた人物像の体の部位，位置やバランスなどを評価する。書かれた人物像を採点基準により採点（50項目）し，基準に合うものに1点を与える。得点から精神年齢（mental age：MA）に換算し，知能指数（intelligence quotient：IQ）を算出する。MAは男女別に換算表が用意されている
国リハ式＜S-S法＞言語発達遅滞検査改訂第4版内，基礎的プロセス「動作性課題」	1～6歳	国リハ式＜S-S法＞言語発達遅滞検査改訂第4版の「基礎的プロセス」の中に「動作性課題」がある。「図形の弁別」，「積木の構成」，「描線」の3課題から，おおよその発達年齢を推測することができる
レーブン色彩マトリックス検査（Raven's Coloured Progressive Materices：RCPM）	小学校1年生～中学校3年生（基準値あり）	課題数が36問（SetA12問，SetAB12問，SetB12問）で，簡便に短時間で非言語性の知能を評価することができる。わが国では，改訂版標準読み書きスクリーニング検査（Standardized Tests for Assessing the Reading and Writing (Spelling) Attainment of Japanese Children and Adolescents：STRAW-R）に小学1年生から中学3年生までの基準値が掲載されている。また，未就学児については，3歳児11.2±4.0点，4歳児13.5±4.3点，5歳児18.8±4.6点，6歳児21.9±4.7点という報告[1]もある
コース立方体組み合わせテスト	6歳～	立方体を使って17問の模様をつくる非言語性の知能検査。採点結果をもとに，知能指数（intelligence quotient：IQ）を算出する

4）言語発達検査

　代表的な言語発達検査を表3-Ⅳ-4に示した。理解語彙・表出語彙の評価は，品詞ごとの確認も非常に重要である。特に動作語や形容詞などは，既存の検査では評価が不十分になることが多く，独自の評価が求められる。なお，水戸ら[2]は2～7歳児316名を対象に，名詞，動詞，形容詞・形容動詞の各品詞の語彙発達状況を報告している（表3-Ⅳ-5，3-Ⅳ-6）。評価に活用できる貴重なデータである。また，対人面の問題を抱えている対象児の場合，絵カードの指さしや手渡しに困難を示し，理解課題が実施できないことがある。その場合は，既存の検査を無理に使用せず，提示する刺激を羽目板や切り抜き絵などに変更し，独自に評価を行う必要がある。

5）読み書き計算の検査

（1）読み書きの検査

　代表的な検査を表3-Ⅳ-7に示した。ここでは，最もよく使用される改訂版標準読み書きスクリーニング検査（STRAW-R）について触れる。

　STRAW-Rは，小学生の読み書きスクリーニング検査（STRAW）の改訂版であり，発達性読み書き障害（発達性ディスレクシア）児検出のためのスクリーニング検査である。STRAW-Rは，ひらがな，カタカナ，漢字の表記別に音読と書取の学習到達度を評価できる点や，試験時間延長を希望する受験生の音読速度を測定できる点において日本で唯一の検査であることが特徴である。本検査は，音読課題（文字を声に出して読む），書取課題（言語音を聞き，その通りに書き取る），計算課題およびRANの4種類で構成されている。課題，内容および適用可能な学年の一覧を表3-Ⅳ-8に示した。

　なお，就学前児のひらがなの読み書きについては，太田ら[3]が幼稚園年長クラスの幼児230名のデータを公表している。太田らによると，拗音を除くひらがな71文字において，音読は91.4％の正答率（64.9±14.73文字），書字は60.6％の正答率（43.0±20.43文字）とのことであった。

（2）計算の検査

　計算については，日本版KABC-Ⅱ心理・教育アセスメントバッテリー（KABC-Ⅱ）の下位検査である「数的推論（音声のみならず文章と絵で提示される算数や数学の問題を解く）（適用年齢：3歳0か月～18歳11か月）」や「計算（計算問題を解く）（適用年齢：7歳0か月～18歳11か月）」が使用できる。また，前述のSTRAW-Rにも，小学校1年生から6年生を対象に，四則演算の学習到達度を確認するための計算問題がある。

羽目板
「枠なし」と「枠あり」がある。
バナナの場合

枠なし

枠あり

STRAW-R：Standardized Tests for Assessing the Reading and Writing（Spelling）Attainment of Japanese Children and Adolescents　　STRAW：The Screening Test of Reading and Writing for Japanese Primary School Children　　RAN：rapid automatized naming

第3章　言語発達障害の評価

表3-Ⅳ-4　言語発達検査

検査名	適用年齢	概要
言語・コミュニケーション発達スケール改訂版（LC-R：Language Communication Developmental Scale-Revised）	0歳～6歳11か月	言語発達を総合的に評価する検査。語彙，語連鎖，談話・語操作，音韻意識を言語理解，言語表出の観点からとらえる。コミュニケーションにかかわる課題も設定されている。乳幼児から学齢期まで5つの発達段階を設定し，「ことば芽生え期」「1語文期」「語連鎖移行期」「語操作期」「発展期」としている。言語表出，言語理解，コミュニケーションの3つの領域別と全体の言語コミュニケーション（LC）年齢およびLC指数（平均100）が算出できる。領域間の発達のアンバランスや言語面の特徴をとらえることができる
学齢版言語・コミュニケーション発達スケール（LC Scale for School-Age children：LCSA）	小学校1～4年生	通常学級に在籍，あるいは特別支援学級に在籍する児童の中で，比較的高い知的発達水準にあると思われる学齢期の子どもの言語スキルの特徴を明らかにする。文や文章の聴覚的理解，語彙や定型句の知識，発話表現，柔軟性，リテラシーの5つの領域の発達を評価する。LCSA指数（5領域10下位検査）とリテラシー指数（ともに平均100）。プロフィールから学齢期の言語スキルを評価する
国リハ式＜S-S法＞言語発達遅滞検査改訂第4版	0歳後半～6歳の言語発達段階にある子ども	指導と結びついた検査。記号形式－指示内容関係，基礎的プロセス，コミュニケーション態度から言語症状と発達段階を評価し指導を行う。音声言語表現以前は言語の記号的側面の発達について評価し，音声言語表現以降は単語，語連鎖，統語の理解・表現を評価する。言語発達の症状は，Ⅰ群（コミュニケーション態度良好），Ⅱ群（コミュニケーション態度非良好），A群（音声受信未習得），T群（音声発信未習得），B群（音声発信困難），C群（生活年齢に比し遅れ）に分類する
絵画語い発達検査（Picture Vocabulary Test-Revised：PVT-R）	3歳0か月～12歳3か月	理解語彙を評価する検査。4つの絵の中から言われた語に該当する絵を選択する方法で検査を行う。語彙の理解水準を表す語彙年齢（vocabulary age：VA）と，評価点（scaled score：SS，平均10）が算出できる
日本版KABC-Ⅱ心理・教育アセスメントバッテリー内「理解語彙」	2歳6か月～18歳11か月	KABC-Ⅱの下位検査で理解語彙を評価することができる。6つの絵の中から言われた語に該当する絵を選択する方法で検査を行う。評価点（scaled score：SS，平均10）と相当年齢が算出できる
標準抽象語理解力検査（The Standardized Comprehension Test of Abstract Words：SCTAW）	小学校2年生～成人	抽象語を用いた言語理解力の検査。復唱後に6つの絵の中から該当の絵を選択する聴覚的理解力，漢字の音読後に6つの絵の中から該当の絵を選択する視覚的理解力の課題がある。刺激の呈示法による理解の差や誤反応（意味的誤りと音韻的誤り）の分析ができる
J.COSS日本語理解テスト（JWU，Japanese Test For Comprehension of Syntax and semantics）	3歳～高齢者	文理解の発達水準（第1水準～第7水準（第1水準：1語文理解レベル，第2水準：3～4歳レベル，第3水準：5～6歳レベル，第4水準：6～7歳前半レベル（小学校1～2年前半），第5水準：6～7歳後半レベル（小学校1～2年後半），第6水準：8歳以上レベル（小学校3～6年），第7水準：全問正答）を評価する。4つの絵の中から，言われた文に該当する絵を選択する方法で検査を行う。文を音読し，該当する絵を選択する方法もある
日本版KABC-Ⅱ心理・教育アセスメントバッテリー内「表現語彙」	2歳6か月～18歳11か月	KABC-Ⅱの下位検査で表現語彙を評価することができる。提示された絵を呼称する方法で検査を行う。評価点（scaled score：SS，平均10）と相当年齢が算出できる。
日本語マッカーサー乳幼児言語発達質問紙	8～36か月	保護者に質問紙を渡し，子どもの状態についてチェックリストに記載してもらうことで，乳児期から幼児期の前言語コミュニケーション行動，語彙，文法の発達を評価することができる。性別，月齢別に，対象児の発達状態についてパーセンタイル順位（同一月齢集団の中での位置）と発達年齢を算出できる 「語と身振り」版（8～18か月児）：シンボル行動，コミュニケーション行動，理解語彙，表出語彙の発達を評価 「語と文法」版（16～36か月児）：表出語彙と文法の発達を評価
新版構文検査―小児版―（Syntactic Processing Test for Children-Revised：STC）	言語聴覚障害がある幼児・児童，または言語獲得期にある定型発達児（幼児～小学校低学年）	聴覚的理解検査：単文（レベルⅠ：語の意味，レベルⅡ：語順，レベルⅢ：助詞補文－，レベルⅣ：助詞補文＋）と関係節文から成る。各段階には8個の文が用意されており，検査者が聴覚提示した文に該当するものを4枚の絵から選択する。8問中7問正解した場合，そのレベルが通過となる 産生検査：難易度の異なる15の文から構成されている。図版の絵を示して自由発話を促し，正答が得られない場合は検査者がヒントとなる対照文を示してから再度発話を促す
質問－応答関係検査	2歳～就学前までの発達レベルの子ども	子どもの会話やナラティブを評価する検査。日常的質問，なぞなぞ，仮定，類概念，語義説明，理由，説明，系列絵，物語の説明，文章の聴理解の10課題から構成される。総得点と課題得点を記入したプロフィールから，おおよその発達水準が把握できる。より短時間で実施できるように項目数を約3分の1にした「簡易版」がある
CCC-2子どものコミュニケーション・チェックリスト	3歳以上で文の発話がある子ども	子どもの語用能力を評価する。保護者など子どもに日常的に接する大人に質問紙に記入してもらう 検査は，A.音声，B.文法，C.意味，D.首尾一貫性，E.場面に不適切な話し方，F.定型化されたことば，G.文脈の利用，H.非言語的コミュニケーション，I.社会的関係，J.興味関心の10の領域から構成される

表3-Ⅳ-5　理解・表出課題[2]における語のリストと75%通過年齢

品詞	語リスト	理解課題			表出課題		
名詞（各課題60語）	2歳	魚[2歳前半] 電話[2歳前半] 車[2歳後半] 花[2歳後半]	トマト[2歳前半] 時計[2歳前半] 電気[2歳後半] 耳[2歳後半]	動物[2歳前半] 雪[2歳前半] 黒[2歳後半] 運動会[4歳前半]	象[2歳前半] かさ[2歳後半] 魚[2歳後半] 滑り台[2歳後半]	りんご[2歳前半] 電話[2歳後半] かたつむり[2歳後半] 時計[2歳後半]	ぼうし[2歳前半] 牛乳[2歳後半] ズボン[2歳後半] ボール[3歳後半]
	3歳	白[3歳前半] 朝[3歳前半] クモ[3歳後半] 茶色[4歳前半]	青[3歳前半] 歯[3歳前半] 橋[3歳後半] 天気[4歳前半]	注射[3歳前半] 虹[3歳後半] 茶碗[3歳後半] さかさま[5歳前半]	花[3歳後半] 白[3歳後半] 車[4歳前半] 耳[4歳前半]	箸[3歳後半] 黄色[3歳後半] 船[4歳前半] 歯[4歳後半]	トマト[4歳前半] 電気[3歳後半] ボタン[4歳後半] 雪[4歳後半]
	4歳	桜[3歳前半] スキー[4歳前半] 身体検査[4歳後半] 台風[4歳後半]	畑[3歳前半] 台所[4歳前半] 家族[4歳後半] うきわ[4歳後半]	噴水[4歳前半] 月[4歳後半] ナイフ[5歳前半] 勝負[5歳前半]	緑[4歳前半] 虹[4歳後半] クモ[5歳前半] 下[6歳前半]	茶色[4歳前半] 月[4歳後半] 工事[5歳前半] 握手[6歳前半]	注射[4歳後半] ピアノ[4歳後半] スキー[6歳前半] 運動会[6歳前半]
	5歳	楽器[4歳後半] 枝[5歳前半] 配達[5歳後半] 湯気[5歳後半]	七夕[4歳後半] 集合[5歳前半] 満月[5歳後半] 演奏[5歳後半]	建物[5歳前半] 切手[5歳前半] 季節[5歳後半] 城[5歳後半]	花火[4歳後半] 畑[5歳前半] 台所[5歳後半] やかん[5歳後半]	動物[4歳後半] 公園[5歳前半] 橋[5歳後半] 右[5歳後半]	カレンダー[5歳前半] さかさま[5歳後半] 茶碗[5歳後半] 太陽[5歳後半]
	6歳	海水浴[5歳後半] 食器[6歳前半] 交通[6歳後半] 植物[7歳前半]	スポーツ[5歳後半] 植木鉢[6歳前半] 衝突[6歳後半] 農業[7歳前半]	機械[5歳後半] 親切[6歳前半] 自然[6歳後半] 頂上[7歳前半]	桜[5歳後半] 家族[6歳前半] 飲み物[6歳後半] 噴水[6歳後半]	野菜[5歳後半] 朝[6歳前半] 天気[6歳後半] 台風[6歳後半]	歯医者[5歳後半] 切手[6歳後半] 挨拶[7歳前半] うきわ[7歳前半]
動詞（各課題26語）	2歳	食べる[2歳後半] 飲む[3歳後半]	泣く[3歳前半] 座る[3歳後半]	捨てる[3歳後半] 見る[4歳前半]	泣く[3歳前半] 降りる[5歳前半]	飲む[3歳前半]	食べる[3歳後半]
	3歳	乗る[3歳後半] 押す[4歳前半]	蹴る[3歳後半] 拭く[5歳前半]	歌う[3歳後半] 打つ[5歳前半]	見る[3歳後半] 捨てる[4歳前半] 座る[4歳前半]	乗る[4歳前半] 歩く[4歳前半] 押す[4歳前半]	洗う[4歳後半]
	4歳	溶ける[3歳後半] 枯れる[4歳後半]	帰る[4歳前半] 吠える[5歳後半]	落とす[4歳後半] 余る[5歳後半]	切る[4歳前半] 咲く[4歳後半]	拭く[4歳後半] 落とす[7歳前半]	枯れる[5歳後半]
	5歳・6歳	そろえる[4歳後半] 担ぐ[5歳後半] 住む[6歳後半]	進む[4歳後半] 育つ[5歳後半] 競う[5歳後半]	めくる[5歳後半] 描く[5歳後半]	絞る[5歳後半] 溶ける[6歳前半] 打つ[6歳後半] 余る[6歳後半]	ぶつかる[6歳前半] 帰る[6歳後半] 運ぶ[6歳後半]	蹴る[6歳後半] 吠える[6歳後半] そろえる[6歳後半]
形容詞・形容動詞（各課題14語）	2歳	大きい[2歳前半]	小さい[2歳前半]	重い[3歳後半]	大きい[2歳後半]	小さい[2歳後半]	
	3歳	怖い[3歳前半] 冷たい[4歳後半]	暗い[3歳前半]	辛い[4歳前半]	重い[4歳前半]	冷たい[5歳前半]	
	4歳	遠い[4歳前半] 広い[4歳後半]	少ない[4歳後半] 短い[5歳後半]	まっすぐ[4歳後半] 速い[6歳前半]	速い[4歳後半] 辛い[6歳後半]	暗い[5歳後半]	怖い[6歳前半]
	5歳	深い[5歳後半]			少ない[5歳後半]	短い[6歳前半]	
	6歳				深い[6歳前半] 広い[6歳後半]	まっすぐ[6歳後半]	遠い[6歳後半]

注）語の右上は，平均正答率が75%を超えた年齢を示す（75%通過年齢）。

　　75%通過年齢の記載がない語彙は，7歳後半までに平均正答率が75%に到達しなかった．

出典）水戸陽子・原　由紀・石坂郁代：2歳児から7歳児を対象とした語彙発達の横断的調査．コミュニケーション障害学，40（2）：82，2023

第3章　言語発達障害の評価

表3-Ⅳ-6　理解・表出課題[2]における品詞ごとの各年齢群の平均正答率

年齢群	理解課題			表出課題		
	名詞 (60語)	動詞 (26語)	形容詞・ 形容動詞 (14語)	名詞 (60語)	動詞 (26語)	形容詞・ 形容動詞 (14語)
2歳前半 (n=13)	13.6 (4.6)	6.2 (2.9)	3.1 (1.3)	12.7 (6.1)	2.1 (2.2)	1.1 (1.1)
2歳後半 (n=26)	21.6 (9.2)	8.4 (4.7)	5.5 (2.8)	20.4 (4.0)	5.8 (5.7)	2.8 (2.5)
3歳前半 (n=22)	25.5 (5.3)	11.1 (4.4)	6.4 (2.6)	26.4 (6.3)	8.5 (4.1)	3.8 (2.3)
3歳後半 (n=23)	32.5 (7.2)	14.0 (4.8)	8.8 (3.1)	31.3 (6.0)	11.3 (3.7)	5.2 (2.3)
4歳前半 (n=38)	38.8 (7.2)	17.5 (3.7)	10.7 (2.3)	37.9 (4.5)	14.3 (3.7)	7.7 (2.7)
4歳後半 (n=42)	46.2 (6.9)	20.1 (4.3)	11.9 (2.0)	42.9 (6.2)	16.2 (4.0)	9.5 (2.7)
5歳前半 (n=42)	48.8 (5.6)	21.6 (2.9)	12.8 (1.3)	46.1 (5.1)	16.7 (2.9)	9.8 (2.4)
5歳後半 (n=38)	52.9 (3.8)	23.2 (2.2)	13.2 (1.2)	49.0 (3.7)	19.0 (2.7)	11.1 (2.3)
6歳前半 (n=23)	55.0 (5.2)	23.9 (2.4)	13.6 (0.6)	52.3 (4.0)	20.2 (3.6)	12.0 (2.1)
6歳後半 (n=13)	56.5 (2.1)	24.9 (0.9)	13.7 (0.5)	53.8 (2.9)	21.9 (2.5)	13.1 (1.0)
7歳前半 (n=16)	57.9 (1.3)	25.1 (0.8)	13.8 (0.4)	55.9 (2.6)	22.5 (1.9)	13.4 (0.9)
7歳後半 (n=20)	58.4 (1.6)	25.3 (0.9)	13.8 (0.4)	55.9 (2.8)	22.5 (2.3)	13.3 (1.0)

注）（　）内は標準偏差を表す。
出典）水戸陽子・原　由紀・石坂郁代：2歳児から7歳児を対象とした語彙発達の横断的調査．コミュニケーション障害学，40（2）：84，2023

表3-Ⅳ-7　読み書きの検査

検査名	適用年齢	概要
改訂版標準読み書きスクリーニング検査 (Standardized Tests for Assessing the Reading and Writing (Spelling) Attainment of Japanese Children and Adolescents：STRAW-R)	年長児～高等学校3年生	発達性読み書き障害（発達性ディスレクシア）児検出のためのスクリーニング検査。音読，書取，計算，RAN（rapid automatized naming）の4つの課題がある。音読と書取の正確性，音読の流暢性，自動化能力を評価する
小中学生の読み書きの理解 (Understanding Reading and Writing Skills of Schoolchildren Ⅱ：URAWSSⅡ)	小学生～中学生	小中学生の読み書き速度を評価し，読み書きが苦手な子どもたちに支援技術等を活用した支援を行うために作成された検査。「書き課題」「読み課題」「書きの介入課題」「読みの介入課題」から構成される
包括的領域別読み能力検査(Comprehensive Assessment of Reading Domains：CARD)	小学校1～6年生	小学生の子どもの読み能力を包括的，領域別に評価する検査。スクリーニングと掘り下げ検査を目的としている。「ことば探し」「ことばの意味」「聞きとり」「音しらべ」「文章の読み①～③」で構成されている
中学生の英単語の読み書きの理解 (Understanding Reading and Writing skills of Schoolchildren-English Vocabulary：URAWSS-English)	中学校1～3年生	英語学習の遅れについて支援方法の検討を行うための検査。英単語理解の際の視覚情報と聴覚情報の差，アルファベットとカタカナによる英単語表記の差について調べ，子どもの特性に合わせた支援を行う
教研式Reading-Test 読書力診断検査	小学校1～中学校3年生（小学校低学年用（1・2年），小学校中学年用（3・4年），小学校高学年用（5・6年），中学校用）	一文字の読みから，まとまった量の文章の内容理解までを含む読解力（読み能力）を評価する。課題は「読字力」「語彙力」「文法力」「読解力」から構成される。回答は選択肢を選ぶ形式で書字の負担がない。各課題は偏差値や評定段階などが算出され，全体的な読書力の水準が把握できる。また，読書についてのアンケートから，読書に対する意識や行動を評価することができる

64

表3-Ⅳ-8　STRAW-Rの課題，内容および適用可能な学年の一覧

課題		内容	年長児	小1	小2	小3	小4	小5	小6	中1	中2	中3	高1	高2	高3
ひらがな1文字	音読	20文字		○	○	○	○	○	○						
	書取			○	○	○	○	○	○						
カタカナ1文字	音読	20文字			○	○	○	○	○						
	書取				○	○	○	○	○						
ひらがな単語	音読	20単語		○	○	○	○	○	○						
	書取			○	○	○	○	○	○						
カタカナ単語	音読	20単語			○	○	○	○	○						
	書取				○	○	○	○	○						
漢字単語	音読	小学生用は20単語			○	○	○	○	○	○	○	○			
	書取	中学生用は10単語			○	○	○	○	○	○	○	○			
漢字126単語	音読	小1〜6年生で学習する漢字126単語		○	○	○	○	○	○	○	○	○	○		
ひらがな単語	速読（音読）	2〜5モーラ語 各7語，計28語		○	○	○	○	○	○	○	○	○	○	○	○
ひらがな非語	速読（音読）	清音のみで構成される2〜5モーラ語 各4語，計16語		○	○	○	○	○	○	○	○	○	○	○	○
カタカナ単語	速読（音読）	2〜5モーラ語 各7語，計28語		○	○	○	○	○	○	○	○	○	○	○	○
カタカナ非語	速読（音読）	清音のみで構成される2〜5モーラ語 各4語，計16語		○	○	○	○	○	○	○	○	○	○	○	○
文章	速読（音読）	カギ括弧や句読点を含む総文字数361語 漢字かな混じりの15文（漢字にはルビあり）		○	○	○	○	○	○	○	○	○	○	○	○
計算	加減	縦算6問，横算6問，計12問	○	○	○	○	○	○	○						
	乗除	縦算6問，横算6問，計12問			○	○	○	○	○						
RAN		練習用刺激1枚，刺激3枚の図版	○	○	○	○	○	○	○	○	○	○	○	○	○

注）漢字126単語の音読課題は，適用年齢の上限はないが，音読年齢（RA）は，14歳3か月まで示されている。
　　速読（音読）課題は，適用年齢の上限はないが，高校3年生までの基準値が示されている。

6）読み書きに関与する認知機能検査

（1）音韻認識課題

　音韻認識とは，1つの単語の中にある別々の音声を把握し，その音的表象（音的イメージ）を操作する能力である。

　音韻認識課題には，モーラ分解（単語をモーラごとに区切る），モーラ抽出（単語内の指定されたモーラを取り出して言う），しりとり，モーラ削除（単語内の指定されたモーラを削除してから，その単語を言う），単語の逆唱（単語を反対から言う），非語の復唱課題などがある。各課題の実施可能年齢を表3-Ⅳ-9に示した。また，音韻認識課題については，原[4]がモーラ削除課題と単語の逆唱課題について，刺激と基準値を公表している。課題の実施方法（図3-Ⅳ-1），モーラ削除課題と単語の逆唱課題の刺激・基準値を表3-Ⅳ-10，3-Ⅳ-11に示した。

（2）自動化課題

　自動化能力は，視覚的に提示された意味や記号から，それに対応する語

RA：reading age

RAN交互課題
RAN課題には，単一刺激種を用いる課題と，線画や文字などを交互に提示する課題がある。STRAW-Rでは，難度が高く発達性ディスレクシアの予測の精度が高い「交互刺激提示課題」が使用されている。

表3-Ⅳ-9　各種音韻課題と実施可能年齢

4歳後半	モーラ分解，語頭音抽出，語尾音抽出
5歳前半	語中音抽出
5歳後半	直音節（清音・濁音・半濁音）によるしりとり，逆唱（2モーラ語）
6歳前半	モーラ削除（2，3モーラ語），逆唱（3モーラ語）
6歳後半	モーラ削除（4，5モーラ語）
7歳前半	逆唱（4モーラ語）

【モーラ削除課題】

「真似して言ってね。たいこ。」 ⟶ ／たいこ／

「最初の音を取ると？」 ⟶ ／いこ／

計測開始 　　　計測終了

【単語の逆唱課題】

「真似して言ってね。たいこ。」 ⟶ ／たいこ／

「反対から言うと？」 ⟶ ／こいた／

計測開始 　　　計測終了

①正答数，②正答した課題における所要時間の平均を，基準値と比較
※所要時間は，「正答した課題のみ」であることに注意

図3-Ⅳ-1　音韻認識課題（モーラ削除課題，単語の逆唱課題）の実施方法

音を想起し表出する過程のスムーズさである。自動化能力を評価する検査として，色，絵，数字の名称を素早く呼称していく課題であるRANが用いられる（図3-Ⅳ-2）。改訂版標準読み書きスクリーニング検査（STRAW-R）に，RAN交互課題の刺激と年長児～高校3年生までの基準値が示されている。

（3）視覚認知課題

視覚認知力は，図形の形態を把握し，その形態を記憶する力である。以下に主要な検査を示す。

① **フロスティッグ視知覚発達検査（DTVP）**　5つの下位検査（「視覚と運動の協応」「図形と素地」「形の恒常性」「空間における位置」「空間関係」）より，空間知覚や視覚認知，視覚・運動の協応などの視知覚認知能力を評価する。知覚年齢（PA），知覚指数（PQ）を算出する。適用年

DTVP：Developmental Test of Visual Perception
PA：perceptual age　　PQ：perceptual quotient

表3-Ⅳ-10　音韻課題／モーラ削除課題の刺激と基準値

<table>
<tr><td rowspan="2">モーラ削除課題結果</td><td colspan="2">3モーラ</td><td colspan="2">4モーラ</td><td colspan="2">5モーラ</td></tr>
<tr><td>有意味語
4語</td><td>非語
6語</td><td>有意味語
4語</td><td>非語
6語</td><td>有意味語
4語</td><td>非語
6語</td></tr>
<tr><td colspan="6">課題語（太斜体，下線は削除対象モーラ）</td></tr>
<tr>
<td>あした
せなか
みどり
たいこ</td>
<td>れくの
くせか
てにど
いでり
けみろ
がもせ</td>
<td>ねくたい
たまねぎ
あさがお
ひまわり</td>
<td>なおのし
いそれす
よでうち
なゆかた
ぶとみご
のせくめ</td>
<td>ゆきだるま
あまのがわ
はなしあい
めだまやき</td>
<td>いさみきれ
そどゆこて
めちたにこ
わくれみし
ねぼからま
きどごめす</td>
</tr>
<tr><td colspan="6">正答数（ ）内は標準偏差</td></tr>
<tr><td>小1　3.7 (0.6)</td><td>4.5 (1.4)</td><td>3.5 (0.7)</td><td>4.2 (1.2)</td><td>3.1 (1.1)</td><td>3.2 (1.4)</td></tr>
<tr><td>小2　3.9 (0.3)</td><td>5.5 (0.7)</td><td>3.7 (0.6)</td><td>5.0 (1.1)</td><td>3.7 (0.7)</td><td>3.8 (1.5)</td></tr>
<tr><td>小3　3.9 (0.4)</td><td>5.5 (0.8)</td><td>3.8 (0.6)</td><td>4.9 (1.3)</td><td>3.6 (0.7)</td><td>4.5 (1.4)</td></tr>
<tr><td>小4　3.9 (0.4)</td><td>5.6 (0.8)</td><td>3.8 (0.5)</td><td>5.2 (1.0)</td><td>3.7 (0.6)</td><td>4.7 (1.1)</td></tr>
<tr><td>小5　3.9 (0.7)</td><td>5.7 (0.4)</td><td>3.9 (0.8)</td><td>5.4 (0.9)</td><td>3.8 (0.5)</td><td>4.8 (1.0)</td></tr>
<tr><td>小6　4.0 (0.2)</td><td>5.7 (0.5)</td><td>4.0 (0.2)</td><td>5.6 (0.6)</td><td>3.9 (0.3)</td><td>5.2 (0.8)</td></tr>
<tr><td colspan="6">反応時間（正答1語当たりの平均反応時間　単位：秒）（ ）内は標準偏差</td></tr>
<tr><td>小1　2.5 (1.7)</td><td>2.8 (2.0)</td><td>4.2 (1.9)</td><td>5.2 (2.6)</td><td>5.5 (2.8)</td><td>6.0 (3.4)</td></tr>
<tr><td>小2　1.6 (1.2)</td><td>2.0 (1.0)</td><td>3.3 (2.2)</td><td>4.4 (2.7)</td><td>4.0 (2.3)</td><td>4.0 (1.9)</td></tr>
<tr><td>小3　1.1 (0.5)</td><td>1.4 (0.7)</td><td>2.6 (1.7)</td><td>2.9 (1.7)</td><td>3.3 (2.0)</td><td>3.4 (2.0)</td></tr>
<tr><td>小4　1.1 (0.5)</td><td>1.4 (0.9)</td><td>2.0 (1.2)</td><td>2.6 (1.3)</td><td>2.5 (1.4)</td><td>2.9 (1.2)</td></tr>
<tr><td>小5　0.8 (0.4)</td><td>0.9 (0.4)</td><td>1.5 (0.8)</td><td>2.0 (1.1)</td><td>2.1 (0.9)</td><td>2.6 (1.4)</td></tr>
<tr><td>小6　0.9 (0.3)</td><td>0.9 (0.3)</td><td>1.4 (0.5)</td><td>1.6 (0.6)</td><td>1.8 (0.6)</td><td>1.9 (0.6)</td></tr>
</table>

出典）原　惠子：学童期の読み能力と音韻情報処理能力の発達—ディスレクシアの評価法作成のための基礎的研究—，2009年度上智大学博士論文，2010

表3-Ⅳ-11　音韻課題／単語の逆唱課題の刺激と基準値

<table>
<tr><td rowspan="2">逆唱課題結果</td><td colspan="2">2モーラ</td><td colspan="2">3モーラ</td><td colspan="2">4モーラ</td></tr>
<tr><td>有意味語
4語</td><td>非語
6語</td><td>有意味語
4語</td><td>非語
6語</td><td>有意味語
4語</td><td>非語
6語</td></tr>
<tr><td colspan="6">課題語</td></tr>
<tr>
<td>うま
あり
がむ
つき</td>
<td>かの
すせ
ねど
にけ
ばみ
なさ</td>
<td>あたま
かめら
たまご
つくえ</td>
<td>みしけ
たぐめ
かこき
まかた
たちの
せとく</td>
<td>かいもの
くつした
にわとり
なわとび</td>
<td>おりのし
そよこも
たとてつ
さごめす
ねびぐの
るはたの</td>
</tr>
<tr><td colspan="6">正答数（ ）内は標準偏差</td></tr>
<tr><td>小1　3.9 (0.3)</td><td>5.7 (0.5)</td><td>3.1 (1.1)</td><td>4.1 (1.6)</td><td>2.2 (1.6)</td><td>1.6 (1.5)</td></tr>
<tr><td>小2　3.9 (0.3)</td><td>5.8 (0.4)</td><td>3.7 (0.7)</td><td>4.7 (1.3)</td><td>2.8 (1.3)</td><td>2.5 (1.8)</td></tr>
<tr><td>小3</td><td>5.6 (0.5)</td><td>3.3 (0.9)</td><td>4.6 (1.3)</td><td>2.0 (1.1)</td><td>2.6 (1.5)</td></tr>
<tr><td>小4</td><td>5.7 (0.6)</td><td>3.5 (0.8)</td><td>5.0 (1.4)</td><td>3.1 (1.3)</td><td>3.0 (2.0)</td></tr>
<tr><td>小5</td><td>5.9 (0.4)</td><td>3.6 (0.6)</td><td>5.0 (1.1)</td><td>3.5 (1.9)</td><td>3.4 (1.7)</td></tr>
<tr><td>小6</td><td>5.9 (0.3)</td><td>3.8 (0.5)</td><td>5.1 (1.0)</td><td>3.3 (0.8)</td><td>3.5 (1.6)</td></tr>
<tr><td colspan="6">反応時間（正答1語当たりの平均反応時間　単位：秒）（ ）内は標準偏差</td></tr>
<tr><td>小1　1.9 (0.8)</td><td>2.1 (0.7)</td><td>5.8 (3.1)</td><td>6.2 (3.0)</td><td>12.0 (6.9)</td><td>12.9 (7.9)</td></tr>
<tr><td>小2　1.7 (0.8)</td><td>2.0 (0.8)</td><td>5.5 (4.0)</td><td>7.0 (4.2)</td><td>9.4 (5.3)</td><td>9.9 (4.4)</td></tr>
<tr><td>小3</td><td>1.6 (0.5)</td><td>3.4 (1.7)</td><td>4.0 (2.0)</td><td>7.0 (4.0)</td><td>7.1 (3.6)</td></tr>
<tr><td>小4</td><td>1.6 (0.4)</td><td>3.7 (2.0)</td><td>4.4 (2.4)</td><td>7.1 (4.2)</td><td>6.9 (2.8)</td></tr>
<tr><td>小5</td><td>1.3 (0.3)</td><td>2.8 (1.1)</td><td>3.5 (1.3)</td><td>5.7 (2.3)</td><td>6.8 (2.8)</td></tr>
<tr><td>小6</td><td>1.3 (0.3)</td><td>2.5 (0.9)</td><td>2.9 (1.4)</td><td>4.1 (1.7)</td><td>5.5 (3.6)</td></tr>
</table>

出典）原　惠子：学童期の読み能力と音韻情報処理能力の発達—ディスレクシアの評価法作成のための基礎的研究—．2009年度上智大学博士論文，2010

齢は4歳0か月～7歳11か月である。

② 『見る力』を育てるビジョン・アセスメント（WAVES）　3領域（視知覚速度・分析，目と手の協応，眼球運動）の視覚関連基礎スキルを10種類の下位検査（線なぞり，形なぞり，数字みくらべ，形あわせ，形さがし，形づくり，形みきわめ，形おぼえ，形うつし，大きさ・長さ・位置・傾き）でアセスメントし，視知覚上の発達課題を明らかにする検査キットである。適用年齢は小学校1～6年生である。

③ 立方体透視図の模写課題　視覚認知力を反映した簡便な非言語的検査で，神経心理学的検査のひとつとして広く用いられている。ゴトウら[5]は，依光ら[6]の採点基準を用いて，立方体透視図模写遂行における発達的変化を分析し，立方体透視図が9歳から模写可能であることを明らかにしている（表3-Ⅵ-12，3-Ⅵ-13）。

④ レイの複雑図形課題（ROCFT）　複雑な平面図形（A5サイズ）の模写課題，直後再生課題および遅延再生課題を実施することで，視覚認知力や視覚性記憶を評価することができる（図3-Ⅳ-3）。実施・採点方法（図3-Ⅳ-4）と小学校2～6年生の基準値[7]（表3-Ⅳ-14）を示した。

（4）音声言語の長期記憶を評価する課題（RAVLT）

読み書きの指導のためには，良好な認知機能を見出すことも重要である。

図3-Ⅳ-2　RAN（Rapid Automatized Naming）課題の例

表3-Ⅳ-12　定型発達児における立方体透視図模写課題の得点

5・6歳（n=6）	7・8歳（n=15）	9・10歳（n=11）	11歳以上（n=5）
2.3（1.8）	3.6（2.1）	7.2（2.4）	9.4（1.3）

注）依光らの採点基準[6]を用いた（10点満点）。（　）内は，標準偏差。
出典）Gotoh, T., Haruhara, N., Ishii, R., *et al.*：The Developmental Changes in Cube Copying Abilities of Japanese Children with Typical Development. *Journal of Asian Research*, **4**（2）：20-28, 2020

WAVES：Wide-range Assessment of Vision-related Essential Skills
ROCFT：Rey-Osterrieth Complex Figure Test
RAVLT：Rey's Auditory Verbal Learning Test

表3-Ⅳ-13　立方体透視図模写課題の採点基準

採点項目（各1点：計10点）
① 角で3線が分岐した頂点が8個ある。3本の線分であること 直線と垂直線の接触や，直線を成す2本の線分と垂直との接触は不可
② 線分が2箇所で直交している
③ 12本それぞれの線分の向きが適切である
④ 奥行きを表す斜線がある 奥行きを表す斜め線は，底面を基準線として20〜70度の傾きがあること
⑤ 上下底面・左右側面が平行四辺形であり，合同である（1.5倍以内） 向かい合う線の長さが1.5倍以内で且つ合同である
⑥ 前後麺がともに正方形（1.5倍以内）。4辺の長さが1.5倍以内
⑦ 垂直線が4本ある。垂直線は垂直に対して±10度以内の傾きは認められる
⑧ 水平線が4本ある。水平線は水平に対して±10度以内の傾きは認められる
⑨ 奥行きを表す斜線が4本ある 奥行きを表す斜め線は，底面を基準線として20〜70度の傾きがあること
⑩ 垂直線・水平線のいずれかがある 水平・垂直線は水平・垂直に対して±10度以内の傾きは認められる

出典）依光美幸・塚田賢信・渡邉康子　他：立方体透視図模写の定量的採点法の開発—
　　　当院脳神経外科患者による描画から—．高次脳機能研究，33（1）：12-19，2013

発達性読み書き障害（発達性ディスレクシア）児は，RAVLTで測定される音声言語の長期記憶が保たれている例が多い。ここでは，若松ら[8]が公表したRAVLTの刺激（図3-Ⅳ-5），一般的なRAVLTの実施方法（図3-Ⅳ-6）を示した。なお，春原ら[9]は，8〜10歳（平均9.7歳）の健常児10名のRAVLTの成績を公表しており，5回目までの最多想起数12.6±2.1語，30分後遅延再生数11.8±2.5語と報告している。しかし，春原ら[9]は未公表の独自リストで健常データを収集しているため，若松ら[8]のリストでRAVLTを実施した際には，直接の比較ができないため注意が必要である（あくまで参考値として扱う）。柴ら[10]は，就学前の早期に聴覚的記憶に問題がある発達障害児を発見するため，RAVLT小児版を開発している。①リストA，Bが10語，再認リストが33語，②遅延再生までの時間が20分，と刺激や実施方法もオリジナル版から一部変更されている（図3-Ⅳ-7）。柴ら[10]は4〜6歳児の基準値を公表している（表3-Ⅳ-15）。

7）発声発語器官の検査

　主要な発声発語器官の検査を表3-Ⅳ-16に示した。検査以外にも，口腔視診，聴覚印象（対象児が産出できる音（母音，子音別）は何か，単語を表出した際，モーラ数は合っているかなど），情報収集（発声発語器官の発達との関連が非常に強い食事場面や遊びの場面）を通して，総合的に判断していく。

第3章　言語発達障害の評価

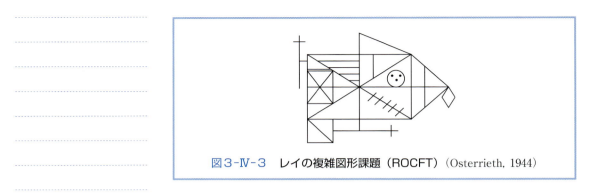

図3-Ⅳ-3　レイの複雑図形課題（ROCFT）（Osterrieth, 1944）

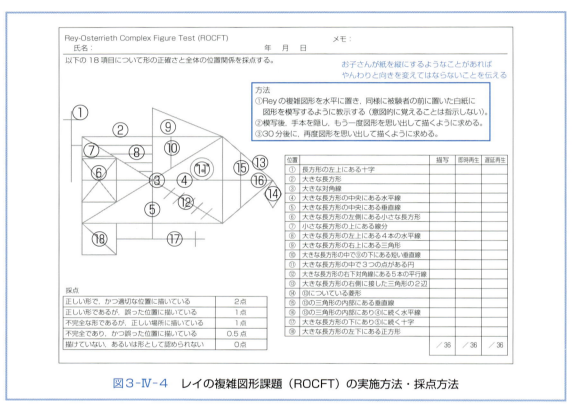

図3-Ⅳ-4　レイの複雑図形課題（ROCFT）の実施方法・採点方法

表3-Ⅳ-14　レイの複雑図形課題（ROCFT）の平均値と標準偏差

	全体 (n=431)	小2 (n=88)	小3 (n=47)	小4 (n=100)	小5 (n=91)	小6 (n=105)
ROCFT　模写	27.4 (8.43)	18.6 (9.05)	24.3 (7.52)	29.0 (6.30)	30.3 (6.16)	32.3 (5.17)
ROCFT　直後再生	16.3 (8.67)	9.2 (5.79)	13.7 (6.68)	16.2 (7.79)	16.8 (8.51)	23.0 (7.21)
ROCFT　遅延再生	17.1 (8.61)	8.9 (6.06)	14.7 (6.63)	17.0 (7.64)	18.8 (7.92)	23.5 (6.61)

注）（　）内は標準偏差。
出典）Uno, A., Wydell, T. N., Haruhara, N., et al.：Relationship between reading/writing skills and cognitive abilities among Japanese primary-school children：Normal readers versus poor readers（dyslexics）. *Reading and Writing*, 22：755-789, 2009

Ⅳ．検査

リストA	太鼓，カーテン，鈴，コーヒー，学校，親，月，帽子，庭，農夫，鼻，アヒル，色，家，湖
リストB	机，警察，鳥，靴，ストーブ，山，コップ，タオル，雲，船，灯り，包丁，鉛筆，神社，魚
再認リスト	鼻，鴨，色，公園，紙，庭，楽器，笛，親，農業，アヒル，耳，海，紅茶，学校，数字，窓，丘，土地，コーヒー，法事，太陽，太鼓，はんだ，入り江，家，帽子，積み木，水着，鐘，石，カーテン，毛布，孫，にかわ，先生，鈴，嵐，湖，カーペット，農夫，手袋，月，大砲

図3-Ⅳ-5　Rey's Auditory Verbal Learning Test 刺激リスト

出典）若松直樹，穴水幸子・加藤元一郎：臨床編 Ⅵ．痴呆の評価　認知機能障害の個別的評価に関する神経心理学的検査　記憶障害 Rey Auditory Verbal Learning Test（RAVLT）．日本臨床，61（増刊号9）：279-284，2003

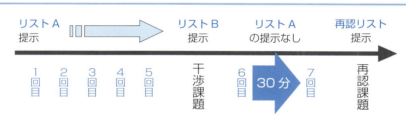

「これから私がたくさんのことばを言います。真似をして言いながら覚えてください。私がすべてのことばを言い終えたら，覚えていることばを全部言ってください」

1秒に1語の速さでリストAの単語を読む。1語ずつ復唱を促す。全単語提示し終えたら，「では，覚えたことばを全部言ってください。順番通りでなくていいです」と言い，すぐに再生させる。再生した順に記録する。
「では，もう一度同じことばを言いますので，覚えてください」と言い，リストAを読んで，1語ずつ復唱してもらう。「では，覚えたことばを言って下さい。先程言ったことばも合わせて言って下さい」
同じ要領で5回目まで繰り返す。

「では，今度はちがうことばを言います。同じように覚えてください」と言い，リストBを読み，1語ずつ復唱を促す。全単語提示し終えたら，「では，覚えたことばを全部言ってください。順番通りでなくていいです」と言い，すぐに再生させる。再生した順に記録する。

「では，もう言いませんが，さっき何度か繰り返して覚えてもらったことばの中で，まだ覚えていることばを教えてください。今，一度だけ言ったことばは言わなくていいです」と言い，リストAを再生させる（6回目：干渉後再生）。

30分後にもう一度リストAを再生させる（7回目：遅延再生）。

再認課題を行う。「では，今からたくさんことばを言いますが，そのことばが，何回か繰り返して覚えてもらったことばの中にあったかなかったか教えてください。1度だけ言ったことばはなかった方に入れてください」

図3-Ⅳ-6　Rey's Auditory Verbal Learning Test の実施方法

第3章　言語発達障害の評価

```
①〜⑤   ┌─────────────────────────────────────────────┐
        │ オリジナルリスト10語を提示して再生させる          │
        │ ※うさぎのぬいぐるみでシンボル的に代表させる（うさぎさんチーム） │
        │ （本，山，星，傘，鉛筆，箸，帽子，飛行機，ボール，犬）         │
        │ →5回再生させる                                │
        └─────────────────────────────────────────────┘

⑥      ┌─────────────────────────────────────────────┐
        │ 干渉リスト10語を提示して再生させる              │
        │ ※くじらのぬいぐるみでシンボル的に代表させる（くじらさんチーム）│
        │ （家，靴，テレビ，椅子，耳，パン，自転車，財布，眼鏡，かばん）│
        │ →1回再生させる                                │
        └─────────────────────────────────────────────┘

⑦      ┌─────────────────────────────────────────────┐
        │ 干渉リスト再生後すぐにオリジナルリストを再生させる     │
        └─────────────────────────────────────────────┘

⑧      ┌─────────────────────────────────────────────┐
        │ 20分後，オリジナルリストを再生させる            │
        └─────────────────────────────────────────────┘

⑨      ┌─────────────────────────────────────────────┐
        │ オリジナルリストと干渉リストに加えて，どちらにも含まれない  │
        │ 13語を提示して再生させる                       │
        │ （帽子，月，眼鏡，傘，かばん，猫，星，耳，テレビ，靴下，本，足，ボール，財布，山，│
        │ 雨，箸，カン，椅子，パン，飛行機，森，玉，家，鉛筆，学校，犬，靴，口，バット，│
        │ 自転車，お金，ペン）                           │
        │ →オリジナルリストに含まれていたか判断させる（再認）  │
        └─────────────────────────────────────────────┘
```

図3-Ⅳ-7　RAVLT（小児版）の手続き

出典）柴　玲子・小林範子・石田宏代　他：未就学児における聴覚性言語性記憶の発達についての検討—Rey's Auditory Verbal Learning Test「小児版」作成にむけて．高次脳機能研究，26（4）：385-396，2006　をもとに作成・改変（表3-Ⅳ-15も同）

表3-Ⅳ-15　RAVLT（小児版）の成績

		4歳	5歳	6歳
①	1回目再生	3.4 （1.7）	3.6 （1.2）	3.5 （1.5）
②	2回目再生	4.6 （1.7）	4.9 （1.4）	5.6 （1.7）
③	3回目再生	4.9 （1.4）	5.5 （1.7）	6.2 （1.7）
④	4回目再生	5.5 （1.8）	6.3 （1.8）	6.7 （1.9）
⑤	5回目再生	5.9 （1.8）	6.4 （1.6）	7.1 （1.8）
①〜⑤	総再生数	24.3 （6.7）	26.7 （5.1）	29.1 （6.3）
⑥	干渉再生数	3.2 （1.6）	3.5 （1.6）	4.1 （1.7）
⑦	干渉後再生数	4.3 （2.4）	5.3 （1.7）	6.3 （1.4）
⑧	遅延再生	4.5 （2.4）	5.5 （1.8）	6.6 （1.7）
⑨	再認数	8.3 （2.8）	9.1 （1.3）	9.2 （1.2）

注）（　）内の数値は標準偏差

8）対人面の検査

　主要な対人面の検査を表3-Ⅳ-17に示した。検査以外にも，情報収集や行動観察を通して，総合的に判断していく。

Ⅳ. 検 査

表3-Ⅳ-16　発声発語器官の検査

検査名	適用年齢	概要
新版構音検査	就学前の幼児（2歳頃）〜児童	会話の観察，単語検査，音節，音検査，構音類似運動検査，文章検査を通して，構音状態の把握や誤りの分析を行う
改訂版随意運動発達検査	2歳0か月〜6歳11か月	検査者の行為を模倣させて評価する。手指，顔面・口腔，躯幹・上下肢の各領域の行為の随意的運動機能の発達を評価する。協調運動やバランス課題，跳躍動作などが含まれており，発達プロフィールから発達の遅れや領域差が把握できる

表3-Ⅳ-17　対人面の検査

検査名	適用年齢	概要
小児自閉症評定尺度第2版（Childhood Autism Rating Scale Second Edition：CARS2）	2歳以上	①人との関係，②模倣，③情緒反応，④身体の使い方，⑤物の扱い方，⑥変化への適応，⑦視覚による反応，⑧聴覚による反応，⑨味覚・嗅覚・触覚反応，⑩恐れや不安，⑪言語性コミュニケーション，⑫非言語性コミュニケーション，⑬活動水準，⑭知的機能の水準とバランス，⑮全体的な印象の全15項目について行動観察と養育者からの情報を総合し，自閉スペクトラム症（autism spectrum disorder：ASD）の診断評価とその重症度を測定できる。2歳以上6歳未満でIQ 79以下で意思伝達に困難がある児を対象とした「標準版」と6歳以上かつIQ 80以上で流暢な発話が認められる児を対象とした「高機能版」がある
対人コミュニケーション行動観察フォーマット（Format of Observation for Social Communication：FOSCOM）	主に就学前の発達障害のある幼児または，そのリスクのある幼児	就学前児を対象とした対人コミュニケーション行動の観察ツール。基本的な枠組みは＜S-S法＞言語発達遅滞検査改訂第4版のコミュニケーション態度評価フォームに準拠しており，項目の追加や評価の観点の変更などが加えられている。検査は，検査者との挨拶から始まり，＜S-S法＞言語発達遅滞検査改訂第4版の実施時の様子，質問－応答関係検査，動作性課題，絵画語い発達検査（PVT-R），自由場面などにおいて，各項目の対象児の反応が「ない－弱い－通常－やや過度－過度」のどれにあたるか評定する
日本版PEP-3自閉症・発達障害児教育診断検査三訂版（Psychoeducational Profile-3rd edition：PEP-3）	2〜12歳の自閉スペクトラム症児	検査用具を使用した遊びの場面を直接観察しながら，コミュニケーション，運動，特異行動に関する10領域（①認知・前言語，②表出言語，③理解言語，④微細運動，⑤粗大運動，⑥視覚・運動模倣，⑦感情表出，⑧対人的相互性，⑨運動面の特徴，⑩言語面の特徴）の評価を行う。採点は「合格」「芽生え反応」「不合格」の3段階から成る。各領域の発達年齢を算出し発達年齢プロフィールに表示する。パーセンタイル順位から重度・中度・軽度・正常の発達／適応のレベルを把握する
アニメーション版　心の理論課題	幼稚園年長〜小学校高学年	パソコンなどで日常的なストーリーを体験し，登場人物の行動や心理に関する質問に答えていくことで，子どもの対人関係での困難，特に，相手の立場になって考える力（心の理論）の有無を把握することができる。本課題には，サリーとアン課題，スマーティー課題，ストレンジ・ストーリーズ「罪のない嘘」課題，妨害と欺き課題，ジョンとメアリー課題の計5課題が現代風にアレンジされて収録されている
改定乳幼児期自閉症チェックリスト修正版（フォローアップ調査付き）（Modified Checklist for Autism in Toddlers, Revised：M-CHAT-R）	2歳前後（16〜30か月程度）	2歳前後の子どもの社会性の発達を評価し，自閉スペクトラム症（ASD）の有無について検討を行うスクリーニング検査。質問紙形式で，養育者には20の項目について「はい」か「いいえ」で答えてもらう。結果は「低リスク」「中リスク」「高リスク」の3段階に分けられる。M-CHAT-Rで「自閉スペクトラム症の可能性が高い」と判定された子どもは，1〜2か月後のフォローアップ調査でさらに詳しい聞き取りを行う。
自閉症スクリーニング質問紙／日本語版（Autism Screening Questionnaire：ASQ）	5歳以下，6歳以上用の2種類の記録用紙あり	養育者への問診形式によるチェックリスト。全39項目のそれぞれの項目に子どもの行動などがあてはまれば「はい」，あてはまらなければ「いいえ」で答えてもらう。合計得点が13点以上だと，自閉スペクトラム症があると考える
親面接式自閉スペクトラム症評定尺度テキスト改訂版（Parent-interview ASD Rating Scale-Text Revision：PARS-TR）	3歳以上	主養育者（母親）に半構造化面接を実施し，幼児期ピークと現在の発達・行動症状の評定から，自閉スペクトラム症（ASD）の特性と程度を把握する。評価項目は①対人，②コミュニケーション，③こだわり，④常同行動，⑤困難性，⑥過敏性であり，57項目から成る尺度である。

73

9）行動面の検査

　主要な行動面の検査を表3-Ⅳ-18に示した。検査以外にも，情報収集や行動観察（注意の持続（多動），不注意，衝動性）を通して，総合的に判断していく。

10）環境面の検査

　情報収集や行動観察が中心となる。乳幼児期では，検査場面に現われた親と子どもの遊び方や，親の接し方・語りかけの口調などを観察し，親が子どもと楽しく遊べているか，発達に見合った声かけをしているかなどを評価する。また，親の話を聞き，家族関係や家庭環境が言語発達に影響を与えていないかなどを検討する。就学前児や学童期では，その場での親子のやり取りを観察し，家での生活の様子（着脱，食事，排泄などの子どもの様子と親の対応）や育児・教育方針などを聞きながら，親がどのように子どもの状態をとらえて接しているかについて情報を集める。

表3-Ⅳ-18　行動面の検査

検査名	適用年齢	概要
診断・対応のためのADHD評価スケール（ADHD-Rating Scale：ADHD-RS）*	5〜18歳	注意欠如多動症（attention deficit hyperactivity disorder：ADHD）の診断基準に沿った不注意，多動性−衝動性に関する18項目の質問に，保護者や教師が4段階（ない，もしくはほとんどない−時々ある−しばしばある−非常にしばしばある）で回答する。家庭版と学校版に分かれており年齢別に基準となる点数も設定されている。それぞれの領域ごとに得点を合計して判定し，カットオフ値も性別ごとに設定されている
IVA-CPT（Integrated Visual Auditory Continnuous Performance Test）	6歳〜成人	聴覚的刺激と視覚的刺激が統合された13分の持続処理課題。反応制御と注意力の2つの要因を評価できるように作成されている。主な目的は，注意欠如多動症（ADHD）の診断等サブタイプの分類である

＊　現在，ADHD-RSは，DSM-5の診断基準を反映し作成された「児童期・青年期のADHD評価スケール（ADHD-RS-5）」が出版されている。発達段階に応じて判断できるような工夫と機能障害の項目が新設されている。

〔引用文献〕

1）雨森純子：レーヴン色彩マトリックス検査の幼児への適用．北里大学修士学位論文，2006

2）水戸陽子・原　由紀・石坂郁代：2歳児から7歳児を対象とした語彙発達の横断的調査．コミュニケーション障害学，**40**（2）：80-88，2023

3）太田静佳・宇野　彰・猪俣朋恵：幼稚園年長児におけるひらがな読み書きの習得度．音声言語医学，**59**（1）：9-15，2018

4）原　惠子：学童期の読み能力と音韻情報処理能力の発達—ディスレクシアの評価法作成のための基礎的研究—．2009年度上智大学博士論文，2010

5）Gotoh, T., Haruhara, N., Ishii, R., *et al.*：The Developmental Changes in

Cube Copying Abilities of Japanese Children with Typical Development. *Journal of Asian Research*, 4 (2):20-28, 2020

6) 依光美幸・塚田賢信・渡邉康子 他:立方体透視図模写の定量的採点法の開発―当院脳神経外科患者による描画から―. 高次脳機能研究, 33 (1):12-19, 2013

7) Uno, A., Wydell, T.N., Haruhara, N., *et al.*:Relationship between reading/writing skills and cognitive abilities among Japanese primary-school children:Normal readers versus poor readers (dyslexics). *Reading and Writing*, 22:755-789, 2009

8) 若松直樹・穴水幸子・加藤元一郎:臨床編 Ⅵ. 痴呆の評価 認知機能障害の個別的評価に関する神経心理学的検査 記憶障害 Rey Auditory Verbal Learning Test (RAVLT). 日本臨床, 61 (増刊号9):279-284, 2003

9) 春原則子・宇野 彰・平野 悟 他:記憶障害を主症状とする小児の1例. 脳と発達, 29 (4):321-325, 1997

10) 柴 玲子・小林範子・石田宏代 他:未就学児における聴覚性言語性記憶の発達についての検討―Rey's Auditory Verbal Learning Test「小児版」作成にむけて. 高次脳機能研究, 26 (4):385-396, 2006

Ⅴ 評価のまとめと方針の設定

1 評価のまとめ

「情報収集」「行動観察」「検査」によって得られた情報を「評価で確認すべき7つの側面」に落とし込んだら,評価のまとめを行う。

具体的には,対象児の言語発達状況（言語症状）を生活年齢や知的発達と比較し,遅れや歪みの有無を確認する。遅れや歪みが認められる場合には,その問題を引き起こしている背景（聴覚機能,知的機能,対人機能,発声発語機能,行動面,環境面）を検討する。そして,最終的に,障害の有無・種類・重症度・発生原因・予後を含む「総合評価」を行う。ここでいう「総合評価」は,対象児の全体的な臨床像の記述,すなわち「結局,どのようなお子さんだったのか」という問いに端的に回答できるものでなければならない。各種検査結果を組み合わせて,対象児の全体像をとらえることが「評価」であって,検査結果をただ羅列することは「評価」ではないことを十分理解する必要がある。

対象児の全体的な臨床像の記述
「結局,どのようなお子さんだったのか」という問いに端的に答えられるということは,多職種との「情報共有のしやすさ」にもつながるため,非常に重要である。

第3章　言語発達障害の評価

AAC
拡大・代替コミュニケーション
第4章Ⅲ-3（p.115）参照。

多動，衝動性の高い場合も介入
ADHDの基本的な症状は行動面の問題であり，言語発達への直接的な影響はない。しかし，行動面の問題が日常生活や学習場面に影響し，二次的に言語発達に関与する可能性はある。

② 指導方針の設定

　「総合評価」によって対象児の全体像をとらえたら，指導方針を検討する。指導方針を検討する際は，評価結果だけでなく，対象児の年齢や対象児を取り巻く環境等も考慮し，総合的に判断することが重要である。方針としては，言語聴覚療法の実施（個別指導 and/or 集団指導），経過観察，言語聴覚療法を実施せず評価のみで終了，があると考えられる。言語聴覚療法実施のポイントを**表3-V-1**に示したが，最も重要な視点は，対象児の

表3-V-1　言語聴覚療法を実施する上でのポイント

● 表出よりも理解優先（環境調整（視覚的構造化等）も含めて）
　　集団の中で指示に従えることを重視
　　表出の遅れは少し様子を見てもよい（4歳くらいまで）

● 表出手段を「音声言語」にこだわらない（身振り，AACの活用）

● 表出が十分でなくても構音にアプローチする場合もある
　　例）就学後のケース

● 他者とのやり取りが不十分な場合は介入する

● 多動，衝動性の高い場合も介入した方がよい
　　（向けるべきところに注意を向けられるように）

乳児・幼児期	学童期	青年・成人期
・外界からの反応に鈍い ・母子関係が築きにくい ・受け身になりがち ・指示がわからない ・気持ちや出来事をことばで伝えられない ・構音が不明瞭である ・遊びのルールがわからない ・友だちと遊べない 　　　　　　　　　　など	・一斉指示がわからない ・まとまった説明ができない ・読み書きの習得に時間がかかる ・数量の概念や計算の力がつきにくい ・学習全般が遅れる ・グループ活動が難しい ・友だちができない 　　　　　　　　　　など	・進学先・就労先の問題 ・就労先で，業務内容を理解することが難しい ・職場でのコミュニケーションが難しい ・金銭管理が難しい ・生活管理（例：スケジュール管理）が難しい ・余暇の過ごし方がわからない ・手帳申請の手続きにサポートが必要 　　　　　　　　　　など

図3-V-1　ライフステージに応じて生じる問題（知的発達症の場合）

AAC：augmentative and alternative communication

将来の幸せのために何が最終的に必要で，そのために今何をすべきなのか，ということである。

　さらに，小児期にみられる障害では，乳幼児期や学童期だけでなく，青年期や成人期においても様々な問題が生じる。図3-Ⅴ-1に知的発達症のある人のライフステージに応じて生じる問題を整理した。発達に課題のある子どもとかかわる際，言語聴覚士は，「対象児には，療育の先に，学校教育を受け，社会人として生活する長い人生がある」ということを意識した上で，専門性を発揮する必要がある。言語聴覚士として，対象児の症状を適切に把握し，科学的根拠に基づいた指導を実施することが重要であることはいうまでもないが，小児期の言語障害は完治しないという前提に立ち，目先の療育だけでなく，多職種と連携をとりながら，場合によっては社会資源もうまく取り入れて，対象者の長い人生を見据えた対応が重要と考えられる。

③ 保護者や対象児への説明

　評価のまとめや指導方針は，必ず保護者に説明する。専門用語は使用せず，できる限りわかりやすいことばに変え，内容を理解してもらえるまで繰り返し説明する。対象児の言語発達状況を説明する際には，問題のない機能や，相対的に良好と考えられる機能から説明するとよい。最後に，言語聴覚士として，対象児や保護者にどのような専門的サービスを提供できるのか（もしくはできないのか）について明確に伝える。

　また，私たち言語聴覚士は，対象児にも評価のまとめや指導方針について説明する義務があり，同時に対象児にも説明を受ける権利がある，ということを忘れてはならない。対象児への説明の仕方は，対象児の言語発達状況に応じて大きく変化する。評価のまとめや指導方針の説明を聞いて理解できるだけの知的能力や言語機能がある場合は，保護者への説明よりもさらにわかりやすい表現に変えて説明する必要がある。

Ⅵ 記録のとり方

　言語発達障害の評価において，自然状況下や直接検査場面での行動観察は非常に重要である（本章Ⅲ参照）。行動観察で得た情報を正確かつわかりやすく記録に残すことは，客観的事実に基づいた総合評価や指導方針の

第3章　言語発達障害の評価

対象児の反応
行動観察の際は，対象児からの自発的行動や自発的表現も見逃さずに観察し，記録するとよい。

立案につながる。

1 記録の方法

　行動観察は，対象児や保護者と会った瞬間から始まる。記録は，①その場面に起こった状況をできるだけ漏れることなく記載する，②特定の事柄に焦点を絞って記載する，の2つの方法がある。臨床経験が豊富な言語聴覚士は，②の方法で効率よく記録をとることが可能だが，臨床経験の浅い言語聴覚士は，「対象児の全体像を把握する上で重要な情報をとりこぼさない」ためにも，①の方法で記録をとるとよい。

2 記録の内容

　検査や課題実施場面では，①どのような課題を，②どのような刺激を用いて，③どのように実施したか，明記する。その上で，検査や課題の一つひとつの項目について，言語聴覚士が意図的に出した刺激に対する，対象児の反応を記録する。その際，対象児の言語的な反応（音声言語，文字言語）だけでなく，表情，視線および身振りなどの非言語的な反応も注意深く観察して記録する。また，検査や課題に対する対象児の反応は，正誤だけでなく，検査や課題の理解度，正答もしくは誤答するまでの反応時間も記録する。さらに，検査や課題実施中の，対象児の行動面（注意集中，情緒的反応）や，対人関係（母親とのかかわり）についても記録する。

　自然状況下（検査や課題以外の場面）では，言語聴覚士，保護者，きょうだいの働きかけ（成人語，幼児語，身振りおよび指さし）に対する対象児の反応をよく観察し，記録する。

3 記載方法の詳細

　記録は，①対象児への働きかけ，②それに対する対象児の反応，③その場の感想などに分け，略語を適宜使用して記載していく。略語の使用例を図3-Ⅵ-1に示した。なお，対象児の発話は2本の斜線の間にカタカナで表記することが一般的である（例：／オハヨウゴザイマス／）。

1）会　話

　会話の中心的テーマを明記した後，言語聴覚士（ST）からの働きかけを左側，対象児（C）の反応を右側に記載し，矢印で会話のつながりを示す（図3-Ⅵ-2）。言語聴覚士の働きかけについて，音声言語なのか，音声言語に身振りを伴っているのか，文字言語なのか，絵なのかなどといったモダリティーを明記することは非常に重要である。この考え方は，対象児の反応についても同様である。

　また，言語聴覚士や対象児の発話中の「・・・」は，1つの点が1秒を

言語聴覚士：ST　　　　　母親：Mo　　　　　　　子ども：C

絵カード：P　　　　　　犬：犬という文字を提示　　介入：↓（↓の上に介入内容を記載）

表出課題：P：Sp（絵を提示し，表出）　　　理解課題：Sp：P（音声提示し，指さしで応答）
絵と絵のマッチング：P：P（ふるい分けか選択か明記する）

言語表出：Sp　　　　　身振り：g　　　　　自己修正：SC　　　　『犬』：犬という文字を書字
音声模倣：音も　　　　身振り模倣：gも　　　（　　）：動作　　　わからない：DK　　　無反応：NR

正反応：（＋）
誤反応：（－）

図3-Ⅵ-1　観察記録で使用する略字（一例）

会話（お正月について）

ST	**C**
2016年の初めてのご挨拶やれるかしら？ ⟶	／オハヨウゴザイマス／（おじぎ）
1月の初めてのご挨拶だから・・・ ⟷	／アケマシテオメデトウゴザイマス／
で？ ⟷	／コトシモヨロシクオネガイシマス／
お正月いっぱいおいしい物食べた？ ⟶	（うなずく）
何食べた？ ⟷	／エット／キョウノヒルゴハンハギュウドン／
ちょっと待って，お正月だよ？ ⟷	ジュウに近いひずみ
お正月はどんなおいしい物食べたって聞いたの ⟶	／オマンジュウハチョットタベタ／
いいね…。もっとお正月っていう食べ物は？ ⟷	／ウーン／・・・／エット，タトエバ／
例えば？ ⟷	・・・／ウーン／
お正月に食べたおいしい物 ⟷	／オイシイモノ／・・／ウーン／・・・
おもちの入った　スーッ（＋g）って飲む・・・ ⟷	／スー／・・／オシルコ？／（＋g）
おしるこ・・・ ⟷	／アトタトエバカマボコノハイッタ／
それ！　それ何？ ⟷	／エット／・・・・／エット／・・・
今，お正月の話だね（紙に おしょうがつ と書く） ⟷	／タダシイカンジナラッタッケ／（『正』と空書）
	／アトイチガツノガツ／（『月』と空書）
（紙に 正月 と書く）そうだね ⟵	
で，お正月に食べたおいしい物，おしるこじゃないんだな	
おわんにさ，おもちが入ってて（🍚と絵を描く） ⟶	／カマボコハイッテルンデショ？／　／ラーメンジャナイ？／
お，から始まるんだけど（🍚の下に『おぞ』と書く） ⟷	／オゾウ／・・・／オゾウニ？／
そう！ ⟵	

図3-Ⅵ-2　記録の一例（1）会話

第3章　言語発達障害の評価

理解課題
1課題ごとに絵カードの提示枚数が減っていく方法で理解課題を実施する場合，最後に残った1枚の絵カードについては表出課題を実施することが一般的である。

表している。例えば，／・・・シラナイ／という対象児の発話記録があった場合，対象児は3秒沈黙したあと／シラナイ／と回答したことになる。

2）語彙課題

　最初に，課題内容と使用する刺激について明記する。一般的に表出課題から実施することが多いと考えられるため，左側に表出課題（P：Sp）の結果を記載する。その後，右側に理解課題（Sp：P）の結果を記載する。その際，選択肢数の変動の有無を明確にすることは重要である。例えば，図3-Ⅵ-3のように4枚の絵カードで理解課題を実施する場合，絵カードの選択肢が常に4枚で固定の場合（Sp：P（1/4c固定））と，1課題ごとに絵カードの枚数が減っていく場合（Sp：P（1/4c↓））では，前者の方が難度は高い。理解課題では，質問を行った順番と質問の内容を明記する。表出課題・理解課題ともに，課題の達成度を「正答数」として示すことも重要である。

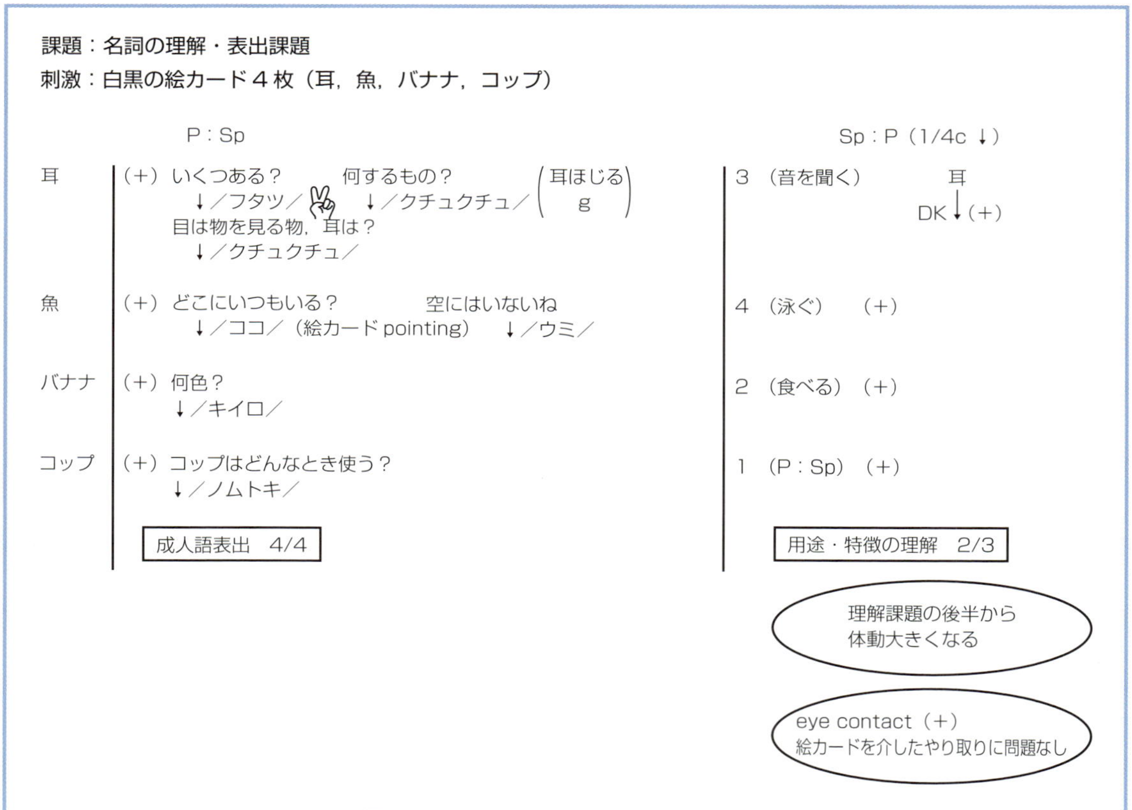

課題：名詞の理解・表出課題
刺激：白黒の絵カード4枚（耳，魚，バナナ，コップ）

P：Sp

耳　（+）いくつある？　　何するもの？　　（耳ほじる
　　　　↓／フタツ／✌　↓／クチュクチュ／　　g　）
　　　目は物を見る物，耳は？
　　　　↓／クチュクチュ／

魚　（+）どこにいつもいる？　　　空にはいないね
　　　　↓／ココ／（絵カードpointing）　↓／ウミ／

バナナ（+）何色？
　　　　↓／キイロ／

コップ（+）コップはどんなとき使う？
　　　　↓／ノムトキ／

成人語表出　4/4

Sp：P（1/4c↓）

3　（音を聞く）　　　　耳
　　　　　　　　　　DK↓（+）

4　（泳ぐ）　（+）

2　（食べる）　（+）

1　（P：Sp）　（+）

用途・特徴の理解　2/3

理解課題の後半から体動大きくなる

eye contact（+）
絵カードを介したやり取りに問題なし

図3-Ⅵ-3　記録の一例（2）語彙課題

3）文課題

　基本的には，語彙課題と同様である。なお，文の理解課題では，対象児の誤反応分析が容易に実施できる記録方法がある。誤答のときに，ただ誤反応を示す（−）を記載するのではなく，3語文のどの要素（主語，目的語，動作語）を誤ったのか，（＋）と（−）で詳細に記載する方法である。例えば，3語文の絵カード8枚（SOV型：（お母さん・男の子）×（りんご・バナナ）×（食べる・洗う））を使って理解課題を実施するとしよう（図3-Ⅵ-4）。言語聴覚士の「お母さんがりんごを洗う」の指示に対して，対象児が「男の子がりんごを洗う」の絵カードを誤って選択した場合，主語のとり違いによる誤答となるため，記録には「−＋＋」と記載する。また，「お母さんがりんごを洗う」の指示に対して，対象児が「男の子がりんごを食べる」の絵カードを誤って選択した場合，動作語のとり違いによる誤答となるため，記録には「＋＋−」と記載する。この方法を用いることで，短時間で正確な記録がとれるだけでなく，記録から対象児のつまずきの原因を詳細に検討することができる。

> **SOV型**
> 文をつくるときに，主語（subject）－目的語（object）－動詞（verb）の語順をとる言語。

課題：2語文（OV）の理解・表出課題
刺激：色つき絵カード　4枚　（りんご・バナナ）×（洗う・切る）

1）表出課題

りんごを洗う　　／アラウ／　何を？→　NR
バナナを切る　　／キル／　何を？→　NR　　　　2語文表出　0/2

2）理解課題─①　Oの確認，1/2固定，
　　　　　　　　　　　　　　　　　　C↓
　　　　　　　　　　　　　　　　　　り　バ
りんご　　（＋）
バナナ　　（＋）　　　2/2　正答

3）理解課題─②　OVの理解，1/4固定
　　　　　　　　　　　　　　　　　　　　C↓
バナナを切る　　（＋）　　　　　　洗　□　□
りんごを洗う　　（＋）　　　　　　切　□　□
バナナを洗う　　＋−　　　　　　　　　り　バ
りんごを切る　　（＋）　　　3/4　正答

4）表出課題（再実記）
りんごを洗う　　（＋）／リンゴキル／　　2語表出　1/1

◎絵カードを介したやり取り良好！

図3-Ⅵ-4　記録の一例（3）文課題

Ⅶ 報告書の書き方

再評価
再評価は，言語聴覚療法開始後1年～1年6か月を目途に必ず実施する。

　報告書は，施設ごとに記載方法が決まっている場合が多い。したがって，基本的には勤務している施設のルールに従うことになるが，ここでは一般的な報告書の記載方法について触れる。

1）症例報告書（ケースレポート）

　症例報告書（ケースレポート）は基本的には，①基本情報，②初回評価，③評価のまとめ・方針と目標，④具体的な指導内容，⑤指導経過，⑥再評価，⑦再評価のまとめ・新たな方針と目標，⑧考察で構成される。②⑥の評価項目は，前述した「評価で確認すべき7側面」すなわち，「聴力」，「知能 and/or 全体発達」，「理解・表出面」「発声発語器官」「対人面」，「行動面」，「環境面」をそのまま項目立てする。図3-Ⅶ-1と表3-Ⅶ-1 [1] に具体例を示した。

2）対象児の所属機関に提出する報告書

　図3-Ⅶ-2に一例を示した。対象児の所属機関（保育所・幼稚園・こども園等の就学前関係施設や小学校など）に提出する報告書は，読み手が専門家でないことに十分配慮して作成する必要がある。まず，専門用語はできる限り使用せず，具体例を提示しながら，専門家でない人にも理解できる文章で報告書を作成する。また，文字を入力する際のポイント数は大きめ（11ポイント程度を目安とする）に設定し，A4用紙2枚～3枚以内でまとめるようにする。

Ⅶ. 報告書の書き方

基本情報

氏名：○○ ○○（男児）

生年月日：○○年○月○日

年齢：6歳9か月

所属：Ｘ小学校1年生（通常学級在籍）

主訴（母親より）：ことばの遅れ，言語指導希望

現病歴：3歳児健診でことばの遅れを指摘される。保健センターに紹介されたＡ療育センターで3歳から言語聴覚療法を開始するが，母親が担当言語聴覚士とうまくいかず，2回の来所で母親が療育センターに通うことをやめてしまう。それ以降，療育機関に通うことはなく，母親はインターネットで調べた情報を元に，独自の言語指導を本児に行っていた。4歳から地元の幼稚園に通うが，保育者や他児の親との交流を母親がもたなかったため，幼稚園での本児の様子について詳細な情報はない。就学に際し，教育相談所から特別支援学級を勧められるが，母親は拒否。母親の希望である通常学級に籍を置くが，担任から，「こちらの指示をまったく理解できず，ひらがなの読み書きも一切できない。現在，授業にはまったく参加できていない状態」との連絡が入る。担任から，「一度検査を受けてみてはどうか」と言われ，担任に紹介された当院を受診。

生育歴：妊娠中特記事項なし。在胎39週，正常分娩，生下時体重3,295 g。仮死なし。
新生児黄疸普通。母乳やミルクは上手に飲めていた。

発達歴
運動：定頸4か月，座位7か月，独歩1歳10か月。
聴力：特記事項なし。ただし，これまで専門機関で聴力検査を受けたことはない。
言語発達：始語3歳（／マンマ／）。要求は音声言語（／カシテ／）。日常生活では2語文の発話あり。構音不明瞭。
対人面：eye contact（＋）。対人トラブルなし。
行動面：集中力が非常に短く，落ち着きもない。
ADL面：排泄自立，食事自立（握り箸），食事に関する特記事項なし。
ストローの使用可。睡眠のリズム安定（起床7時，就寝21時）。

既往歴：特記事項なし。

家族構成：母，祖父，祖母，本人，妹（4歳）

環境面：父親にあたる人物はいるが，籍は入れておらず，現在別居中。
祖父が代表を務める会社が順調で，金銭的な問題はまったくない。母親は仕事をしておらず，日中は自宅にいることが多い。

初回評価

[聴力]
COR（条件詮索反応聴力検査）の両耳平均聴力レベル（4分法）は5dB。課題実施時は，ささやき声で言語指示を出しても適切に応じることが可能。

[知能，全体発達]
グッドイナフ人物画知能検査（DAM）では，生活年齢6歳7か月，精神年齢3歳1か月，知能指数47。
国リハ式＜S-S法＞言語発達遅滞検査（以下，＜S-S法＞）の基礎的プロセス・動作性課題では，図形の弁別7/10正答，積み木の構成は「並べる」が通過，描線は「横線」通過だが「丸」不通過。
KIDS乳幼児発達スケール（タイプT）では，生活年齢6歳9か月，総合発達年齢3歳3か月，総合発達指数48。各領域の発達年齢は以下の通り。

運動：2歳9か月，操作：3歳11か月，理解言語：3歳0か月，表出言語：2歳5か月，概念：2歳5か月，
対子ども社会性：3歳11か月，対成人社会性：3歳5か月，しつけ：5歳8か月，食事：3歳0か月

図3-Ⅶ-1-① 症例報告書（ケースレポート）の一例

第3章　言語発達障害の評価

[理解面]
　状況を伴った言語指示の理解は可能。
　単語レベルでは，絵画語い発達検査（PVT-R）にて，生活年齢6歳7か月，語彙年齢3歳0か月未満，評価点1。＜S-S法＞の事物名称16語は全問正答（16/16）。動作語は2歳台で獲得する語彙が理解可能。大小の理解は可能だが，色名，物の用途／特徴および上位概念語の理解は困難。
　文レベルでは，2語文（対象＋動作；りんごを食べる，対象者＋動作；お母さんが食べる，大小＋事物；大きい靴）の理解が中心。3語文の理解は困難。

[表出面]
　要求は音声言語で可能。
　単語レベルでは，＜S-S法＞の事物名称16語にて，14/16正答。動作語は2歳台で獲得する語彙であっても幼児語（洗う⇒／ゴシゴシ／，食べる⇒／アム／等）が中心で成人語での表出は困難。大小や色の表出も困難。
　文レベルでは，2語文の表出が可能。
　構音（発音）では，一貫性のない音の誤りが認められており，全体的に不明瞭（車⇒／クーマ／，ご飯⇒／カン，コハン／，りんご⇒／アンゴ／等）

[質問－応答能力]
　日常的な簡単な質問は，名前や年齢を問う質問には適切に応答することができたが，それ以外の質問は困難。

[発声発語器官]
　発声発語器官の形態の問題なし。顔面・口腔の随意運動は，随意運動発達検査で2歳後半〜3歳レベル。両頬を膨らませる動作や舌を前後に出し入れする動作は可能だったが，舌尖で下唇をなめる動作や舌尖を左右口角につける動作は困難。

[対人面／行動面]
　アイコンタクトは良好で，他者との物を介したやり取りにも大きな問題はない。身振り模倣や音声模倣も積極的。しかし，着席して課題に取り組む時間は短く，指導を開始して30分を過ぎたあたりから，大泣きする，物を指導者に投げるなどして，課題実施に強い拒否を示すことが多い。

[読み書き]
　ひらがなの読み書きは困難（全くできない）。

[環境面]
　母親は，「息子のために自分がしっかりしなければ」という気持ちが非常に強い。母親には同世代の友人がいない。

| 評価のまとめ，方針と目標 |

[まとめ]
　知的発達症（2歳後半〜3歳レベル）と言語発達障害（理解面2歳前半レベル，表出面1歳後半〜2歳レベル）が認められる。
　課題に集中して取り組む時間が短く，集中力の短さが他者とのやり取りにも影響を及ぼしていると考えられる。また，環境面の問題（母親が本児の現状を十分に理解できておらず，本児の発達段階に合った学習環境が提供されていない）もあると考えられる。

[方針]
　母親指導（本児の現状や，本児の発達段階に合った学習環境を整えることの重要性を理解してもらう）が必須であること，本児において知的発達のレベルと言語発達レベルに解離が認められることから，言語聴覚士による介入は妥当と考えられる。個別による言語聴覚療法（月1回，60分）を実施する。

[目標]
　長期目標（1年を想定）
　　本児の発達段階に見合った環境の下で日々の生活を送り，様々な学習を積み重ねていけるようにする。
　短期目標（3か月を想定）
　　1．日常的な簡単な会話の成立を促す。
　　2．母親に，本児の現状や本児の発達段階に合った学習環境を整えることの重要性を理解してもらう。

図3-Ⅶ-1-②　症例報告書（ケースレポート）の一例（つづき）

Ⅶ．報告書の書き方

```
具体的な指導内容
```

１．集中力の向上と，やり取り行動の形成を目的とした指導
　課題（視知覚課題や本児の好きな遊びなど）を最後までやり切ることによる達成感を通して，集中力の向上や，他者との適切なやり取り行動の形成を促す。

２．語彙の拡大や概念の形成を促す指導
　名詞，動作語，形容詞，大小，色，用途，特徴，上位概念語の理解と表出を促す。

３．３語文の理解・表出を促す指導
　理解面から指導を行う。

４．質問－応答能力の向上を目的とした指導
　会話場面を設定し，日常的な簡単な会話の成立を促す。

５．母親指導（本児の現状や本児の発達段階に合った学習環境を整えることの重要性を理解してもらう）
　言語聴覚士の介入によって，本児の状態が変化する（成長する）様子を見てもらい，本児に合った環境で学習を積み重ねることが重要であることを理解してもらう。
　その後，母親との関係性が構築されたところを見計らい，①在籍学級変更（特別支援学級）の提案，②親の会の紹介，③療育手帳申請の提案などについても話し合いを進める。

図3-Ⅶ-1-③　症例報告書（ケースレポート）の一例（つづき）

表3-Ⅶ-1　症例報告書（ケースレポート）における「指導経過」のまとめ方の一例

	期		第Ⅰ期 （2歳8か月～3歳1か月）	第Ⅱ期 （3歳2か月～3歳7か月）	第Ⅲ期 （3歳8か月～4歳1か月）
		指導内容	指導結果	指導結果	指導結果
言語記号	受信 （言語理解）	・マカトンカードによる理解課題 ・絵カードによる3語連鎖理解課題 ・ままごとによる3語連鎖理解課題	初回は絵カードによる「○○が△△を食べる」（主語＋目的語＋動作語）の正答率が1/8選択で50％であったが，5回目には同様の文形式の正答率が100％となった	10回目にままごとにて，3語連鎖（「○○が△△を食べる」（主語＋目的語＋動作語））の音声言語による指示に対して，適切に操作できるようになった	14回目において3語連鎖（大小＋色＋事物）の絵カードによる理解課題の正答率は1/8選択で80％となった
	発信 （言語表出）	・マカトンカードによる表出課題	初回はマカトンサインへの注目と模倣のみだが，2回目には要求で「座りたい」「立ちたい」というサインでの表出が観察された	自発的なマカトンサインによる表出が可能となり，語連鎖も観察された	限定的ではあるがマカトンサインに抑揚程度の音声が付加するようになった
	コミュニケーション	・援助場面の要求や，タブレット機器にインストールしたVOCAアプリで報告を促す課題	初回からタブレット機器の操作は可能なものの，大好きな絵本の読み聞かせ場面であっても1/3～4選択肢による絵本の選択は困難で，画面をスワイプするのみ。絵本の実物や写真による要求選択は可能であった	10回目で言語聴覚士からの促しが必要だが1/3～4の選択肢の中から絵本を選択し，タップすることができるようになった	12回目以降も1/3～4の選択肢の中から絵本を選択することはできていたが，依然として言語聴覚士の促しが必要であった
	家族への助言	・マカトンサインの活用のために指導場面を撮影してもらう ・好きな食べ物や遊びなどを中心に，タブレット機器での要求や報告場面の設定を提示	「テレビを見る」というマカトンサインによる2語文の要求が認められた	/エット/と身振りを伴う抑揚程度の表出が認められた	3歳9か月時に/イイヨ//オッケー/の初語が認められた。さらに，3歳10か月時に/○○（テレビの番組名），タッテミルヨ（立って見るよ）/と文の表出が認められた

注）マカトンカード，マカトンサインによるマカトン法は，p.116を参照。
出典）木下亜紀・後藤多可志：AACを導入してコミュニケーション能力の向上が認められた先天性多発性関節拘縮症の幼児について：訪問による実践報告．コミュニケーション障害学，**38**：127，2021

第3章　言語発達障害の評価

○○○幼稚園
○○　○○　先生

　初めてご連絡させていただきます。
　私は，埼玉県にあります○○クリニックで言語を担当しております後藤と申します。△△　□□君（2019年4月12日生まれ，4歳，男児）について，当施設での検査結果をご報告させていただきます。
　□□君は，2023年10月29日に，お母様が□□君のことばの遅れを心配され，来所されました。その後，同年11月5日にも来所されたため，□□君とは計2回お会いすることができました。

1．初診時評価
＜全体像＞
　全体的な発達には中等度の遅れがあり，ことばの発達は理解面，表出面ともに1歳代と考えられます。対人面に明らかな問題は認められていません。

＜全体発達＞
　KIDS乳幼児発達スケール（Type T）という質問紙検査を実施したところ，生活年齢4歳7か月，総合発達年齢2歳2か月，総合発達指数47（平均は100）でした。下位項目の結果は以下の通りです。
　　運動1歳9か月，操作1歳9か月，理解言語1歳9か月，表出言語2歳1か月，概念1歳8か月，対子ども社会性1歳6か月，対成人社会性1歳6か月，しつけ2歳10か月，食事2歳2か月

＜理解面＞
　状況を伴う簡単な指示の理解（例：検査時に「座って」と指示して，椅子に座る）は可能でした。
　日常的によく目にする物の名前の理解（例：「コップ」，「帽子」）は可能でした。動きを表すことば（動作語）は「ネンネ」のような幼児語に身振りが伴うと理解できました。物の用途の理解（例：「切るときに使うものは？」）は不確実でした。色，大小，カテゴリー語（例：「食べ物」，「乗り物」），「りんごを洗う」のような文の理解は困難でした。

＜表出面＞
　要求は指さしを用いたり，／チョウダイ／のようにことばで伝えることができました。
　／クツ／のように身近な物の名前を正しく表出できることもあれば，／ブーブー（車）／のように幼児語で表出することもありました。動作語は身振りが中心でした。色や大小の表出は困難でした。文の発話はみられませんでした。

＜対人面＞
　初めて会う人は苦手で初診時は泣いてしまいましたが，慣れてくると積極的に他者にかかわろうとする様子がみられました。他者への意識が高く，視線もよく合いました。
　会話のやり取りでは，名前，年齢，誰と来たかなどの日常的な簡単な質問も困難でした。物品や絵など目の前にあるものについて質問に答えることも十分ではありません。
　身振り模倣や音声模倣は積極的に行ってくれていました。

2．当施設での対応について
　当施設では，日常的な簡単な会話の成立を目標に，①物の名前や動作語のような語彙の拡大，物の用途のような概念の形成を促す，②「赤いくつ」や「バナナを食べる」のような2語文の理解と表出を促す，の2点について月2回（1回60分）の頻度で指導を行いたいと考えております。

　何かご不明な点がございましたら，下記までご連絡いただけますと幸いです。

2023年11月12日

○○クリニック
言語聴覚士　後藤多可志
〒000-0000　埼玉県○○市○-○-○
TEL：000-000-0000

図3-Ⅶ-2　対象児が所属している幼稚園あての報告書の一例

〔引用文献〕

1）木下亜紀・後藤多可志：AACを導入してコミュニケーション能力の向上が認められた先天性多発性関節拘縮症の幼児について：訪問による実践報告. コミュニケーション障害学，**38**：123-131，2021

【第3章　まとめ】

● 言語発達障害の評価において，情報収集すべき内容は何だろうか。

● 言語発達障害の評価における行動観察のポイントは何だろうか。

● 言語発達障害の評価ではどのような検査を使用するか整理してみよう。

● 言語発達障害の評価において，確認すべき7側面とは何だろうか。

●「総合評価」を行う上で重視する点は何だろうか。

● 指導方針や指導目標を設定する上で重視する点は何だろうか。

第4章 指導・支援について

【本章で学ぶべきポイント】
- 指導・支援は関係者や関連施設との連携が重要であることを理解する。
- 子どもへの言語指導は発達の阻害要因を考慮し，発達段階に合わせて実施することを学ぶ。
- コミュニケーション支援は指導室だけではなく，日常生活や社会生活に役立つ内容であることを理解する。
- 言語を支援する技法として，応用行動分析，インリアルアプローチ，拡大・代替コミュニケーションなどがあることを知る。
- 子どもに合わせ，個別指導と集団指導を使い分けることを学ぶ。
- 保護者支援を通して，子どもの環境を整えることの重要性を学ぶ。

I 指導・支援とは

1 指導領域

1）指導・支援の領域

ことばを通して人間を育てるのが，言語聴覚士の仕事である[1]。

ことばの発達は，運動（粗大運動や手指の運動，発声発語器官の運動など），視覚・聴覚・触覚・味覚・嗅覚などの感覚，認知，社会性など様々な領域の発達と密接に関係しながら発達する。言語発達がこれらの領域に支えられているということは，これらすべての領域を網羅して評価し，言語発達の阻害要因を考慮しながら指導を組み立てていくということである。そういう意味では，すべての領域が指導の対象となる。ただ，その中

Ⅰ. 指導・支援とは

で運動面や聴覚以外の感覚面などはそのスペシャリストである理学療法士や作業療法士，視能訓練士たちとチームを組んでアプローチしていくことになるだろう。また，子どもがことばを獲得していく，そしてことばを使用する生活環境は重要な場である。言語聴覚士はその状況を把握し，必要に応じて環境に働きかけていく必要があることを考えると，子どもを取り巻く環境も指導・支援の対象となる。

2）誰に指導・支援をするのか

指導の対象となるのは子ども自身である。しかし，子どもの発達には日常生活での経験と，経験を通して行われることばがけが重要な意味をもつ。したがって，子どもを日々養育する家族も支援の対象になる。

そして，子どもが様々な経験を積み，友だちとコミュニケーションをとる保育所・幼稚園・こども園等の就学前関係施設や学校などの関係者も連携をとって互いに協力して指導・支援をする対象となる。

3）指導の開始時期，頻度，期間，終了の時期

早期発見・早期療育といわれて久しいが，指導の開始時期が早すぎるということはあまりない[2]。乳幼児健診後に紹介されて来院する場合や，保護者がことばの発達を心配して来院する場合など様々であるが，いずれの場合も評価の結果，言語発達に問題があるとなれば指導を開始する。中には現時点で大きな問題はないが，今後の発達の経過をみた方がいいと判断する場合もある。この場合は保護者に生活の中での留意点やかかわりの助言をして，一定期間後に再評価を行っていくことになる。

指導が必要であると判断した場合の頻度は，1週間に1回，2週間に1回，月に1回など様々である。言語聴覚士が所属する施設の状況などで頻度に制約が出ることも考えられるが，少なくとも，子どもへの指導効果が表れる頻度は確保して実施したい。

指導の期間，終了の時期は，様々である。発達の障害は治癒することは難しく，子どもが成人に達する時期まで指導・支援のニーズがあることも少なくない[2]。日常のコミュニケーションの問題や学習の困難さが軽減したり，あるいは周囲の理解と支援が得られ，本人と保護者が安心して日常生活が送れたときが終了となるのかもしれない。しかし実際は，学童期になると学校の時間が長くなり通院が難しくなる場合や，言語聴覚士が所属する施設の状況などにより，長期間指導や経過観察を続けることが難しい場合が多い。この場合は，急に終了となることがないよう，保護者と終了時期についてよく相談し，家庭でできることを助言しておく。また，学校や関連機関に保護者の承諾を得て申し送りをしておくことが望ましい。

指導・支援
「指導」は子どもに直接働きかけること，「支援」は保護者や家族，子どもの所属集団に働きかけること，と使い分ける。

第4章　指導・支援について

スモールステップ
目標を細かく設定し，少しずつ達成できるようにする手法である。

構音の発達
母音の獲得は3歳頃，子音は「さ行，ら行，つ，ざ，ぞ，ぜ，ず」といった音は獲得が遅く，すべての日本語の子音が獲得されるのは6～7歳頃である。構音が獲得されるまでの間は発達途上の誤り（未熟構音）が観察される。

② 指導目標

1）指導計画

　指導計画は長期目標を基に，3～6か月程度の短期目標を立てて作成する[3]。短期目標は3～6か月で実現可能な具体的な目標になる。長期目標は1年程度先に可能な内容を目標にする。その目標は言語の機能面を促進する目標と，参加や活動といった，ことばを使って集団参加がうまくいったり，得意なことを生かして地域や学校で活動する目標も含めて考える。

　ただ，指導・支援で発達の遅れが治る，定型発達に追いつく，とは限らないということは考えておかなければならない。

　私たちが目指す支援の目標とは，障害をもって生まれた，あるいは成長の過程で障害を被った子どもが，自分の葉を茂らせ花を咲かせてそれぞれにふさわしい自己実現を図ることである[2]。

2）指導・支援の原則

　指導目標を設定する際に，「スモールステップを心がける」という言い方をすることがある[4]。指導・支援の内容と方法は，子どもの障害の種類や生活年齢，学年に惑わされることなく，その子どもの発達レベルに沿うことが基本原則である[2]。そのためには，前述の通り，言語発達だけではなく，関連する領域の発達状況の評価を行うことが重要である。評価を行って全体像を把握するとともに，より良好に発達している側面を生かすこと[2]が重要である。

　さらにその指導・支援計画は，主訴も考慮して立てていくべきである。低年齢の子どもの場合，主訴は保護者や家族の訴えであることが多い。保護者が何を心配し，困っているのかを丁寧に聞き出し，その内容も踏まえて指導・支援計画を立てる。しかし，中には主訴と子どもの発達段階が合わないこともあるだろう。例えば，「発音が不明瞭なので発音の指導をしてほしい」という主訴であっても，発達段階が語彙獲得期であったとすると，まずは語彙の拡大が目標になるだろう。こういった場合は，保護者に子どもの状態や，構音の指導までどういうことが必要か，何ができるか，合わせて構音はどのような発達が予測されるのか，といったことを丁寧に説明し，指導を開始する。

　また，指導室だけの言語機能を高めるのではなく，言語を運用する日常生活への般化を考えながら行う。例えば，指導で動作語の理解を行っているなら，日常生活でも意識的に動作語を聞かせるようなことばがけをする，様々な動作を実際に経験する機会をつくり，その都度，動作語を聞かせる，

などの対応が考えられる。

③ 指導・支援にあたって大事なこと

　カウンセリングマインドをもつことである。カウンセリングマインドとは，対人援助職として来談者やケアを必要としている人々と向き合う際の，共感的態度を中心として，かかわりやその意識そのものをさすことばであり，保護者支援においては欠かすことのできない基礎的概念である[6]。

　このことは保護者支援だけではなく，子どもに向き合うときも同じ姿勢が必要ではないかと考える。同じ診断名がついていても，子どもは一人ひとり症状も得意不得意も，好きなもの嫌いなものも性格も異なる。「○○障害の△△ちゃん」ではなく，「△△ちゃん」として広い視野で全体像をとらえることが大切である。

共感的態度
共感的理解は，頭で対象者について理解するだけではなく，相手の気持ちになったようにわかる（心からわかる）ことで[5]，相手に同情的にかかわることとは異なる。対象者の言動に耳を傾け観察し，心からわかろうとし，受容的な態度を示すことが共感的態度である。

〔引用文献〕

1）青木さつき：発達段階に即した支援．石田宏代・石坂郁代編集：言語聴覚士のための言語発達障害学　第2版，医歯薬出版，pp.134-140，2016

2）大石敬子：支援の枠組み．石田宏代・石坂郁代編集：言語聴覚士のための言語発達障害学　第2版，医歯薬出版，pp.120-123，2016

3）内山千鶴子：言語聴覚療法の基本的な流れ．内山千鶴子・城間将江　他編集：図解言語聴覚療法技術ガイド　第2版，文光堂，pp.107-109，2022

4）大伴　潔：第4章　指導と支援　発達段階に応じた指導．深浦順一・藤野博・石坂郁代編集：標準言語聴覚障害学　言語発達障害学　第3版，医学書院，pp.76-89，2021

5）樫村由子：言語聴覚士としての面接への態度と心がまえ．石田宏代・石坂郁代編集：言語聴覚士のための言語発達障害学　第2版，医歯薬出版，pp.130-133，2016

6）熊田広樹：環境調整．深浦順一・藤野　博・石坂郁代編集：標準言語聴覚障害学　言語発達障害学　第3版，医学書院，pp.89-100，2021

Ⅱ 発達段階に即した指導

　評価をして子どもの言語発達段階が把握できたら，それぞれに該当する段階の支援を行う。発達段階にそって支援をすることは，言語聴覚療法の大原則である[1]。

第4章　指導・支援について

二項関係
人（自分）と人，人（自分）と物の関係。乳児期初期から人に興味をもち，人と人の関係が育つ。その後，物への興味が育ち，人（自分）と物の関係が育つ。その後，三項関係へと進む。

三項関係
人（子ども）と人と物の関係で，共同注意（同じ物に興味を向けること）が代表的である。トマセロ[4]は共同注意が成立することによって，ことばが獲得されると示している。

感覚過敏，鈍麻
感覚には，少しの感覚刺激でも過剰に感じて反応する過敏と，多くの感覚刺激が入力されないと感覚として反応しない鈍麻がある。

1 前言語期（0〜1歳）

　ことば，有意味語を獲得する前の時期で，コミュニケーションと認知の領域が重要である。

　以下に，前言語期の子どもへの指導での目標を示す[1)-3)]。

1）子どもとの関係をつくり，人への注目を促す

　人への注目を促し，人と人との二項関係を十分につくる。人に興味をもち，人へ注目できることは，次の三項関係の中で言語を習得する上では前提となる部分である。

　中には他者の存在に気づいたり，注目することが難しい子どももいる。楽しいかかわりの中で気づいてもらえるように，子どもの好きな遊びを十分に行う。くすぐり遊びや高い高い，抱っこで回ったり飛び跳ねたり，シーツブランコといった，感覚遊びが好きな場合もある。どれを行うかは子どもの反応を見ながら，子どもの笑顔が見られるもの，中断すると言語聴覚士への注目が高まるもの，などを基準に選んでいく。留意する点としては，感覚過敏や鈍麻の有無である。感覚過敏があると楽しい遊びのはずが楽しめないので，反応をよく観察し，嫌そうであれば感覚過敏も考慮して違う遊びを提案する。子どもと楽しくかかわることができ，笑顔が出る遊びにしっかりと取り組み，人と人とのやり取り，人への注目をつくっていく。

2）状況の下でのことばの理解・身振りやジェスチャーを用いて理解を促す

　音声言語での有意味語の獲得を目指すが，その前段階として，状況がある中でのことばの理解やジェスチャーの理解を促していく。

　状況がある中でのことばがけは，状況という視覚的な手がかりがあり理解がしやすい。例えば，食卓に食事の準備ができていて，子ども自身もエプロンをつけてもらって「ごはん食べるよ」と声をかけられるとごはんだとわかる，外出の準備をして着替えもすませ，「お外行くよ」と声をかけられるとお出かけがわかる。こういった具体的な状況があると，そのときのことばがけは理解しやすい。また，このときに使われるアイテムの「ごはんのエプロン」や「外出のカバン」は，その後，「ごはんを食べる」「お外へ行く」のことばがけのシンボルとして，理解の手助けになっていく。

　さらに，身振りやジェスチャーも用いて話しかける。例えば，指導室に入り靴を脱ぐように促すとき，「脱いで」のことばとともに靴を脱ぐ動作をして示す，「ちょうだい」「もう1回」「おいで」「バイバイ」などもそれ

92

それ「手を出す」「"1"の指を出す」「手招きする」「手を振る」なども加えると，身振り・ジェスチャーの理解を促すことができる。身振りやジェスチャーを使うときは，必ず音声言語も併用し，音声言語の理解も促進するようにする。

3）コミュニケーションの手段・表出手段をつくる

音声言語以外の表現，身振りやジェスチャーは模倣もしやすく，自発的・実用的なコミュニケーション手段として身につけやすい[3]。特に「要求表現」はコミュニケーションの機能として重要であり，また最もわかりやすく，かかわる機会を設定しやすい[3]。「ちょうだい」「もう1回」などは指導場面でも表現を引き出しやすい。初めは模倣でやってみて，模倣が難しい場合は介助でやってみる，その後は「なんて言うんだった？」と遅延模倣を促すなどして自発的に表現できるようにしていく。

また，身振りやジェスチャー以外にも，ほしいものに手を伸ばして選ばせる，というのも表現のひとつになる。教材や玩具を2つ並べて「どっち？」と選んでもらう。2つから選べるようになると，選択肢を増やしたり，選択するものを実物の物品から写真カード，絵カードと変えていくと，より抽象的なものを用いた表現へと誘導できる。

4）視知覚認知面を促進する

「物に名前がある」とわかるまでには，その物の機能に合った使い方ができること，つまり，物の機能的操作の獲得が必要である。一つひとつ物には異なる使い方や形，大きさがあり，それぞれに名前がついているということを理解していくには，まずは物の機能的操作を獲得し，広げていく。

具体的には，いろいろな操作ができる教材を用意し，操作して見せたり一緒に操作したり，子どもの自発的な操作を促す。楽器や日常生活で使用する物品は1つのものに対して1つの操作であることが多いので，指導の初期の教材として使いやすい。特に楽器は，操作することで音が出るので，操作した結果何が起こったのか，因果関係がわかりやすい。市販の玩具も楽しめるものが多いが，1つの玩具に操作できるものがいくつもくっついていたり操作が複雑であったりして，わかりにくいものもある。子どもの様子を見て発達段階に合ったもの，子どもが興味を示すものを選ぶとよい。

物の機能的操作ができるようになったら，次は形の弁別に移る。図4-Ⅱ-1のように，初めは操作の異なる物を2種類並べて弁別課題を行う。「どっちかな？」とリングやボールを動かして見比べを促す。リングをはめるなど操作が難しいものは正しい方へ入れようとしたら介助する。簡単な型はめも実施することができる。

音形の単純さ
構音操作が簡単な口唇音や母音，また音節数が少ない語は模倣しやすい。オノマトペも同じ音節を繰り返し，リズムもいいので楽しんで模倣を促せる。

語彙の増加と2語文の産出
表出語彙が50語から100語になると，2語文が出現する。

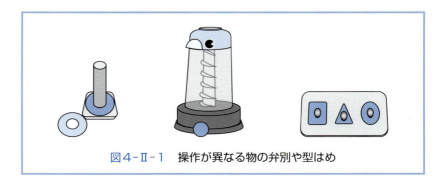

図4-Ⅱ-1　操作が異なる物の弁別や型はめ

2 語彙獲得期（1〜2歳）

1〜2歳では，語彙の獲得が主な発達である。また，次の幼児前期へ向けて，2語連鎖・文の準備の時期にもなる。

以下に，語彙獲得期の指導での目標を示す[1),2),5)]。

1）語彙の拡大

まずは名詞，特に事物名称の理解と表出[5)]を伸ばす。取り上げる語彙を設定する際には，子どもの興味・関心の対象や，日常生活での必要性，音形の単純さ（音節数）にも配慮する[2)]。次に用途（事物名称に対してその使い方）を取り上げる。例えば，「りんご」に対して「食べる」，「くつ」対して「履く」などで，関連する語彙の理解へとつなげる（図4-Ⅱ-2）。そして，動作語も導入する。動作語は，語彙獲得期のあとの2語文，3語文の理解・表出では述部として必要になってくるので，十分に語彙を増やす。初めは「寝る」「食べる」「飲む」「泣く」「座る」など日常生活で子ども自身が家庭で繰り返し行っている動作から始め，徐々に他の動作語も取り入れる。

絵カードでも実施できる子どもも多いが，絵カードばかりが続くと飽きてしまうこともあるため，具体物（実際の生活用品）や半具体物（ままごと遊びの道具やミニチュアなど）を利用して実際に操作をしたり，または絵カードをパペットに渡す，ポストに入れる，などいろいろな反応パターンをつくっておくと飽きずに行える（図4-Ⅱ-3）。また，絵本も活用できる。

さらに，挨拶語など人とのコミュニケーションで使う語も取り上げる。これは絵カードを用いた机上課題よりも，実際の使用場面で実施する。例えば，指導開始時には「おはようございます」と言ってから入室する，終了時には「さようなら」と挨拶をして退室する，などである。

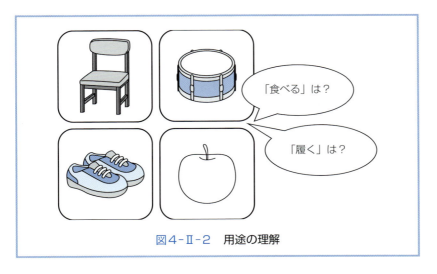

図4-Ⅱ-2　用途の理解

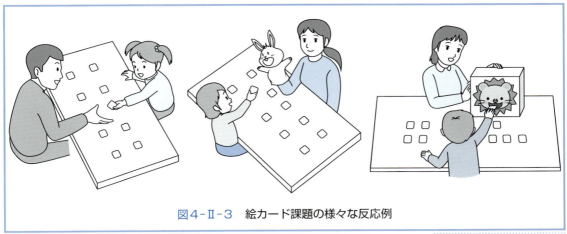

図4-Ⅱ-3　絵カード課題の様々な反応例

2）概念形成の学習

語彙の意味を拡大するために，概念形成の学習が重要である[5]。一つひとつの事物名称ではなく，同じ仲間のカテゴリーに対する上位概念の理解である。例えば，「犬，猫，ウサギ，ゾウ，ライオン」は「動物」，「車，バス，電車，新幹線」は「乗り物」などである。この学習には，ミニチュアや絵カードをカテゴリーごとに箱に分類したり，動物園や道路の絵の上に絵カードやミニチュアを載せていくなどして理解を促す。そしてその都度，事物名称とともに上位語を聞かせたり，言わせたりしていく。

3）視知覚認知の促進

前言語期と同様に，形の弁別など視知覚認知課題も継続して行う。立体物の弁別（図4-Ⅱ-4）や，型はめや絵カードを用いた平面の弁別に移行

する。色の弁別課題も取り入れて，形や色など物をいろいろな側面から認知できるように促していく（図4-Ⅱ-5）。2種類でできるようになったら3種類，4種類と徐々に選択肢を増やしていく。

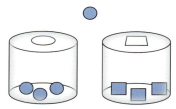

型はめなど平面の弁別の前に実施する。形は「球，立方体，三角柱，棒」などの明確なものを使う。「どっちかな？」と弁別させる（見比べを促す）

図4-Ⅱ-4　操作は大きく異ならないが形を弁別する課題

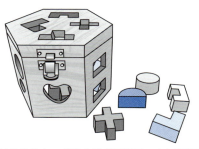

型はめや絵カードの弁別が可能で，より細部の弁別を促したいときには図のような幾何図形の弁別課題を使う。1つずつピースを渡して弁別させる。間違えたときは入らないので，正誤がわかりやすい

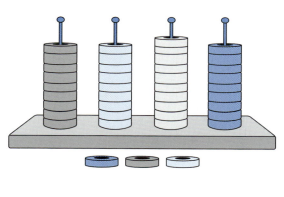

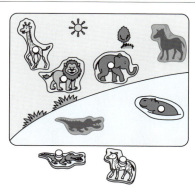

平面の形の弁別を促す。形がくりぬかれているので，絵カードの前に用いることができる

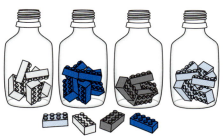

色の弁別を促す。同じ色のところに色リングや色ブロックを入れる

図4-Ⅱ-5　形や色の弁別教材

Ⅱ．発達段階に即した指導

幼児期前期（2～3歳）

　幼児期では，語彙も拡大するが，語連鎖や構文の獲得が加わってくる。幼児期の指導目標について，幼児期前期と幼児期後期に分けて示す。

　まず幼児期前期の目標は，ことばを知ることや，表現することは楽しいと子どもが思うようになることである[1]。以下に目標を示す[1), 2), 6), 7)]。

1) 語彙の拡大

　語彙獲得期に引き続き，理解語彙，表出語彙ともに増やしていく。獲得する語彙は事物名称や動作語に加え，形容詞が増える。形容詞は「大きい小さい」から始まり，「多い少ない」や「暑い寒い」，「長い短い」や「高い低い」などである。その他「きれい」「おいしい」「おもしろい」など感情を表現する語彙も獲得を目指したい。

　さらに「上下」「真ん中」といった位置関係語，「なに？」「どこ？」「だれ？」などの疑問詞も取り上げる[6]。

　この段階にある子どもの指導では，定型発達の語彙獲得を参考にしながら，子どもの興味や生活環境に合わせて，保育所・幼稚園・こども園等で使う語彙へと広げていく。

　その他，日常のコミュニケーションで必要となる**要求や拒否などのことば**も使えるように促していく。例えば，教材や玩具を選ぶような場面を設定して，「ちょうだい」や「貸して」「見せて」などを言えるように誘導する。あるいは首を横に振ったり，教材を手で押し返したり嫌がっている様子が見られたら「いやだった？」と音声モデルを提示して拒否の表現も言えるようにする。初めはジェスチャーを併用したり，言語聴覚士の復唱になることもあるが，徐々に自発的に言えるようにしていく。

2) 意味を広げる・概念形成

　語彙を増やすと同時に，語彙と語彙で**意味ネットワーク**を形成する。ことばの獲得は，表す物と表される物が1対1の対応をしていることの了解から始まったが，この段階からは，1つの物に対して，複数の表現ができるようになることを目指していく[1]。

　例えば，図4-Ⅱ-6のような意味の関連をつくっていくことである。ことばを聞くと，このような意味ネットワークを働かせて語彙や文，文脈を理解していくわけで，そのために指導でも取り上げていく。図4-Ⅱ-6のような概念をつくるために，図4-Ⅱ-7や図4-Ⅱ-8の課題を行う。場所と物の関係，物と物の関係，物と人の関係など様々な視点で語彙を関連づ

要求や拒否などのことば
集団生活に入ると，「貸して」「見せて」「いや」などが言えずに態度で示したり勝手におもちゃを取ってしまったりすることで友だちとのトラブルになることも少なくない。指導の中でも積極的に取り入れていけるとよいだろう。

意味ネットワーク
1つの語彙に対して，上位語や同じカテゴリーの語彙など，関連する様々な語彙へと意味を広げる。

97

第4章　指導・支援について

2～3語連鎖・文
2～3語連鎖は「所有＋事物名称」「大小＋事物名称」などの名詞句，2～3語文は動作語を含む動詞文をさす。

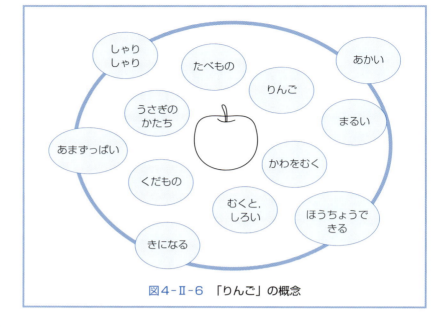

図4-Ⅱ-6　「りんご」の概念

けられるように促す（図4-Ⅱ-7）。幼児期前期では，語彙獲得期のようなカテゴリーでの分類だけではなく，「乗り物」でも「道路を走る乗り物」「空を飛ぶ乗り物」「線路の上を走る乗り物」など細かく分類するなどの課題にも取り組める。また，子どもには理解を促すだけではなく，理解ができたら「公園にはすべり台がある」「公園にはすべり台とブランコがある」などと表現するように促していく（図4-Ⅱ-7）。さらに，質問の中で表出できるように，事物名称の絵カードを用いて質問－応答を促していく（図4-Ⅱ-8）。

3）文を作成する

　この時期は2～3語連鎖・文を獲得する。2語連鎖では，「おかあさんのくつ」「ぼくのぼうし」などの「所有格＋事物名称」，「おおきいくつ」「ちいさいぼうし」などの「大小＋事物名称」があげられる。「あかいくつ」「あおいぼうし」などの「色名＋事物名称」も色名の理解が可能になる幼児前期の終わりになるとできてくる。3語連鎖は，2語連鎖を組み合わせて「おおきいあかいくつ」「おかあさんのあおいぼうし」などになる。これらを切り抜き絵や絵カードで示し，理解と表出の両方を練習する。

　2語文では，「おとうさんがたべる」「おんなのこがあらう」などの「動作主＋動作語」，または「りんごをあらう」「みかんをたべる」など「目的語＋動作語」ができる。3語文では，2語文を組み合わせて「おとうさんがバナナをたべる」「おんなのこがりんごをあらう」などができる。これ

Ⅱ．発達段階に即した指導

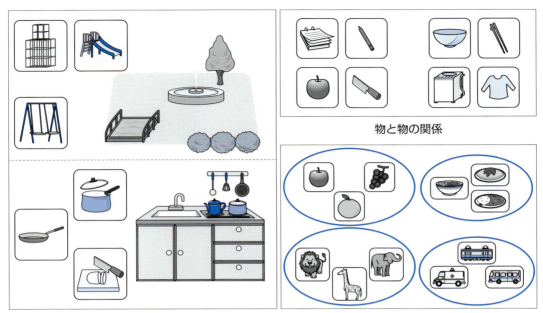

場所と物の関係：「公園」や「台所」などの場所の絵カードの上に，「すべり台」「ブランコ」「なべ」「フライパン」などの事物名称の絵カードを分類していく。分類しながら，「これなんだ？」と質問して事物名称の名称を言わせたり，「すべり台は公園にあるね」などと説明する。「すべり台はどこにある？」と質問して／コーエンニアル／など説明を求めて 2〜3 語文の表出を促すこともできる

物と物の関係・カテゴリー分類：絵カードを1つずつ見せて関連のあるものとペアに，またはグループをつくっていく。絵カードを提示するときには呼称を求め，関連のあるものとペアにしながら「お洋服は洗濯機で洗うね」「ゾウは動物，ライオンも動物」など説明する。「洗濯機で何をするの？」「ゾウはどこにいるの？」と質問し，2〜3 語文の表出を促すこともできる

図4-Ⅱ-7　意味を広げる

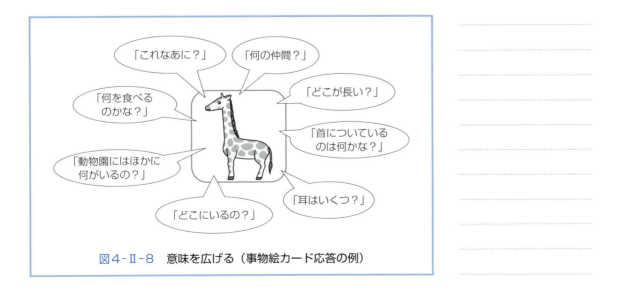

図4-Ⅱ-8　意味を広げる（事物絵カード応答の例）

第4章　指導・支援について

語順方略
「名詞（人）＋名詞（人）＋動詞」の場合，初めは格助詞にかかわらず，最初の人を行為主としてとらえ，「行為主＋対象＋行為」として語順で理解する[8]。

助詞方略
語順にかかわらず，助詞を手がかりにして，文を正確に理解する[8]。

能動態（能動文），受動態（受動文）
能動態は，主語になる人が動作を行う文である。
受動態は，受け身文のことで，「〜される」「〜された」のように主語になる人が動作や行為を受けたときに用いる。

らを8枚程度のカードの中から，きちんと文を聞いて理解できるように練習を行う。

　また，日常生活でも2〜3語連鎖・文で話しかけるようにする。例えば，洗濯物を一緒にたたみながら「パパのズボンだね」「パパのズボン，大きいね」「青い靴下だね」と語連鎖を聞かせる，ままごと遊びをしながら「クマさんが食べるよ」「クマさんがケーキを食べるよ」「ニンジンを切るよ」など文を聞かせ，理解や表出を促していく。

④ 幼児期後期（4〜6歳）

　幼児期後期は，並行して2つのことを目標とする段階で，1つ目は口頭言語の水準をさらに高めること，もう1つは，読み書きの習得に向けての準備の開始である[1]。以下に目標を示す[1],[7]。

1）構文の獲得

　この頃の構文の理解は，語順の理解，そして助詞の理解へと進む。指導でも同様の構文を取り上げていく。

　語順の理解は，語順方略を用いて文を理解する。助詞の理解文に進む前に練習しておきたい。

　一方，助詞の理解では助詞方略で可逆文を理解できるようにする。格助詞「が」「を」などを中心に，助詞を強調して聞かせたり，文字やマークなどで視覚的に注意するところを示して練習を行う（図4-Ⅱ-9）。

　続いて，能動態（能動文），受動態（受動文）の理解も行う。初めに能動態から始めるが，図4-Ⅱ-10のような絵カードを並べ，「おとこのこがクマをおいかける」「クマがおとこのこをおいかける」の理解を促す。文字が読める場合は，文字を併用したり，格助詞に○印をつけて意識づけると理解しやすくなる。理解課題だけではなく，表出の練習も行う。1枚ずつカードを見せて「誰が何をしているの？」と発話を促し，表出できない場合は「何をしているの？」「誰が？」「誰を？」と要素を誘導する質問をする。そして最後に文で言えるようにする。文字が読める場合は，文の一部を隠して穴埋めで答えられるようにしてもよい。能動態ができるようになったら，受動態（例：「クマがおとこのこにおいかけられる」）の練習も行う。

　その他，文の意味を理解し，内容を正確に把握する目的で[1]「パパといった水族館には大きなライオンが泳いでいました」のような誤った文を聞かせ，どこが違うのかを見つけさせる課題などにも取り組むとよい。

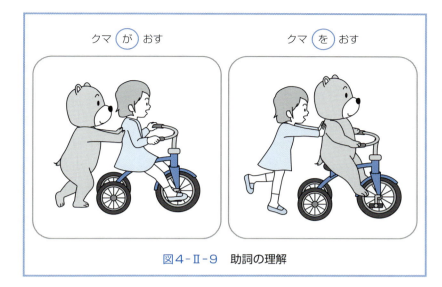

図4-Ⅱ-9　助詞の理解

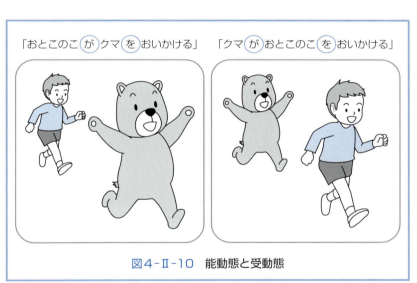

図4-Ⅱ-10　能動態と受動態

2）語彙の拡大

　定型発達では，就学前に3,000語以上獲得できるという[6]。

　形容詞，動詞だけではなく，この時期は空間関係の語（左右，前後，曜日や季節など）も獲得を促したい。例えば，子ども自身が体を動かしながら，「鉛筆を右手に持つ」「シールを左に貼る」「ボールを椅子の後ろに置く」などは位置関係語の理解の促進になる。また，これを言語聴覚士と交互に行うと表出課題にもなる。「曜日，季節」は，指導の初めに日付とともに一緒に確認してから始めると意識づけられる。カレンダーを一緒に確認したり，季節ごとの行事なども積極的に取り入れるとよい。

非現前事象
目の前にない話題のこと。

談　話
複数の文章でまとまった意味を表す言語使用のこと。

さらに，ことば遊び（なぞなぞやクロスワードパズル，すごろくなど）を取り入れることで，ことばへの関心が高まる。

3）質問－応答の理解と表出

定型発達では3～4歳を過ぎれば，非現前事象の質問－応答が可能になる。指導でも質問－応答ができるように，構文の課題とともに「誰がたべているの？」「何を食べているの？」「何をしているの？」など構文を構成する要素について質問し，答えられるようにしていく。また，絵カードの説明ができるようになったら，絵本を読み聞かせながらストーリーについて質問し，内容の理解を確認しながら答えさせていくこともできる。

4）談話能力を高める

時系列や起承転結に沿って，複数の文でまとまった発話ができるようにする。図4-Ⅱ-11にあるような系列絵は利用しやすい。1枚ずつ主語を含めた文での発話を促していく。言語聴覚士は「それで？」「それから？」と次の発話を促していき，最終的には子ども一人で系列絵すべてを説明できるようにしていく。難易度は系列絵の枚数や説明のしやすさ，話の展開などを考慮して調整していく。系列絵の説明ができるようになったら，絵本の読み聞かせをした後にストーリーを説明させるのもよい。ストーリーに沿って説明ができない場合は,「誰が出てきたの？」「どこに行ったの？」「何をしていた？」など質問を加えて次の展開を促していく。

5）音韻認識を高める

音韻認識とは，ことばを聞いて，どのような音がどのような順序で並んでいるかという音韻構造を把握して，音韻単位に分節化したり，分節化された個々の音韻的構成要素を操作したりする能力[9]で，文字学習の前提

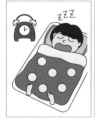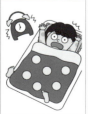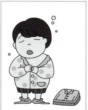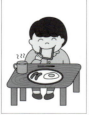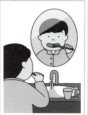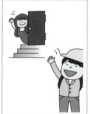

図4-Ⅱ-11　市販されている系列絵カード
商品名：配列絵カード　じゅんばんわかるかな？（ありんこあり作）
（販売・画像提供：エスコアール）

Ⅱ．発達段階に即した指導

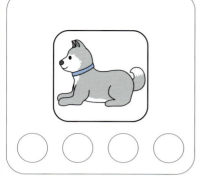 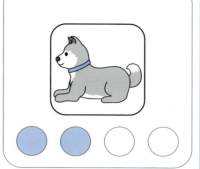

①モーラ分解：「『イヌ』は何個の音でできてるかな」と聞いて色を 塗ってもらう

②モーラ抽出：色を塗ったところを指さして「この音は何の音？」「最後の音は何の音？」と聞く
※2モーラでできるようになったら徐々にモーラ数を増やす

図4-Ⅱ-12　モーラ分解・モーラ抽出

音韻認識課題
「モーラ分解」は,「『たいこ』には3つの音がある」というように，単語を構成する音の数に気づくことである。「モーラ抽出」は,「『たいこ』の最初の音は『た』，最後は『こ』」というように音の配列順序に気づくことであり,「逆唱」は,「『たいこ』を反対から言うと『こいた』」,「音削除」は,「『たいこ』から『た』をとると『いこ』が残る」と音韻の操作ができることである。学童期には特殊モーラの音韻認識も確立する。

メタ言語能力
ことばをことばで考えたり表現すること。ことばの定義を答える，ことばの意味を考えたり比べたりする，などが例である。

学習言語
音韻，意味，統語，語用，読み書きなど，言語のあらゆる側面において発達する[8]。

になる。音韻認識課題には，モーラ分解，モーラ抽出，逆唱，音削除などがある。音韻分解やモーラ抽出の課題をする際は，音声刺激だけでは音声が消えてしまい，あいまいになるので，積木やおはじきを用いたり，音の数だけ○に色を塗っていくなど，視覚的な手がかりを用いながら実施した方が理解しやすい。具体例を図4-Ⅱ-12に示す。

　モーラ分解やモーラ抽出ができたら，逆唱や音削除も取り入れる。課題ができるかできないか，ということだけではなく，どれぐらいの反応時間でできるか，ということも重要である。また，視覚的な手がかりがなくてもできるようになるとよい。逆唱や音削除は学童期にはより多くのモーラ数を対象に，より速く行えるようになる[9]ので，学童期の課題としても取り入れるとよい。

5　学童期（6〜12歳）

　新しい知識をことばだけで理解し，未知の事柄の話題にも応じられるなど，概念的思考が可能になる[1]。抽象的な意味の語彙量が増えるだけでなく，類義語，反対語，上位・下位語など，語と語の相互関係を考えたり，ことばの意味を説明したり，ことばを使い分けるメタ言語能力が発達する[10]。また，これまでの「話す」「聞く」が中心であったコミュニケーション言語から，「読む」「書く」を主体とした学習言語の習得へと目標が変化

103

キーワード法
「あいすのあ」「いすのい」など身近な単語と関連させて文字を覚える方法。キーワードの記憶や音韻の抽出が難しい場合は有効ではない。

50音表
50音の文字の配置と「あかさたな…」「あ,あいうえお,あ,か,かきく…」と系列を記憶する。それを手がかりにして文字を獲得する。

文字単語の理解
文字数が少なく,高頻度の事物名称から始めると取り組みやすい。選択肢には異なるカテゴリーの単語を組み合わせたほうが理解しやすい。事物名称で読解できるようになったら,動作語や形容詞も取り上げる。

する[1]。「聞く」「話す」の音声言語を用いて,学校やその集団生活の中で,複雑な指示や授業が行われる。また,友だちや仲間との会話も冗談や比喩が含まれたり,グループで意見を交わす活動が始まったりと,幼児期までの会話中心の音声言語とは異なってくる。したがって,文字や学習のみではなく,音声言語の理解・表出についても引き続き目標に含まれる。

以下に,学童期の目標を示す[1),2),11)]。

1)文字学習

読み書きの習熟度と読み書きの困難さの要因,認知特性を把握して支援する[11]。まず,ひらがな1文字と音との対応の習得を目指す。キーワード法や50音表を使う方法などがある。

ひらがな1文字と音との対応が習得でき,1文字ずつ音読が可能になったら,今度は文字単語の理解へと段階を進める。初めは清音から成る2〜3文字単語を用い,徐々に文字数が増えても自然なイントネーションで音読ができ,意味が理解できる(読解)ように進めていく(図4-Ⅱ-13)。また濁音,半濁音,拗音などのひらがなの習得も行っていく。単語の読解が可能になったら,それらを組み合わせて語連鎖や文の理解に入る。初めは2語連鎖・文,徐々に文節数を増やした文にする。1文が読解できるようになったら,2文,3文などまとまった内容の読解ができるように文の数を増やし,文章でも読めるように実施する。

まとめ読みや読解力は,語彙力とも関係が深いとされており,語彙力を高める指導も重要である[11]。この時期は,書きことばの中から語彙を習得する。読解課題に合わせて絵や写真など視覚的にわかりやすい教材も提示

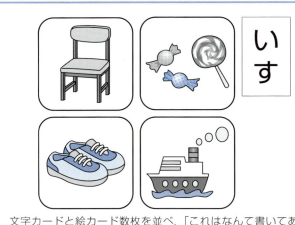

文字カードと絵カード数枚を並べ,「これはなんて書いてあるかな?」と音読を促し,「どれのことかな?」と絵カードを選ばせる

図4-Ⅱ-13 文字単語理解(読解の例)

し，理解を促していくとよい。

合わせて書字の練習にも取り組んでいく。

2）語彙力を高める

学童期のことばの意味の発達指標としてよくあげられるのが，語彙数の増加と抽象的な意味をもつ語彙の獲得である[12]。幼児期の語彙は自分の経験に関連する具体的な語彙が多いが，学童期になると抽象的な語彙や，語彙の意味を自分の経験からだけではなく，客観的，抽象的にとらえるようになる[12]。

指導の中では，教科書の語彙を対象とするとよい。わからない単語は子ども用の辞典で調べるなどして意味を理解するとともに，類義語や反対語など，関連語の理解も広げていく[11]。

3）音声言語の理解・表出を伸ばす

就学前までは文脈の手がかりがある指示が多かったが，学童期は授業で説明されるような，文脈の手がかりがない内容を理解しなければならない。理解の指導では，幼児期後期に引き続き，助詞の理解や修飾語を含んだ文なども練習していく。

また，まとまった内容を説明するなど，表現力もつけていく。経験したことを時系列に，順を追って説明する，遊びのルールを説明するなど，内容を知らない相手に対してもわかるように説明する練習も必要になる。5W1H（いつ，どこで，誰が，何を，なぜ，どのように）を入れて説明する，接続詞を入れるなど，その時々の課題を明確に提示して練習するとよい。

理解・表出の課題とも，文字が使える場合には文字を使用すると読み返して確認したり，修正できるのでよい。表出の課題では作文練習にもなる。

4）ことばに含まれる意味を理解する

言語の文法や構文，意味とは別に，ことばに含まれる意図やことばが使用される文脈によって意味が変化するのが「語用」である。例えば，「かわいい靴があるよ」と言ったときには，ただ「かわいい靴がある」という事実を述べている場合もあれば，「かわいい靴がほしいな」「うらやましいな」などといった意味を含んでいる場合もある。比喩や冗談なども語用の側面である。また，学童期には他者の視点をもつことによって，相手の立場に立った考え方を理解しようとしたり，聞き手の反応や関心をモニターしながら会話したり[13]，相手に合わせた話し方ができるようになる。

これら，語用面も指導で取り上げるとよい。日常生活の一場面を再現して演じたり（ロールプレイ），絵や図で示すなどして，相手はどう感じて

いると思うか，何に注目をして会話を進めるのか，よく使われる冗談や言い回しにはどのような意味が含まれるのかなどを取り出して，対象児と話し合う，文字言語で整理するなどが考えられる。誰にどのようなことば遣いをするといいのか，といったことも文字言語で整理をしたうえで，ロールプレイなどで練習すると日常生活でも利用できてくる。

⑥ 指導全体を通して

　どの発達段階においても，子どもの自主性を育て，その後の学習や自立に向けて必要なことを以下に示す。

1）人と人とのやり取りを楽しむ

　ことばは人と人とのやり取りの中で，コミュニケーションの道具として使われる。言語聴覚士が会う子どもたちは，ことばの発達に遅れやアンバランスがあり，理解や表出が難しい。コミュニケーションはことばだけでなく，ノンバーバル（視線，表情，声の抑揚，身振り・ジェスチャーなど）な方法も使って伝える，伝えてもらった物を受け取る，といったやり取りをすることである。ことば（バーバル），ノンバーバルを問わず様々な方法を駆使して，人とコミュニケーションをとることは楽しい，という経験をもってほしい。そのためには，子どもの様子をよく観察して，気持ちや表現したいことを聞く・見る・共感する，そしてわかりやすく伝えることが大事ではないだろうか。

2）自信をつける

　私たち言語聴覚士が会う子どもたちは，言語発達障害をもち日常生活でのコミュニケーションでは難しさやうまくいかない場面を経験しており，成功体験が多いとはいえない。そのような子どもたちに自信をもってもらい，誰かに伝えたい，誰かの話を聴きたい，と思ってもらえるようにするには，言語聴覚士とのコミュニケーションが成功体験となるように設定しなければいけないと考える。そのためには，子どもがどの発達段階にいて，得意なこと，不得意なことがどのようなことで，どういう語彙や構文で話しかけるか，反応が得られなかったときはどのような方法を使うのかなどが，適切かつ十分な評価から把握できている必要がある。それらをもとに話しかけ，成功するコミュニケーションを導き出し，子どもに自信をつけ，苦手なことにも向き合っていける態度を身につけてもらうことは，その後の学習や自立に向けて重要な点であると考える。

3）やる気を引き出す

　自分自身に自信がもてると，課題にも取り組めるようになり，やる気を示すようになる。やる気を示してもらうには，ほんの少し頑張ったらできそうな課題を行う，できたことはほめる，できない場合は少しヒントを出せばできるようにするなどが考えられる。筆者が経験した中でも，初診当初は自信がなくできそうな課題を見せても無言であった子どもが，少しずつできる課題に取り組み，その都度ほめたことで笑顔も増え，保育所・幼稚園・こども園等や学校などでの様子を考え考え，何度も言い直しながら一生懸命伝えようとしてくれたり，どのような課題も「デキルヨ，ヤッテミル」と嬉々として取り組む様子がみられるようになり，子どもの計り知れない能力に本当にうれしくなったことがある。こういった様子を引き出せることは，言語聴覚士にとって必要なことである。

4）行動をコントロールする

　言語聴覚士は，幼児期から指導を開始することが多い。幼児期では落ち着きがなくそわそわしているケースも多いが，その後の学習や集団参加を考えると，小さい時期からしっかりと行動をコントロールしていくことが必要である。マイナスの行動に対して一つひとつ毎回注意をするのはかえって集中できず，よい対応ではない。指導をしていると，ついマイナスの行動に目が向き，例えば「横を向いて座ってはいけない」「椅子をガタガタ動かしてはだめ」などと言いそうになるが，それよりも「1つ終わるまでは座っていよう」とか，「まっすぐ座っててかっこいいね」と望ましい行動を肯定文で伝え，できたら必ずほめる方がよい。就学前後になれば，「どうするのがいいのかな」と質問し，子ども自身に考えさせて促すのもよいだろう。

　また，課題の実施順を変えるだけでも集中力が異なってくる。例えば，苦手な3語文の理解の課題ばかりが続くと集中できない子どもでも，3語文の理解の課題を1つしたら得意なパズルができる，となると頑張って取り組めることも多い。子どもの特性をよく把握し，それを踏まえた教材選びや実施順にすると，最大限の能力を引き出すことができる。

> ♪　定型発達の語彙獲得　♪♪
> 　少し古いデータになるが，『幼児の語彙能力』[14]や，市販の『ことばえじてん』などは参考になる。『ことばえじてん』は，幼児期向けの本として複数の出版社から出版されており，就学前までの3,000語程度を網羅している。わかりやすい絵とともに，事物名称，動作語，形容詞，季節の行事や図鑑なども収録されている。

♪ 絵本の活用 ♪♪

　様々なかわいい絵本が出版されている。絵本が苦手な子どももいるが，指導教材として，指導の最後のご褒美として，一緒に見ることを楽しみにしている子どももいる。子どもの発達段階に合わせて絵本を選び，楽しいやり取りができるとよい。絵の単純さや文・本全体の長さ，ストーリーの複雑さなどを考慮して選択する。

・前言語期：『いないいないばああそび』[15]のような仕掛け絵本で，単純な繰り返しがあるものは０歳後半レベルで楽しめる。擬音やオノマトペなどを積極的に使うと，音声模倣もしやすい。

・語彙獲得期：語彙の理解・表出に使用できる。「事物名称，動作語，挨拶語」などの語彙が含まれているとよい。「〇〇はどれ？」「〜しているのは誰？」と応答の指さしを促したり，「これなんだ？」「何をしてるの？」と表出を促す。かわいく楽しい絵柄の絵本が多いので，子どもも自主的に取り組もうとすることが多い。

・幼児期：ストーリーの理解を促したり，質問−応答の課題，談話能力を高める。ストーリーは，長さ，子どもの日常生活に密着した内容かどうか，単純な繰り返しがあるものか，情緒的な変化が含まれているか，などによって内容が複雑になる。読み聞かせながら質問−応答をする，読んだ後に内容に関して質問−応答をする，内容を語ってもらう，などの課題が考えられる。また，子どもが経験する行事の準備や追体験としても活用できる。

・学童期：低学年であれば，絵がついたストーリーの方が理解しやすい。自分で読んで読解の練習にもなる。

〔引用文献〕

1）青木さつき：発達段階に即した支援．石田宏代・石坂郁代編集：言語聴覚士のための言語発達障害学　第２版，医歯薬出版，pp.134-140，2016

2）大伴　潔：第４章　指導と支援　発達段階に応じた指導．深浦順一・藤野博・石坂郁代編集：標準言語聴覚障害学　言語発達障害学　第３版，医学書院，pp.76-89，2021

3）石川恵吏：前言語期　全体的な遅れ（知的能力障害）．内山千鶴子・城間将江　他編集：図解言語聴覚療法技術ガイド　第２版，文光堂，pp.132-135，2022

4）Tomasello, M., Farrar, M. J.：Joint attention and early language. *Child Development,* **57**（6）：1454-1463, 1986

5）内山千鶴子：語彙獲得期　検査・評価と支援の原則．内山千鶴子・城間将江　他編集：図解言語聴覚療法技術ガイド　第２版，文光堂，pp.143-145，2022

6）瀬戸淳子：構文期・談話期　発達特徴．内山千鶴子・城間将江　他編集：図解言語聴覚療法技術ガイド　第２版，文光堂，pp.158−159，2022

7）瀬戸淳子：構文期・談話期　検査・評価と支援の原則．内山千鶴子・城間将江　他編集：図解言語聴覚療法技術ガイド　第2版，文光堂，pp.160-163，2022

8）大伴　潔：第1章　言語とコミュニケーションの発達　幼児後期．深浦順一・藤野　博・石坂郁代編集：標準言語聴覚障害学　言語発達障害学　第3版，医学書院，pp.15-20，2021

9）原　惠子：2．学習障害―発達性読み書き障害を中心に―．石田宏代・石坂郁代編集：言語聴覚士のための言語発達障害学　第2版，医歯薬出版，pp.166-180，2016

10）瀬戸淳子：学童期・青年期以降　発達特徴．内山千鶴子・城間将江　他編集：図解言語聴覚療法技術ガイド　第2版，文光堂，pp.178-179，2022

11）瀬戸淳子：学童期・青年期以降　検査・評価と支援の原則．内山千鶴子・城間将江　他編集：図解言語聴覚療法技術ガイド　第2版，文光堂，pp.180-182，2022

12）大石敬子：学童期の言語発達と評価．大石敬子編：ことばの発達と障害3　ことばの障害の評価と指導，大修館書店，pp.40-55，2001

13）大石敬子：学童期の発達．石田宏代・石坂郁代編集：言語聴覚士のための言語発達障害学　第2版，医歯薬出版，pp.29-32，2016

14）国立国語研究所：幼児の語彙能力（国立国語研究所報告），東京書籍，1980

15）きむらゆういち：いないいないばああそび，偕成社，1988

〔参考文献〕

・小椋たみ子・小山　正・水野久美：乳幼児期のことばの発達とその遅れ―保育・発達を学ぶ人のための基礎知識―，ミネルヴァ書房，2015

・秦野悦子編：ことばの発達入門，大修館書店，2001

Ⅲ　各種指導・支援の方法

　言語やコミュニケーションに問題のある子どもの指導・支援の方法には，様々な考え方や種類がある．だが，それぞれの指導法には利点と欠点があり，すべての乳幼児に通用する万能な方法は存在しない．1つの指導法に子どもを合わせようとするのではなく，子どもの発達レベル，発達特性，性格，子どもを取り巻く環境，保護者の希望など様々な条件を考え合わせ，最善の方法を選択することが大切である．そのため言語聴覚士には，様々な指導・支援方法に関する最新の知識をもち，子どもの評価結果に応じて根拠に基づいた支援計画を立てることが求められる．以下，代表的な指導法について述べる．

発達特性
それぞれの発達障害がもつ特徴のこと．例えば自閉スペクトラム症の発達特性として，相手の意図や感情を理解するのが苦手といったことがある．

第4章 指導・支援について

ABC分析
ABC分析は，子どもの望ましくない行動を減らす場面でも用いられることがある。

① 学習理論に基づく 行動変容アプローチ

　学習理論とは，スキナーが創設した行動分析に端を発する理論である。スキナーは，言語を含む様々な行動は，他者の反応を介して強化されるオペラント行動であり，刺激−反応−強化というプロセスで学習されると考えた。このスキナーの考え方は，言語聴覚士の行う臨床でも幅広く応用されている。以下，学習理論に基づいた代表的な方法についてまとめる。

1）応用行動分析（ABA）

　応用行動分析は，アメリカの心理学者スキナーによって提唱された行動分析学の一分野であり，言語発達障害学の臨床では，自閉スペクトラム症（ASD）に対する指導を始め，広い範囲で用いられている。ABAの基本的な考え方として，行動を先行事象（antecedent）−行動（behavior）−後続事象（consequence）の3つの要素に分析し，目標とする行動が生じやすい環境を整えたり，行動が生じたらそれを強める後続事象を提示したりするなどして，望ましい行動を増やすといったものがある[1]。例えば「ほしいものを要求するために声を出す」という発声行動（B）を増やすために，子どものほしい物を手の届かないところに置き（A），子どもが声を出したらすぐにそれを子どもに手渡す（C）。これにより，「ほしい物があるときに声を出す」という行動が強化され，定着するようになる。このような行動の分析は，それぞれの頭文字をとってABC分析と呼ばれる。ABC分析により子どもの発話行動を分析した例を図4-Ⅲ-1に示す。このように，子どもの望ましい行動に対して随伴的に反応することで，発話や要求，質問に対する応答など，様々なコミュニケーション行動を増やすことが可能となる。

2）ソーシャルスキルトレーニング

　ソーシャルスキルとは，社会生活や人との関係を上手に営んでいくために必要となる技能である。自閉スペクトラム症児や注意欠如多動症（ADHD）児は，状況理解が困難・感情のコントロールが難しい・多動/衝動性が強い・こだわりが強いなどの理由で，周囲の人とうまく人間関係が築けず，社会的場面で適切な行動がとれないことが多い。このような場合，その子どもに合わせた最適なソーシャルスキルを教え，適応的な行動がとれるよう支援を行っていく。

　ソーシャルスキルトレーニングでは様々な指導領域が設定されるが，代表的なものに言語的コミュニケーション領域（人の話を聞く，やり取りや

ABA：applied behavior analysis

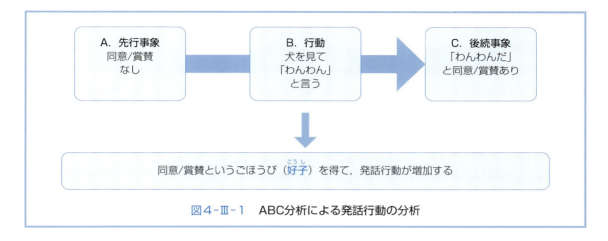

図4-Ⅲ-1　ABC分析による発話行動の分析

表4-Ⅲ-1　ソーシャルスキルトレーニングの流れ

①教示	どのような場面で，どのような行動を行うことが望ましいのか，ことばで説明したり指示して教える
②モデリング	指導者が望ましい行動の見本を示す
③リハーサル	教示し，モデルを示した行動を実際に行わせる
④フィードバック	目標とした行動が適切に行えたかどうかを伝える。できていた場合はほめることでその行動を強化し，できていない場合は，具体的な修正点について伝える

会話をする，話し合うなど），非言語的コミュニケーション領域（表情を理解する，ジェスチャーを使ったやり取りをするなど），情動的行動領域（自己や他者の感情を理解したり，それに対処したりするなど），自己・他者認知領域（適切な自己評価を行う，相手の立場や性格を理解するなど）がある。これらの領域の中で，対象となる子どもに必要な領域を選び，指導を行う。指導の際には表4-Ⅲ-1にある通り，教示・モデリング・リハーサル・フィードバックの過程を含んでいることが望ましい。

　ソーシャルスキルトレーニングで身につけたスキルは，日常生活の様々な場面で様々な人に対して使用できるようにする（般化する）必要がある。特に自閉スペクトラム症児は，ソーシャルスキルトレーニングで身につけたスキルを日常的な場面で用いることができない場合が多いので，学んだスキルを用いることができるように支援することが重要である。

3) ペアレントトレーニング

　ペアレントトレーニングは，応用行動分析学の考えに基づき，保護者が子育てに関する適切なスキルを獲得するためのプログラムである。プログラムの内容は，子どもの望ましい行動や不適切な行動への対応方法などに関する講義，参加者同士が家庭での子どもとのかかわりについて話し合っ

好子
ある行動の直後に起こり，後のその行動の生起頻度を上げる刺激や現象。強化子ともいう。

般化
トレーニングで身につけた内容を，日常生活で使えるようにすることを般化という。

ペアレントトレーニング
厚生労働省から「ペアレントトレーニング実践ガイドブック」が発行されているので参考にするとよい。
https://www.mhlw.go.jp/content/12200000/000653549.pdf

第4章　指導・支援について

ほめることの重要性
注意欠如多動症児は不注意や衝動性のために叱られることが多いので，ほめることで自己肯定感を高めることが大切である。

たり，ロールプレイをしたりする演習などがある。ペアレントトレーニングの効果として，保護者が子どもの発達の様子を理解することができる，子どもへのかかわり方を理解できる，子どもに合った支援ができるようになるなどがあげられる。

　ペアレントトレーニングで身につけるべき具体的な内容として，以下のようなものがある。

（1）子どものほめ方

　一般的に，ある行動をした際に望ましい結果がもたらされると，その行動を積極的に行うようになる。これは「強化の原理」と呼ばれ，子どもの望ましい行動を増やす際に有効である。ペアレントトレーニングでは，自分の子どものよいところを探し，ほめるタイミングを理解したり，ほめ方のバリエーションを増やしたりすることを指導する。

（2）子どもの様子を観察する方法

　子どもの不適切な行動の改善のために，困った行動がどのような場面で生じ，どのような対応や結果が行動を助長しているのかに気づくことで，行動が生じないようにする工夫や，行動が生じた際の対処法が理解できるようになる。

（3）環境調整の方法

　例えば，スケジュールを視覚的にわかりやすく整理することで，子どもが何をすればよいかが明確になり，適切な行動を行えるようになったり，気になる刺激を減らしたりすることで課題に集中することができるようになるなど，環境を整えることで子どもの望ましい行動が増え，不適切な行動が減ることがある。そこでペアレントトレーニングでは，保護者が適切な環境調整の方法を身につけられるように支援する。

（4）子どもにとってわかりやすい指示の出し方

　例えば，子どもが保護者に注意を向けていないときに注意をしたり，長すぎたり複雑すぎることばがけをしたりすると，子どもはそれらを理解できず，適切な行動に結びつかないことが多い。そこでペアレントトレーニングでは，具体的でわかりやすい指示や，写真やイラストを使った理解しやすい指示の出し方の指導を行う。

（5）教え方

　子どもにとって身につきやすい教え方を学ぶ。例えば身につけさせたい行動を細かいステップに分解し，スモールステップでできるところから始める方法（課題分析）や，わかりやすいヒントの出し方などを学ぶ。

　これらのスキルを身につけることで，保護者は子どもの状態を理解し，子どもと適切にかかわることができるようになる。ペアレントトレーニングは基本的に集団で実施するものであるが，言語聴覚士の臨床で行う保護

Ⅲ. 各種指導・支援の方法

者指導でも取り入れることができる内容を含んでいるので，言語聴覚士が多く行う個別の臨床での保護者指導の参考にすることもできる。

インリアルアプローチ
大人と子どものかかわりをより適切なものとするため，やり取り場面を録画し，指導に生かすビデオ分析を積極的に行う。

ミラリング・モニタリングの適用時期
ミラリングやモニタリングは，特に前言語期の子どもに有効である。

❷ 語用論的アプローチ

語用論的アプローチとは，子どもと大人の相互交渉や，やり取りを行う文脈を重視したアプローチである。代表的な手法にインリアルアプローチと伝達場面設定型指導がある。

1）インリアルアプローチ

インリアルアプローチ（INREAL）は，1974年にアメリカのコロラド大学で開発された言語指導法である。インリアルアプローチでは，子どもとの自由な遊びや会話の場面を通じて，子どもの自発性を尊重しつつ，ことばの学習を援助しようとする姿勢が重視される。

インリアルアプローチのコミュニケーションの方法として，4つの基本姿勢と7つの言語心理学的技法がある。

（1）4つの基本姿勢：SOUL

SOULはそれぞれSilence，Observation，Understanding，Listeningの頭文字である。それぞれの具体的な内容を表4-Ⅲ-2に示す。

子どもとコミュニケーションをとる際，SOULを意識することによって，子どもに主導権をもたせるかかわりが可能となる。

（2）7つの言語心理学的技法

① ミラリング　子どもの行動をそのまま真似ることである。例えば子どもが積木を両手に持って打ち鳴らしたら，大人も同じように積木を打ち鳴らすということである。これにより，子どもは大人の存在に気づき，「自分が何かをすると，相手も同じようにしてくれる」といったコミュニケーションを経験することができる。

② モニタリング　子どもの音声やことばをそのまま真似ることである。例えば子どもが「アア」と言えば，「ああ」とそのままことばを真似

表4-Ⅲ-2　SOULの具体的内容

Silence（静かに見守ること）	子どもが場面に慣れ，自分から行動が始められるまで静かに見守る
Observation（よく観察すること）	子どもが何を考え，何をしているのかよく観察する。コミュニケーション能力，情緒，社会性，認知などについて，子どもの能力や状態を観察する
Understanding（深く理解すること）	観察し，感じたことから，子どものコミュニケーションの問題について理解し，どのような支援ができるか考える
Listening（耳を傾けること）	子どものことばやそれ以外のサインに耳を傾ける

INREAL：INter REActive Learning

113

第4章　指導・支援について

伝達場面設定型指導での働きかけ
伝達場面設定型指導では，子どもに主導権を渡し，子どもが主体的にことばを学習するように支援することが重要である。

て返すことである。子どもの音声を真似ることで，子どもが「声を出すと返してくれる」という自分の発声の効果に気づくことを目的としている。

③　パラレルトーク　　子どもの行動や気持ちを言語化するものである。例えば子どもが車のおもちゃを走らせて遊んでいたら，「車，ブッブー」「車が走っているね」と子どもが考えているであろうことをことばにする。自分がしたことや考えていることを大人がタイミングよくことばにして聞かせることで，子どもはことばの意味や使用法を学ぶことができる。

④　セルフトーク　　大人自身の行動や気持ちを言語化するものである。セルフトークを使うことで，大人の気持ちや態度を子どもに伝えることができる。

⑤　リフレクティング　　発音やことばの意味，文法，場面に合わせたことばの使い方などの間違いを，正しいことばに直して子どもに返していく技法である。このとき，「違うでしょ」「ちゃんと言ってごらん」と，子どもの誤りを指摘したり，言い直させたりする必要はない。

⑥　エキスパンション　　子どものことばを意味的，文法的に広げて返す技法である。例えば，子どもの「こぼれた」という発現に対し，「お皿からこぼれたね」と意味的，文法的に拡張して返すことである。子どもは自分の言った内容に基づいて，より複雑な文を聞くことができるので，理解しやすく，その表現を自分で使うことにつながりやすいと考えられる。

⑦　モデリング　　子どもの言ったことばを使わずに，新しいことばのモデルを提示する技法である。例えば子どもが「バイバイ」と言ったのに対して「明日また会いましょう」と言ったり，子どもが「お腹がすいたよ」と言うのに対して「もうすぐおやつの時間だよ」と返したりすることなどがある。

これらの心理言語学的技法を子どもの発達レベルに合わせて適切に用いることで，子どものことばの学習を助けることができる。

2）伝達場面設定型指導

伝達場面設定型指導とは，要求や報告などが一定の頻度で生起するような場面を設定し，構造化されたやり取りの中で言語・コミュニケーションを身につける指導法である。例えば「トースト作り」という共同行為場面を繰り返し経験する中で，「バター」「焼く」などの語彙の獲得，「包丁で切る」などの2語文の獲得などがみられたという実践例が報告されている[2]。

3 拡大・代替コミュニケーション (AAC)

> **QOL**
> 生活の質のことであり，本人が満足できる充実した生活を送れることをさす。

　拡大・代替コミュニケーション（AAC）とは，音声言語のみでなく，サインやジェスチャー，機器を用いたコミュニケーションなど，多様なコミュニケーション手段を活用することで，言語やコミュニケーションに障害のある子どものQOLの向上を目指す方法である。AACを導入する際には，AACありきではなく，子どもの知的機能や社会性などの評価を行った上で，どのような目的で導入するのか，どのような手段が適切なのか，周囲は理解をしてくれるかなどを検討することが重要である。

　AACの考え方を図4-Ⅲ-2に示す。例えば，図4-Ⅲ-2の左側の四角に比べ，右側では本人の力は半分くらいである。だが本人の言いたいことをAACによって周囲に伝達するといった適切な支援を行い，さらに周囲がその伝達方法を理解し受け入れる，といった形で本人の力を補えば，定型発達児と同様なコミュニケーション行動をとることができると期待される。このように，AACは子どもの機能障害を補うだけでなく，活動や参加を支援するものであることが望ましい。

　AACにはジェスチャーや身振りサインなど道具を用いないものから，絵カードや文字カードなどを用いるもの，パソコンやタブレットなどの機器を用いるものまで幅広い方法が存在する。

　本項では，身振りサインを用いるマカトン法と，音声を表出する装置であるVOCAを紹介する。

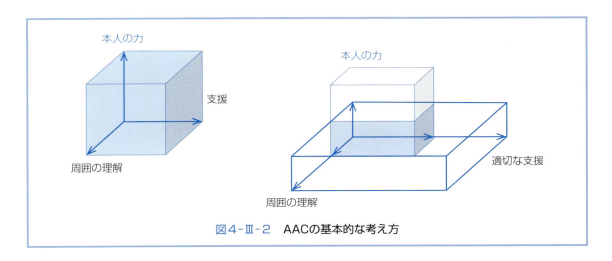

図4-Ⅲ-2　AACの基本的な考え方

AAC：augmentative and alternative communication　　QOL：quality of life

第4章　指導・支援について

マカトン法
マカトン法を実際に行う際は，日本マカトン協会の実施するワークショップを受講することが必要である。

核語彙
核語彙は330語すべての習得を目指すのではなく，子どもの知的能力や発達段階に応じてどこまで導入するかを決定する。

1）マカトン法

　マカトン法は，イギリスの言語聴覚士によって開発された言語指導の方法である。対象は，知的発達症や自閉スペクトラム症をはじめとする，コミュニケーションに問題のある人である。マカトン法の主な特徴として，以下の3点があげられる。

（1）核語彙とステージ

　マカトン法では必要最小限の語彙を選び出し，それらを子どもの発達や生活の広がりに合わせて9つのステージに分類している。これらの語彙は核語彙と呼ばれ，日本では330の語彙が選択されている。必要最小限の語彙を概念としてしっかり習得させることにより，ことばや認知の発達を促すことを目的としている。ステージ1から4は家庭から近隣社会という身近な生活空間で用いられる語彙（お母さん，食べる，大きいなど），ステージ5～8はより広範囲な生活の場に対応した語彙（ポスト，投げる，美しいなど），ステージ9は障害や病気に関する語彙（医者，駐車，補聴器など）が配置されている。

（2）マカトンサイン/マカトンシンボルの使用

　マカトンサインは自然な身振りに近く，動作がやさしく，障害児・者や周囲の人にわかりやすいように工夫されている。マカトンシンボルは，対象となる語彙について，わかりやすい絵で描かれたものである。すぐに消えてしまうことばや身振りと異なり，シンボルは持続的に提示できるので，子どもの語彙の理解を助けることができる。

（3）同時提示法

　マカトン法では，ことばを話すと同時にそのことばに対応したサインをすることを重視している。マカトン法はAACとしてだけでなく，ことばの発達を促進する言語指導法でもあるので，サインやシンボルはことばの理解や表出を補助するものとして位置づけられている。そのため，サインやシンボルを用いる場合は，言語を併用することが求められる。

2）VOCA

　VOCA（ヴォカ）は，スイッチを押すと音声が表出される機能を有している。従来はスイッチを押すと登録しておいた声が出るといったVOCA専用機器を導入することが多かったが，現在はスマートフォンやタブレットなどのモバイル端末にコミュニケーション用のアプリケーションを導入することで，手軽にVOCAを使用することが可能となった。

　VOCAには図4-Ⅲ-3に示す通り，様々な種類のものがある[3]。子どもに合ったVOCAを選択するには，そのVOCAをどのような場面で使うのか，子どもの知的能力や運動能力はどうか，周囲のサポート環境はどうか

VOCA：voice output communication aids

Ⅲ．各種指導・支援の方法

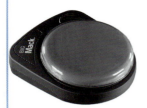
①ビッグマック
1スイッチで
1メッセージのみ再生

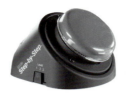
②ステップバイステップウィズレベル
1スイッチで
複数のメッセージを順に再生

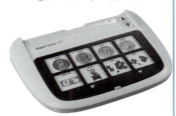
③スーパートーカーFT
差し替え可能な1～8つの枠で
選択するメッセージを切り替え

図4-Ⅲ-3　VOCAの例
（販売・画像提供：パシフィックサプライ株式会社）

など，様々な評価が必要となる。例えば知的な発達は比較的良好だが，脳性麻痺のため発話が困難な子どもに対して，図4-Ⅲ-3の②の「ステップバイステップウィズレベル」に「起立」「礼」「着席」などのことばを登録しておき，朝の会の司会進行をさせることで，子どもは学校活動に主体的に参加できるようになる。それぞれのVOCAの特徴を理解した上で，子どもにどのVOCAを用いるか慎重に検討することが必要である。

④ ポーテージプログラム

　ポーテージプログラムでは，子どもの発達を「乳児期の発達」「社会性」「言語」「身辺自立」「認知」「運動」の6領域に分け，それぞれの領域ごとに，子どもが達成することが望ましい目標をリストアップする。例えば言語領域では，「1．同じ音声を繰り返す（ママママなど）」といった喃語レベルから「92．聞きなれないことばの意味を聞く」といったメタ言語に関連するレベルまでの行動目標が，発達年齢順に並べられている。指導者は保護者からの相談を受け，チェックリストに基づき子どもがすでに学習していることは何か評価を行う（アセスメント）。次に，アセスメントの結果に基づき，保護者と話し合いながら子どもの行動目標を選択する。指導者は行動目標をスモールステップに分け，どのように指導するか実際に子どもに対してやってみせ，家庭で保護者が子どもに指導できるようにする。次回のセッションで，前回指導した内容がどこまで達成されたかを確認し，進度に合わせて再度指導を行う。このようにして，保護者が子どもの発達段階に合わせた指導を行うことが可能となる。

ポーテージプログラム
ポーテージプログラムは，1972年にアメリカで発表され，日本では1983年に「ポーテージ乳幼児教育プログラム」が作成された。ポーテージプログラムは，保護者が指導の中心となり，家庭などの日常生活の中で，指導の目標や結果を具体的に記録しながら行動目標の達成を目指すプログラムである。

チェックリスト
日本ポーテージ協会では561の行動目標を年齢段階順に並べたチェックリストや指導を行うためのマニュアルを刊行している。

〔引用文献〕
1）園山繁樹：応用行動分析（ABA），深浦純一編集主幹，内山千鶴子　他編集：図解　言語聴覚療法技術ガイド，文光堂，pp.119-120，2022
2）長崎　勤・吉村由紀子・土屋恵美：ダウン症幼児に対する共同行為ルーティンによる言語指導―「トースト作り」ルーティンでの語彙・構文，コミュニケーション指導．特殊教育学研究：28（4），1991
3）金森克浩・大杉成喜・苅田知則編著：支援機器を用いた合理的配慮概論，建帛社，pp.110-111，2021

〔参考文献〕
・知念洋美編著：言語聴覚士のためのAAC入門，協同医書出版社，2017
・藤野　博編著：障害のある子との遊びサポートブック，学苑社，2008
・深浦純一・藤野　博・石坂郁代編集：標準言語聴覚障害学　言語発達障害学　第3版，医学書院，2021
・松田祥子監修，磯部美也子編：マカトン法への招待，日本マカトン協会，2008
・小貫　悟：LD・ADHDへのソーシャルスキルトレーニング，日本文化科学社，2004
・竹田契一・里見恵子編：インリアル・アプローチ―子どもとの豊かなコミュニケーションを築く，日本文化科学社，1994

Ⅳ　個別指導と集団指導

　　言語聴覚士が行う指導は，個別指導が基本である．特に発達段階が低い子どもの場合，集団に入っても，周囲から情報を得ることができず，メリットが少ないことが多い．そこで初期の指導では，子どもの発達段階に合わせた環境を用意し，子どもに随伴的にかかわることができる個別指導が望ましい．一方，周囲への注目が育ってくると，集団に参加することで，他児の行動や言動をモデルとして，順番を守るといった社会的なルールを身につけたり，自己の情動をコントロールする自己統制の能力を身につけたりと，集団活動ならではのメリットが得られるようになる．さらに，集団場面で保護者同士が交流することで，保護者同士で育児に関する情報を交換したり，心理的に安定したりといった保護者支援の効果も考えられる．ただ自閉スペクトラム症児のように，集団での活動が苦手な場合もあるので，子どもの特性や発達段階に合わせた配慮が必要となる．

♪ 自閉スペクトラム症（ASD）に対する集団指導 ♪♪

自閉スペクトラム症児は，定型発達児とは共感しにくいが，自閉スペクトラム症児同士だと考え方や感じ方に共通する点があるため，人間関係を構築しやすい。加藤ら[1]は，テーブルトーク・ロールプレイングゲーム（TRPG）という，参加者がさまざまな職業に扮してやり取りをしながら行うゲームに参加することで，自閉スペクトラム症児のQOLが向上したと報告している。

〔引用文献〕
1）加藤浩平・藤野　博：TRPGはASD児のQOLを高めるか？　東京学芸大学紀要教育科学系Ⅱ，67：215-221，2016

Ⅴ　保護者・家族支援

発達障害児の支援において，子どもに対してどのような支援を行うかはもちろん重要である。だが，言語聴覚士がどれだけすばらしい臨床を行ったとしても，それが週に1時間の指導であれば，1週間168時間のうちのごくわずかなかかわりに過ぎない。多くの時間を子どもと過ごし，ことばをかけ，やり取りをするのは保護者や家族なので，保護者を支え，子どもがもっている力を十分に発揮できるような環境を整えることは非常に重要である。

一言で保護者支援といっても，言語聴覚士の役割は保護者の状況によって異なる。例えば子どもが診断を受けた直後は，ショックから子どもと向き合うことができないなど，心理的に混乱をきたすことが多い。そのような場合，言語聴覚士には保護者の気持ちを傾聴しつつ，障害の説明や今後の見通し，今保護者にできることなどをわかりやすく話すといった，カウンセラーに近い役割が求められる。一方，時間が経ち落ち着いてくると，保護者の関心は子どもとどのようにかかわればいいかといった方向に向く。このようなときは，言語聴覚士の行う臨床場面を見学してもらい，子どもの現在の状態や望ましいかかわり方を共有した上で，家でのかかわり方やことばがけの方法などを具体的に伝える。ここでの言語聴覚士の役割は，家族と協力して子どもの発達を支える共同支援者となることである。そして最終的には，保護者は自らの子どものもっている特性を理解し，子どもを生活の中で主体的に支援する支援者としての役割を担うことになる。このとき言語聴覚士には，保護者が子どもと向き合い，前向きに子育てに取り組むことができるよう支援するアドバイザーの役割が求められ

支　援
子ども自身への支援を直接的支援，保護者や子どもの周囲の人に行う支援を間接的支援という。

保護者支援
例えばロジャーズが創設したクライエント中心療法の考え方は，保護者の話を共感的に傾聴することで，保護者との信頼関係を構築するのに役立つ。

る[1]。

〔引用文献〕
1）尾崎康子・三宅篤子編著：知っておきたい発達障害の療育，ミネルヴァ書房，p.217，2016

【第4章　まとめ】
- 指導・支援の対象は誰だろうか。
- 指導・支援の原則とは何だろうか。
- 各発達段階での指導のポイントはそれぞれ何だろうか。
- 学習理論に基づく行動変容アプローチには，具体的にどのようなものがあるだろうか。
- インリアルアプローチの7つの言語心理学的技法とは何だろうか。
- 直接指導と間接指導のメリットはそれぞれ何だろうか。

第5章 言語発達障害各論

【本章で学ぶべきポイント】
- 知的発達症の定義や言語症状を理解し，指導・支援に結びつける。
- 脳性麻痺，重症心身障害の定義や症状を理解し，評価と指導・支援を確認する。
- 自閉スペクトラム症の診断基準，症状，検査，支援の概要を知る。
- 特異的言語発達障害の特徴と，定型発達との言語反応の違いを知る。
- 学習障害の中核は読み書きの障害，すなわち発達性読み書き障害（発達性ディスレクシア）である。
- 注意欠如多動症の特性を知り，言語聴覚士ができる支援を理解する。
- 小児失語の原因疾患や言語症状，本人や保護者への支援について学ぶ。

I 知的発達症

1 定 義

DSM-5-TR（アメリカ精神医学会）では，知的発達症は神経発達症のひとつとして位置づけられている。その定義によれば，A.臨床評価および標準化された知能検査で確認できる知的能力の低下，B.自立と社会的責任を果たす上で必要とされる，発達的・社会文化的な適応行動の困難や制約，C.小児期の発症の3点を満たすこととされている。以前は知能指数（IQ）が70以下を知的発達症としていたが，IQの数値と実際の生活上の困難とが一致しないことが多いため，DSM-5以降，IQによる基準は明記されなくなった。代わりに概念的領域（学習，読字，書字など）・社会的領

> **適応行動**
> 適応行動とは，ある年齢の人が日常生活で期待される行動のことで，身辺自立や対人コミュニケーション行動，学習や仕事などが含まれる。

> **知能指数**
> 自治体で発行される療育手帳を申請する際にはIQの数値（一般に70以下）が基準になることが多い。

121

第5章　言語発達障害各論

表5-Ⅰ-1　知的発達症の重症度

重症度	概念的領域	社会的領域	実用的領域
軽度	読字，書字，算数などの学習技能を身につけることが困難	年齢で期待されるよりもコミュニケーション，会話技術，情動の制御，社会的な判断などが未熟である	身の回りのことは年齢相応に可能であるが，複雑な日常生活上の課題では，同年代と比べて支援を必要とする
中等度	学習技能は初等教育の水準であり，仕事や生活上の学習技能の応用に支援が必要である	話しことばは同年代の人と比べてはるかに単純である。社会的な判断能力は限られており，支援者の支援を必要とする	身の回りのことを行うことはできるが，自立のためには長期間の指導が必要であり，何度も注意を促す必要がある場合がある
重度	数，量，金銭などの概念はほとんど理解できず，生涯を通して広範囲な支援を必要とする	話しことばは語彙および文法に関してかなり限定的である。単純な会話と身振りによるコミュニケーションを理解することができる	食事，身支度，入浴，排泄等の日常生活に援助を必要とし，常に他者の監督が必要である
最重度	概念的な技能を身につけることは困難である。一部目標に向けて物を使用することが可能な場合もあるが，運動の障害があるとそれも困難である	会話や身振りにおける記号的コミュニケーションの理解は非常に限られている。いくつかの単純や指示や身振りを理解することができる可能性がある	日常的な行動のすべてにおいて他者に依存する。仕事や娯楽的な活動においても，他者の支援が必要である

周産期
妊娠22週から出生後7日未満の出産前後の期間のことをいう。

域（対人的行動，コミュニケーションなど）・実用的領域（身辺自立，仕事，余暇活動など）の3つの領域での困難さを評価し，軽度・中等度・重度・最重度の分類を行うこととしている（表5-Ⅰ-1）。知的発達症の評価の際には，知能検査で測定されるIQの数値だけでなく，生活全般でどのような問題が生じているかを把握し，支援に結びつけていく必要がある。

② 有病率・原因

　知的発達症の有病率は1％前後とされている。原因として，表5-Ⅰ-2にある通り，出生前の脳の発達過程の問題で生じるもの，周産期の問題で生じるもの，出生後の疾患によるものに大別される。軽度の知的発達症では，原因がわからないことも多い。

③ 症　状

　知的発達症児では，運動・認知・言語・社会性・生活習慣など全般的な発達の遅れが認められる。ここでは言語聴覚士の臨床で最も重要な言語面の症状について，言語の構成要素別にまとめる。

表5-Ⅰ-2　知的発達症の原因

出生前要因
染色体異常：ダウン症候群，エドワーズ症候群，ウィリアムズ症候群，脆弱Ｘ症候群，猫なき症候群，プラダー・ウィリー症候群　など
奇形症候群：ソトス症候群　など
先天性代謝異常：フェニルケトン尿症，ガラクトース血症，クレチン症　など
神経皮膚症候群：結節性硬化症，レックリングハウゼン病　など
筋疾患：先天性福山型筋ジストロフィー，先天性筋強直性ジストロフィー　など
周産期要因
早産児，低出生体重児，脳室周囲白質軟化症
新生児仮死，低酸素性虚血性脳症
分娩損傷（頭蓋内出血など）
出生後要因
脳炎，脳症
頭部外傷
てんかん
虐待

染色体異常
p.46，47参照。

フェニルケトン尿症
p.44参照。

てんかん
p.45参照。

ダウン症の発生頻度
言語聴覚士の臨床でかかわることの多いダウン症は，600〜800人に1人の割合で発生するとされている。

音韻認識
ことばを構成する音の面に注意を向け，それを操作する能力のこと。例えば「りんご」は「り」「ん」「ご」の3つの音からできており，最初の音は「り」とわかる能力をさす。

1）音韻（構音）

　知的発達症児では，構音が不明瞭なことが多い。構音障害の症状は子音の置換（［さかな］→［さたな］）・省略（［さかな］→［さあな］），母音の歪みなど多様である。「ぎゅうにゅう」を「にゅう」と省略するなど，語の一部の音のみを発音する様子も多く観察される。

　知的発達症を伴う代表的な疾患であるダウン症候群（以下，ダウン症）では，構音障害が顕著に認められる。ダウン症の構音障害の原因として，口腔が狭く，舌が厚くて大きいといった構音器官の構造の問題，筋緊張の低下，口唇や舌などを意図的に動かす運動能力の低下，音韻認識の問題などがあるとされている。

　また，ダウン症では外耳道が狭く，耳垢が溜まりやすかったり，耳管機能の不良により滲出性中耳炎を発症したりすることで，伝音難聴を生じやすい。聴力低下は発音に影響を与えるので，定期的な耳鼻科の受診などの対策が必要である。

2）語　彙

　知的発達症児では，知的発達の遅れの程度に応じて語彙の獲得や発達に遅れが認められる。定型発達児の語彙獲得過程を比較すると，知的発達症児では初語の出現の遅れ，語彙の伸びの緩やかさなどが認められる。語彙の種類では，同じ語彙数を獲得している定型発達児と比較すると，表示機能（事物の命名や動作・状態の叙述など）が少なく，情動機能（感情や意思の表現，かけ声など）が多いという報告がある。また，単語としては知っていても，意味の広がりが狭い（例：「ウサギはどれ？」と聞かれて正し

第5章　言語発達障害各論

受動態，使役態
態（ヴォイス）とは，ある状況をどの立場から述べるかによって文の形が変わることであり，受動態（「〜される」），使役態（「〜させる」）などがある。新版構文検査小児版によると，受動態や使役態を使った文章が言えるようになるのは6歳前半頃である。

半構造化面接
半構造化面接とは，同じ質問を決まった順番で行ったのち，自由に質問する方法である。子どもの生活の実際の様子を確かめるためには，掘り下げた質問が必要となる。

くウサギを選べるが，「ぴょんぴょん跳ねる動物は？」と聞かれると答えられない）点も特徴としてあげられる。適切な語彙が出てこないために，「あれ」「これ」といった指示代名詞を多用する様子もみられる。

3）統　語

　知的発達症児の発話は，文の長さが短く統語構造が単純であることが特徴とされる。具体的には，助詞の誤用（「花が咲いた」→「花に咲いた」）や省略（「子どもが学校帰ってくる」「プール泳ぐ」），受動態や使役態などの態の習得の困難さなどが認められる。

4）語　用

　一般的に，知的発達症では対人関係やコミュニケーションは良好であり，表情やジェスチャーなど非言語的コミュニケーション手段を用いて自分の意思を伝えることが可能である。だが，会話技術の未熟さから，一方的に自分の話をしてしまったり，相手の質問には応じるが自分から質問はせず，会話が発展しないといった問題が生じることがある。

> ♪　知的発達症の平均発話長（MLU）♪♪
> 　MLUとは文を形態素に分け，1発話に含まれる平均形態素数を算出するものである。ダウン症では，統語発達の指標であるMLUが伸びにくいとされている。

④　評　価

1）知的機能の評価

　知的機能を評価する検査として，田中ビネー知能検査V，WISC-V知能検査，WPPSI-Ⅲ知能検査などがある。これらの検査はいずれも知能指数（IQ）を測定することが可能であり，対象児の客観的な知的機能を把握することができる。発達段階が低く，上記の検査が困難な場合には，新版K式発達検査2020やKIDS乳幼児発達スケールなどの発達検査を行うことも多い。

2）適応行動の評価

　Vineland-Ⅱ適応行動尺度は0〜92歳までを対象とした適応機能の検査である。保護者との半構造化面接により，対象となる子どものコミュニケー

MLU：mean length of utterance

ション（言語能力，読み書き能力），日常生活のスキル（身辺自立，家事など），社会性（対人関係，余暇活動など），運動（粗大運動，微細運動）などを評価することができる。また，S-M社会生活能力検査は，乳幼児～中学生の子どもの社会生活能力（身辺自立，移動，作業，コミュニケーション，集団参加，自己統制）を測定することができる。

　知的発達症の定義には，IQだけでなく適応行動の困難さも含まれるので，知能検査に加えて適応行動の検査も必要である。

3）言語機能の評価
（1）保護者からの情報収集
　まず保護者から，日常的な言語理解や表出について情報を収集することが必要である。知的発達症児では，検査のような非日常的な場面での言語理解が困難なことが多い。そこで，普段の生活の中で保護者の言うことをどれくらい理解しているか，また普段どのような発話がみられるか確認することが求められる。このとき保護者から「私の言うことはよく理解できています」という意見が聞かれることが多いが，日常生活では文脈の中で理解できることが多いので（例えば，カバンを持った状態で「お出かけするよ」と言われて玄関に向かえるのは，ことばを理解したというよりもカバンと外出が結びついている可能性がある），言語検査の結果と見比べて検討する必要がある。また表出面でも，保護者は伝達された内容には注目しても，語彙や統語の問題に気づかないことも多いので，可能であれば子どもが話している場面を録音・録画してきてもらうと，より正確な情報を入手することができる。また，言語聴覚士との遊び場面では，検査場面よりも日常生活に近い発話の特徴がみられるので，標準化された検査だけでなく，自由遊びの中で子どもの主体的な言語・コミュニケーションの評価を行うことも重要である。

（2）言語検査
　全般的な言語検査として，国リハ式＜S-S法＞言語発達遅滞検査改訂第4版と，言語・コミュニケーション発達スケール改訂版（LC-R）がある。どちらも適応年齢は0歳から6歳11か月までと前言語期から幼児期までの評価が可能であり，言語機能全体を評価することができる。その他，語彙に特化した検査として絵画語い発達検査（PVT-R），統語に特化した検査として新版構文検査―小児版―（STC）やJ.COSS日本語理解テスト，会話に関する検査として質問‐応答関係検査，語用に関する検査としてCCC-2子どものコミュニケーション・チェックリストがある。表5-Ⅰ-3に，言語面の評価が可能な検査とその内容についてまとめる。

第5章　言語発達障害各論

表5-Ⅰ-3　言語検査と対応する領域

	語彙	統語	談話	語用・コミュニケーション
国リハ式＜S-S法＞言語発達遅滞検査改訂第4版	○	○		○
言語・コミュニケーション発達スケール改訂版（LC-R）	○	○	○	○
学齢版言語・コミュニケーション発達スケール（LCSA）	○	○	○	○
絵画語い発達検査 （PVT-R）	○ （理解語彙のみ）			
日本語マッカーサー乳幼児言語発達質問紙	○	○		
新版構文検査—小児版—（STC）		○		
J.COSS日本語理解テスト		○		
質問—応答関係検査			○	
CCC-2子どものコミュニケーション・チェックリスト	○	○	○	○

保護者へのフィードバック
臨床場面で子どもが関心をもつ遊びや，集中しやすいかかわり方がわかったら，保護者と共有することも重要である。

多職種との連携
理学療法士や作業療法士と情報を交換することで，子どもの全体的な発達に関する情報が得られるようになる。

⑤ 指導・支援

1）全般的な留意点

（1）発達段階に合わせた指導を行う

　知的発達症児の言語発達は，定型発達児と比べると遅れがみられるものの，同じ発達年齢の子どもと比較した場合，大きな差がないことが多い。そこで指導計画を考える際には，生活年齢ではなく，発達年齢や発達段階に応じた指導を考えることが重要である。実際の年齢よりも低い段階の課題を行うと，保護者が「うちの子はもう○歳なのに」と不信感をもつ可能性があるため，行っている指導の内容やねらいについて十分に説明する保護者へのフィードバックも重要である。

（2）全体的な発達を促す

　知的発達症児の言語の遅れの背景には，認知，運動，社会性，生活習慣，短期記憶やワーキングメモリなど様々な要因が関連している。言語聴覚士として，言語面に重点を置いた指導を行うのは当然であるが，多職種との連携によりその他の領域の発達にも気を配ることも重要である。

（3）子どもの興味や関心に合わせた指導を行う

　知的発達症児は，課題が単調だったり，複雑すぎたりすると，課題に注意が向かず，学習が進みにくい。特に発達段階が低いほど，この傾向は顕著になる。そこで保護者から子どもの好きな遊びやキャラクターなどの情報を得て，指導の中に取り入れることで，課題への集中が増し，指導の効果が上がりやすくなることが期待できる。

（4）情報をわかりやすく示す

　知的発達症児では認知能力が低く，課題の内容や状況の理解が難しいこ

とが多い。そこで，一度に提示する情報量を減らす・情報を視覚的にわかりやすく提示する・指示は短く単純にする，などの課題の工夫により，知的発達症児に理解しやすい環境を整えることが大切である。

（5）スモールステップを設定する

　知的発達症児の発達は，定型発達児に比しゆっくりである。そこで指導目標を立てる際には，なるべく細かいステップを設定し，子どもがつまずいた際にフォローできるようにしておくことが大切である。例えば「2語文の理解」という目標を立てた際，2語文のカードをいくつか並べ「ママが食べているのはどれ？」と聞く通常の方法で理解できなかったとする。このとき，「ママが食べている」カードをもう1枚用意し，「ママが食べているのは？」と聞いて同じものを選ぶ（マッチングする）ところからスタートするという方法が考えられる。このように細かいステップを設定することで，子どもの発達を丁寧に支援することが可能となる。

（6）保護者に対する支援を行う

　保護者は知的発達症児の育児に戸惑い，わが子と同年代の子どもの発達と比較して傷ついていることがある。そのような保護者の悩みを受け止め，心理的に支えることも言語聴覚士の役割のひとつである。また，子どもへのことばのかけ方，遊び方など具体的な育児の方法を丁寧に伝え，保護者が自信をもって楽しく子どもとかかわれるよう支援することも重要である。

2）前言語期（0～1歳）の指導

　前言語期は言語の基礎となる人との関係，特に保護者との関係を育てることが重要である。知的発達症児は周囲の人や物に関心が向きにくいので，手遊び歌を歌いながら子どもに触れる，鈴や太鼓など音の出るおもちゃで遊ぶなど，人や物への関心が高まるようなかかわり方を工夫して指導する。このとき，ゆっくりとした速度，強調された抑揚，単純な文型といった子どもに理解しやすい話し方（CDS）で話しかけることで，子どもは大人の発話に注目しやすくなるとともに，ことばを単語に区切って理解できるようになる。

　挨拶や食事場面といった生活場面で，毎日同じことばを繰り返し聞くことで，ことばを理解しやすくなる。知的発達症児は語彙が定着するのに時間がかかるので，大人が毎回同じことばがけを心がけ，子どもの意味理解が育ちやすくすることが重要である。また身振りや指さしで自分のほしいものを伝えたり，挨拶をしたりするなど，表出面に働きかけることも大切である。

　子どもにことばがけをする際，大人が物を示して「これは～」と言って

課題の工夫
子どもが課題をできなかった場合，「子どもの能力が足りなかった」ではなく，「どう工夫すれば子どもができるようになるか」考えることが重要である。

スモールステップ
p.90参照。

CDS
連続的な音声から語や句を切り出すことを分節化と呼ぶ。CDSによる話しかけは，子どもの分節化を助ける効果があるとされている。

CDS：child directed speech

第5章　言語発達障害各論

拡大・代替コミュニケーション（AAC）
AACとは，音声言語のみでなく，サインやジェスチャー，機器を用いたコミュニケーションなど，多様なコミュニケーション手段を活用することである。第4章Ⅲ-3（p.115）参照。

マカトンサイン，マカトンシンボル
p.116参照。

VOCA
第4章Ⅲ-3-2）（p.116），図4-Ⅲ-3（p.117）参照。

ことばを教えるよりも，子どもが自発的に探索している物の名前を言った方が，言語を習得しやすいことがわかっている。そこで，子どもとの遊びの中で，子どもの行動や関心をもっているものに対してことばかけをすることで，言語理解面の促進が期待される。

　ダウン症や脳性麻痺など運動面に問題がある子どもの場合は，食べ物をしっかり噛むことや，口唇を閉じて水分を摂取するといった食事指導を通して，口腔器官の運動能力を高めることも重要である。

3）語彙獲得期（1〜2歳）の指導

　語彙の指導を行う際には，保護者からの情報や言語検査の結果などから子どもの語彙のレパートリーを把握し，目標語を設定して指導計画を立てる。語彙を選択する際には，子どもの興味・関心のある語か，子どもが生活の中で頻繁に使う語か，発音しやすい語かなどの点を配慮する必要がある（例えば，動物に関心があり，動物の絵本を読む機会が多く，幼児語が言いやすいという理由で「犬・猫・ブタ」を目標語にするなど）。さらに，名詞だけでなく，動詞や形容詞も発達に応じて指導に加えていく。このとき，具体的に物を操作したり，身振りを加えたりすると理解が促進されやすい。

　知的発達症では学習の成果が定着しにくいため，繰り返し語を提示することが重要である。しかし，絵カードを示して呼称や復唱させるといった機械的な方法では，子どもの関心が向かず，語彙が定着しないことが多い。そこで，例えば絵カードの呼称・復唱ができたらポストに入れるといった自然な遊びの文脈をつくる工夫を行うことで，集中して繰り返し語彙を聞くことができるようになる場合が多い。

　語彙の発達を促す手段として，拡大・代替コミュニケーション（AAC）のひとつであるマカトンサインやマカトンシンボルを利用する方法がある。また，語彙の理解はできても表出が困難な場合，VOCA（スイッチを押すと音声が表出される機器）を利用する方法がある。AACを用いた指導については，第4章Ⅲ-3（p.115）を参照すること。

4）幼児期（2〜6歳）の指導

　構文の指導を行う際にも，自然な文脈の中で構文を学習するような工夫が重要である。例えば大小のミニチュアを使って「大きい＋名詞」といった語連鎖の獲得を促したり，買い物ごっこの文脈で「赤くて大きい靴をください」と3語文の指導を行ったりすることができる。このとき，子どもの語彙や統語発達の段階を把握しておき，計画的に指導を行うことが重要である。また，授受動詞（あげる・もらう）や態（○が○に〜される）な

どの複雑な表現を指導する際には，人形を用いて実演したり，カルタのように絵カードを取る競争の遊びにしたりすることで，子どもの理解が促進される。

　子どもからの発話に対して，随伴的にフィードバックを行うことも重要である。インリアルアプローチでは，例えば子どもの「ワンワン」という発話に対して「白いワンワンだ」「ワンワン可愛いね」など，子どもの発話に語を加え，文にして返す方法はエキスパンションと呼ばれる。子どもは自分の発話を受け入れられたという満足感とともに，大人の発話内容に関心を向け，結果的に自発的な文の発話を導くことにつながる。このとき言語聴覚士には，子どもの語彙や統語の発達レベルを把握した上で，それに沿ったことばがけを行うことが求められる。

5）学童期（6〜12歳）の指導

　学童期に入ると，求められる構文がより複雑になるのに加え，まとめて話したり，人に説明したりといった複雑な談話が求められるようになる。また，文字の学習も重要な課題となる。知的発達症児は文字の習得は困難な場合もあるが，文字を習得することで，音韻認識の発達が促されたり，助詞など統語の学習が可能になったりするなど多くの利点があるので，文字の学習を意識的に進めるとよい。談話について，知的発達症児は話す内容を頭の中で組み立てることが困難なので，4コマ漫画や自分の経験した行事の写真といった視覚的な情報を支えとして，説明する練習をしていく。言語聴覚士は，「いつ・どこで・誰が・何を・なぜ・どのように」といった5W1Hの質問をしたり，子どもの誤りを適切に修正したり，表現のモデルを示すなどして，子どもの談話の発達を支えることが求められる。

〔参考文献〕
・有馬正高監修：知的障害のことがよくわかる本，講談社，2007
・藤田郁代・三宅孝子：新版構文検査―小児版―，千葉テストセンター，2016
・金子芳洋監修：子どもの食べる機能の障害とハビリテーション　患児指導用絵カード付き，医歯薬出版，2021
・倉井成子編：＜S-S法＞によることばの遅れとコミュニケーション支援，明治図書，2006
・宮尾益知・小沢浩編集：言語聴覚士のための基礎知識　小児科学・発達障害学　第3版，医学書院，2019
・大伴　潔・林　安紀子・橋本創一：言語・コミュニケーション発達の理解と支援，学苑社，2019
・大伴　潔・綿野　香・森岡典子編著：人とのかかわりで育つ言語・コミュニケーションへのアプローチ　家庭・園・学校との連携，学苑社，2021

エキスパンション
子どものことばを意味的，文法的に広げて返す技法である。他のインリアルアプローチの技法については，第4章Ⅲ-2-1）(p.113) 参照。

視覚的な情報
例えば絵カードと一緒に「○○が○○をおす」といった文字情報を提示することで，文の構造を視覚的に示すことができる。

・諏訪まゆみ編集：ダウン症のすべて　改訂2版，中外医学社，2021
・笹沼澄子編：発達期言語コミュニケーションの新しい視点と介入理論，医学書院，2007

II　脳性麻痺・重症心身障害

1　脳性麻痺

医療的ケア児
生活する上で「医療的ケア」を必要とする子どもを医療的ケア児と呼ぶ。医療的ケアとは，病院以外の場所で「痰の吸引」や「経管栄養」など，生きていく上で欠かせない医療的援助のことである。医療的援助は，家族や看護師，研修を受けた保育者や教員なども行うことができる。

褥瘡
身体の一部が圧迫され続けることで，皮膚に栄養がいきわたらないため壊死し，皮膚潰瘍を生じた状態のこと。

イレウス
腸管の狭窄・閉塞，腸管運動の低下により，腸管内容（腸液，ガス，便など）が貯留し，腸管内容の肛門側への移動が障害される病態である。

1）定　義

　脳性麻痺とは，胎内の発生・発育過程から出生後までの様々な原因で生じる，多様な症状をもった障害群の総称である。中枢性（脳性）で継続する発達運動障害の中では最大のグループであるが，わが国では，1968年に厚生省（現：厚生労働省）が定めた定義が代表的である（第2章III-6-1）(p.48)参照）。脳性麻痺は様々な原因で起こる状態像であるため，多くの合併症が伴う（図5-II-1）。したがって，臨床像はごく軽度で日常生活にほとんど制限のない状態から，重度で全介助であったり，医療的ケア児まで多様な症状が含まれる。

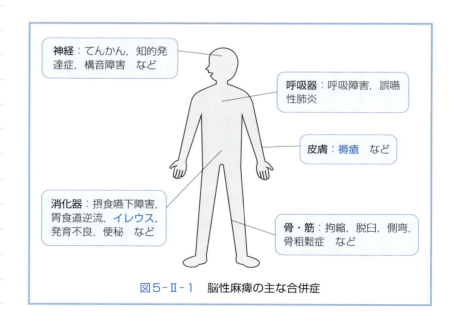

図5-II-1　脳性麻痺の主な合併症

２）有病率・原因

　脳性麻痺の有病率は，1,000人の出生に対し2.5人である（0.25％）。脳性麻痺の原因はさまざまだが，危険因子としては，出生前因子，周産期因子，出生後因子に分類される（表5-Ⅱ-1）[1]。

３）症　状

　脳性麻痺は，姿勢・運動面の特徴と合併症で全体像となる。姿勢・運動面は運動障害の特徴と分布により分類される（図5-Ⅱ-2）[2]。合併症については，以下に取り上げる。

（1）知的発達障害

　知的能力は，定型発達レベルから測定が困難な重度レベルまで様々である。

　脳性麻痺の分布別では，痙直型は運動障害が重度の四肢麻痺の場合，知的発達症が重度であることが多い。アテトーゼ型は，近年，知的発達が良好ともいわれているが，運動障害が重度の場合，知的能力の評価が困難であるため，検査や検査手順を工夫しながら慎重に評価をする必要がある。

脳室周囲白質軟化症（PVL）

脳室周囲白質に好発するため，大脳皮質から脊髄に下行する運動神経（錐体路）が障害され，痙性両麻痺（下肢の痙性が強く，上肢では軽い麻痺を示す）との合併例が多い。白質軟化が視放線に及んだ場合は視知覚認知障害を示す。PVLによる脳性麻痺の知的発達症は，他の脳性麻痺に比して，軽度である。

高ビリルビン血症

血液中のビリルビンという黄色い色素が分解されず，血液中での値が高くなった状態をさす。これにより核黄疸が起こるため，1970年代までは，アテトーゼ型脳性麻痺の主要原因になっていた。しかし，現在は，医療の進歩により確実に防止ができている。

表5-Ⅱ-1　脳性麻痺の危険因子

時期	危険因子
出生前	遺伝子異常，染色体異常，胎盤機能不全　など
周産期	早産（36週未満），低出生体重（2,500 g 未満），脳室周囲白質軟化症（PVL），高ビリルビン血症　など
出生後	感染，痙攣　など

運動障害の特徴	痙直型	四肢の動きが少なく，筋緊張が全体的に高く，知的能力の程度は様々である
	アテトーゼ型	四肢の不随意運動，筋緊張の変動などがみられる。知的能力は良好であるが，近年は知的発達症が中等度以下の割合が増えている
	失調型	体や四肢の震え，バランスの悪さなどがみられる
	低緊張型	ほとんど動きがない。座らせると，身体が床にべったりとつくように体を折り込んでしまう

運動障害の分布*	四肢麻痺	両麻痺	対麻痺	片麻痺

＊　濃いほど麻痺が重い。

図5-Ⅱ-2　脳性麻痺の分類

出典）日本聴能言語士協会講習会実行委員会編：アドバンスシリーズ／コミュニケーション障害の臨床　3　脳性麻痺，協同医書出版社，pp.30-33，2002　より作成・改変

PVL：periventricular leukomalacia

第5章　言語発達障害各論

摂食嚥下運動
先行期（認知期），口腔準備期，口腔期，咽頭期，食道期に分けられる。口腔準備期を境として，摂食と嚥下に分類される。

斜　視
目の視線の向きの異常のこと。片目はまっすぐ向いていても，もう片方の目が違う方向を向いていること。

両眼視機能
2つの目で見たものを頭の中で1つにまとめて映像にすること。

病理別では，脳室周囲白質軟化症（PVL）は，言語性知能と動作性知能の乖離がみられる場合がある。

（2）言語障害

　脳性麻痺による言語障害は，主に言語発達障害と構音障害に分類される。言語発達は，定型発達レベルから測定が困難な重度の前言語期レベルまでさまざまである。運動・感覚・知覚などの障害が発達の阻害要因となり，認知発達や社会性，コミュニケーションによる障害が認められる。

　構音障害は，発話明瞭度が軽度から重度まで様々である。口腔機能の運動障害だけでなく，全身の運動障害も影響する。例えば，胸郭の可動域が狭く呼吸が円滑にできない場合は，声が小さく途切れがちになる。また，過度な緊張は努力性の絞り出すような声になる。

（3）摂食嚥下障害

　摂食嚥下機能に問題のない場合から経口摂取できない場合まで様々である。四肢麻痺では，摂食嚥下運動の各ステージで障害が認められる。特に，口腔運動に関連する舌・下顎・口唇の協調運動の困難さは，食物の取り込みや咀嚼に影響を与える。

（4）感覚器の障害（視覚・聴覚）

　低出生体重による脳性麻痺では未熟児網膜症の発症が大きな問題となっていたが，近年，本疾患による失明は比較的まれである。しかしながら，脳性麻痺による視覚の問題は少なくない。特に，斜視の合併率は半数程度であり，斜視などによる両眼視機能が障害を受けると，視知覚障害になる場合がある。視覚的に認知する能力に問題がある視知覚障害は，文字の読み書き，概念形成，他者の意図を読みとることなどが困難となり，知的機能だけでなく，コミュニケーションや社会性などにも影響が及ぶ。

　聴覚障害は，超低出生体重児で合併するリスクが高い。

4）評　価

　脳性麻痺は姿勢・運動の異常があり，さらに前述したように様々な合併症が認められる。よって，言語発達の基礎となる感覚・運動・摂食嚥下に及ぶ評価が必要である。また，脳性麻痺の評価の際，運動障害や能力差，疲れやすさに配慮し，複数の検査を併用して行うこと，十分に信頼関係をとりながら行うこと（対人的な緊張は全身状態に表れやすい），日をおいて継続的に評価をすること，検査場面だけでなく日常生活の情報を収集した上で整理することなども意識したい。また，直接評価を行う場合は，安定した姿勢の確保，教具や図版の提示位置，選択や応答方法（選択：指さしや視線，検査者の指さしや声かけにうなずくなど，応答：イエス・ノーやうなずき，舌を出すなど），制限時間などに配慮する。

（1）問　診

生育歴，既往歴，療育歴（相談歴）などを聴取する。病院や療育施設などを複数利用していることが多いため，それぞれの機能や役割を整理しながら聞きとるとよい。

（2）感覚（視覚・聴覚）

視覚障害，視知覚障害，聴覚障害の合併の可能性が高いため，眼科の受診歴および所見を必ず確認する。

（3）発達・知的機能

新版K式発達検査2020や遠城寺式乳幼児分析的発達検査法，KIDS乳幼児発達スケールなどで全体的な発達を評価する。ここで重要なポイントは，脳性麻痺で生じる障害を定型発達に近づけるために評価することではなく，次に行う指導に応用するために定型発達を理解し，発達の質的な変化を把握することである。よって，家族から日常生活のエピソードを丁寧に聞きとるとよい。知的能力が定型発達レベルから軽度遅滞の場合は，田中ビネー知能検査VやWISC-Ⅴ知能検査などで評価する。

（4）言語機能

言語発達と構音の評価に分けられる。

言語発達の評価では，言語・コミュニケーション発達スケール改訂版（LC-R）や国リハ式＜S-S法＞言語発達遅滞検査改訂第4版などがある。語彙については，理解の評価では，絵画語い発達検査（PVT-R）などがある。表出のみに特化した評価ではないが，日本語マッカーサー乳幼児言語発達質問紙があり，下位領域にて表出語彙の発達について調べることができる。

構音の評価では，新版構音検査がある。発声や発語がしやすい姿勢をとらせた上で，実施することが重要である。

（5）摂食嚥下機能

呼吸状態，摂食時の姿勢，感覚（顔面，口腔周辺の過敏性や感覚の低下など），嗜好，食形態，介助方法，認知面などについて評価する。

5）指導・支援

言語発達段階に分類して説明する。また最後に，神経発達学的治療法（NDT）—Bobath法についても触れる。

（1）前言語期（0～1歳）～語彙獲得期（1～2歳）

姿勢・運動に配慮しながら実施することが前提である。理学療法士や作業療法士と連携をとりながら，発声発語や上肢操作がしやすい姿勢で実施する。特に，前言語期の段階は，視知覚認知系の課題で因果関係理解を促すことが重要である。快・不快を表現しやすい体遊びを通して，他者への

発達の質的な変化

無発話の子どもは，一見，周囲への働きかけが乏しいように見えるが，物や人への理解が高まると，特定の人を目で追ったり，手を伸ばしたりすることがある。発達検査では，数値化されにくいが社会性の向上につながるエピソードであり，そのような事象を発達的観点としてとらえ，指導に展開することが望ましい。

NDT：neuro developmental treatment

第5章　言語発達障害各論

音声出力装置（VOCA）
基本的な構造としては、押すと音声が出力され、他者とコミュニケーションをとることが目的である。さまざまなタイプが開発され、販売されている。
第4章Ⅲ-3-2）（p.116）、図4-Ⅲ-3（p.117）参照。

生活年齢を考慮したかかわり
生活年齢（歴年齢、実年齢のこと）に応じて志向にも変化が生じる。長年、幼児番組を好む場合もあれば、アイドルや映画に興味をもち、特定の曲や動画を好む場合もある。よって、生活年齢に応じた教材の活用が望ましい。

意識や期待反応を引き出したり、その遊びの開始を子どもから発信できるようなコミュニケーション行動を引き出す場合がある。また、子どもが楽に意思表出できる手段として、スイッチ（図5-Ⅱ-3）や音声出力装置（VOCA）などの支援機器の導入があげられる。

このように、音声言語以外の手段でコミュニケーションをとることを拡大・代替コミュニケーション（AAC）と呼ぶ。子どもの発達段階に応じて導入されることが望ましい（表5-Ⅱ-2）[3]。重度の脳性麻痺では、前言語期段階のまま学齢期を迎える場合がよくあるが、生活年齢を考慮したかかわりを言語聴覚士が提案することが大切である。

（2）幼児期（2～6歳）

運動障害による経験不足により、語彙の獲得に遅れや偏りがみられる場合がある。特に、動作語や形容詞の学習に時間がかかる。構文では、発声

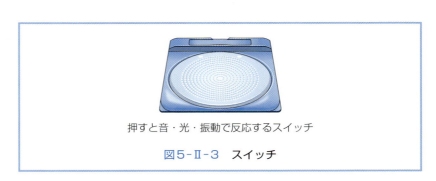

押すと音・光・振動で反応するスイッチ

図5-Ⅱ-3　スイッチ

表5-Ⅱ-2　脳性麻痺における拡大・代替コミュニケーションの指導プログラム（一部抜粋）

指導段階	No.	指導ステップ	指導内容	導入基準
スイッチ遊び	1	スイッチ遊びの導入	偶然のスイッチングで生じた変化を再現させるように促す	揺さぶり遊びなどを中断すると要求が出せる
	2	VOCAの導入	VOCAをスイッチングすると人が答えてくれる/遊んでくれる関係の理解を促す	好きな遊びの予期反応が認められる。または簡単なことばを理解できる
	3	スイッチ遊びの拡大	スイッチ遊びを拡大し、玩具の名称理解を促す。ゲーム遊びや学校・家庭での役割を分担できる機会をつくる	スイッチの因果関係が理解できる。スイッチ操作は最低限、シングルスイッチができる
要求を表現	4	視線や手差しで玩具を要求	玩具を2個以上提示して、視線や手差しでほしいものを選択させる。視線や手差しで表現できることを学ばせる	具体物の名称理解が完全でなくとも導入可能
	5	視線や手差しで絵や写真を示して要求を表現（VOCAで表現）	カラーの絵や写真を2枚以上提示し、これを視線や手差しで選択させる。絵や写真を差し示すと要求が表現できることを学ばせる	具体物の名称が理解できる。あるいは絵や写真で名称が理解できる
			VOCA上にカラーの絵や写真を貼って、スイッチングで音声を出させて、要求を表現することを促す	2個以上のスイッチやキーボードが操作できる

出典）日本聴能言語士協会講習会実行委員会編集：アドバンスシリーズ／コミュニケーション障害の臨床　3　脳性麻痺，協同医書出版社，p.156，2002　より改変

Ⅱ．脳性麻痺・重症心身障害

の困難さや発語の不明瞭さにより短文による表出が多かったり，助詞が脱落する場合がある。発声発語面へのアプローチを行いながら，音韻の学習を進め，文字学習の段階的な指導が必要となる。また，言語・コミュニケーション支援を目的とした機器の提案も言語聴覚士の業務のひとつである。

（3）神経発達学的治療法（NDT）—Bobath法（ボバース法）

神経発達学的治療法（NDT）であるBobath法は，イギリスのボバース夫妻の実践と研究から始まったものである。神経学と発達学によって理論づけられている。脳性麻痺の言語聴覚療法にも応用され，運動障害を局所的に評価，指導するのでなく，全身の姿勢運動障害としてとらえる点が，NDTの基本的な考え方である。よって，言語聴覚療法においては，言語や摂食嚥下に関する項目のみに注目するのではなく，脳性麻痺の主症状となる姿勢や運動，それに伴う感覚や認知を広く把握した上で，言語や摂食嚥下の指導を行うことが重要である。

② 重症心身障害

1）定　義

重度の運動障害と知的発達症を重複している障害児を重症心身障害児（以下，重症児）と呼ぶ。これは，医療用語ではなく，社会福祉的用語である。これまで，重症児の診断には大島分類が用いられていたが，近年，医療的ケアを必要とする重症児が増加していることから，横地分類（改定大島分類）が提案されている（図5-Ⅱ-4）[4]。

2）有病率・原因

有病率は，1,000人の出生に対し1.3人（0.13％）程度である。原因は様々だが，危険因子としては，出生前因子は胎内感染症，脳奇形，染色体異常など，周産期因子は分娩異常，早産・重症仮死，脳内出血など，出生後因子は髄膜炎や脳炎などの中枢神経感染症やてんかんなどがある。

3）症　状

重度の運動障害と知的発達症を重複し，合併症を加えて全体像となる。呼吸器疾患が最も多く，神経疾患，消化器疾患，泌尿器疾患，整形外科疾患などが続く。

4）評　価

重度の運動障害や知的発達症に加え，視覚や聴覚などの感覚器にも障害

大島分類
重症心身障害児者の分類として大島分類がある。重度重複障害の程度を25に区分し，1～4の範囲が狭義の重症心身障害児とされる。

第5章　言語発達障害各論

環境を含めたコミュニケーション支援
医療的ケアを受けている重症児が，ケアを受けたい場合に，医療機器の方に意識を向ける行動をとることがある。よって，医療機器は同じ場所に置いておいたり，目印をつけたりすることもコミュニケーション支援のひとつである。

がある場合が多い。よって，医師や理学療法士，作業療法士，公認心理師，視能訓練士などと情報を交換しながら全体像を把握することが重要である。

5）指導・支援

　重症児の多くが音声言語の理解や表出が困難である。また，ベイツらが提唱したコミュニケーション発達段階[5]を理解し（表5-Ⅱ-3），環境を含めたコミュニケーション支援が必要である。「聞き手効果段階」にある重症児の非音声言語的なコミュニケーション行動に注目し，その行動の意味を理解し，応じながら，少しずつコミュニケーション機能を広げていく

「移動機能」，「知的発達」，「特記事項」の3項目で分類し，以下のように表記する
　　例：A1-C，D2-U，B5-B，C4-D

〈知的発達〉

E6	E5	E4	E3	E2	E1	簡単な計算可
D6	D5	D4	D3	D2	D1	簡単な文字・数字の理解可
C6	C5	C4	C3	C2	C1	簡単な色・数の理解可
B6	B5	B4	B3	B2	B1	簡単な言語理解可
A6	A5	A4	A3	A2	A1	言語理解不可
戸外歩行可	室内歩行可	室内移動可	座位保持可	寝返り可	寝返り不可	

〈特記事項〉
C：有意な眼瞼運動なし
B：盲
D：難聴
U：両上肢機能全廃
TLS：完全閉じ込め状態

〈移動機能〉

図5-Ⅱ-4　横地分類

注）大島分類に基づくと，重症心身障害児は，A1〜A3，B1〜B3に相当すると考えられる。
　　「A1-C」であれば，〈移動機能〉は「寝返り不可」，〈知的発達〉は「言語理解不可」，〈特記事項〉は「有意な眼瞼運動なし」となる。
出典）岡田喜篤監修，小西　徹・井合瑞江・石井光子・小沢　浩編：新版　重症心身障害療育マニュアル，医歯薬出版，p.14，2015　より改変

表5-Ⅱ-3　ベイツ，カマイオニ，ボルテラによるコミュニケーション発達段階

発達段階	特徴
聞き手効果段階 （誕生〜生後10か月）	子どもの快・不快といった情動の表出に対し，大人がこれらの行為は伝達の意図があるものとして反応することで，コミュニケーションが成立する段階
意図的伝達段階 （生後10か月〜12か月）	要求の実現や人の注意を引くために，身振り（物を渡す，見せる，指さすなど），音声，視線など非言語的なシグナルを使う段階
命題伝達段階 （生後1歳〜1歳4か月）	それまでの身振りや音声に代わって，ことばで伝達を始める段階

出典）石田宏代・石坂郁代編著：言語聴覚士のための言語発達障害学　第2版，医歯薬出版，p.221，2016

Ⅱ．脳性麻痺・重症心身障害

> ♪ 訪問による重症児への言語聴覚療法について ♪♪
>
> 　重症児は，音声言語の理解や表出がなく生涯発達的に大きな変化はみられにくいものの，周囲の大人の適切かつ根気強い働きかけによって，反応に分化がみられることが明らかとなっている[6]。
>
> 　近年，在宅で過ごす重症児が増加している[7]ことを受け，訪問看護事業所による訪問リハビリテーションが注目されるようになった[8]。しかし，高見[9]は小児の訪問リハビリテーションを行う言語聴覚士は少ないと指摘しており，実際に，訪問リハビリテーションにおける言語聴覚療法の実践報告は筆者が知る限りない。その背景には，①訪問リハビリテーションは，生活の場である自宅で行われるために日常生活物品や環境音，家族の出入りなどの刺激が多く，標準的な評価スケールを用いることが容易ではないこと[10]，②在宅医療にかかわる職種が多く，職種間連携が難しいため，多職種連携と重症児の発達的変化の関係が示しにくいこと[11]があげられる。
>
> 　訪問リハビリテーションにて定量的に重症児のコミュニケーションを評価し，その結果とコミュニケーション支援方法を家族や関係職種に提示する試みが必要だと考えられる。

　ことが言語聴覚士には求められる。「意図的伝達段階」以上となれば，因果関係理解が可能であり，スイッチやVOCAによる表出が可能な場合がある。

〔引用文献〕

1）和田勇治：ハイリスク児に対する評価．日本リハビリテーション医学会監修：脳性麻痺リハビリテーションガイドライン　第2版，金原出版，p.21，2014

2）児玉和夫：第1章　小児科の立場から．日本聴能言語士協会講習会実行委員会編集：アドバンスシリーズ/コミュニケーション障害の臨床　3　脳性麻痺，協同医書出版社，pp.30-33，2002

3）高橋ヒロ子：第5章　脳性麻痺における拡大・代替コミュニケーション．日本聴能言語士協会講習会実行委員会編集：アドバンスシリーズ/コミュニケーション障害の臨床　3　脳性麻痺，協同医書出版社，p.156，2002

4）横地健治：第1章1．-2）重症心身障害の概念と定義の変遷．岡田喜篤監修，小西　徹・井合瑞江・石井光子・小沢　浩編：新版　重症心身障害療育マニュアル，医歯薬出版，p.14，2015

5）Bates, E., Camaioni, L., Volterra, V.：The acquisition of performatives prior to speech. *Merrill-Palmer Quarterly*, **21**（3）：205-226, 1975

6）高見葉津：第3章　コミュニケーションの発達援助．日本聴能言語士協会講習会実行委員会編：アドバンスシリーズ/コミュニケーション障害の臨床

第5章　言語発達障害各論

　　　3　脳性麻痺，協同医書出版社，pp.86-87，2002

7）田村正徳（研究代表者）：厚生労働科学研究費補助金（成育疾患克服等次世代育成基盤研究事業）（総括）研究報告書「重症新生児に対する療養・養育環境の拡充に関する総合研究」，平成22年度成育疾患克服等世代育成基盤研究（田村班），2020
　　www.happy-at-home.org/pdf/report_2010_02.pdf（2021年11月12日閲覧）

8）前田浩利：小児在宅医療の現状と課題．小児保健研究，**71**（5）：658-662，2016

9）高見葉津：重症心身障害児（者）と関わる言語聴覚士のめざす支援．日本重症心身障害学会誌，**39**（1）：37-38，2014

10）橋本　愛：言語聴覚士による小児・訪問リハビリテーションの実際．理学療法学，**38**（8）：601-602，2011

11）谷口美紀・横尾京子・名越静香　他：小児領域における訪問看護ステーションの活用第一報　訪問看護ステーションの立場からみた実情と課題．日本新生児看護学会誌，**11**（1）：32-37，2005

Ⅲ　自閉スペクトラム症

スペクトラム
スペクトラムは，連続体を意味する。虹の中でどこからどこまでが赤でどこから黄色，と明確に区切ることができないように，自閉スペクトラム症には様々なタイプ・重症度が含まれることをさす。さらに，自閉スペクトラム症は定型発達の延長上にあることを表現している。

1 定　義

　自閉スペクトラム症（ASD）は1943年にカナーによってはじめて報告された。カナーの報告では，知的機能に問題を呈することが多く，話しことばがない，もしくはあっても意思疎通のための使用は困難であり，他者との情緒的なやり取りの困難などが特徴としてあげられた。1944年には，アスペルガーが，知的機能に問題を呈することはなく，言語の獲得も可能であるが，一方的に話すなど相互的な会話の困難さ，人との距離感やマナーの欠如などの社会性の問題を特徴とする症例を報告した。両者は別の疾患としてとらえられていたが，ローナ・ウィングはカナーの症例とアスペルガーの症例の類似点として社会性の問題，コミュニケーションの問題，イマジネーションの問題をあげ，「三つ組の障害」として両者を連続する障害としてとらえた。現在，自閉スペクトラム症は，その重症度，発達段階，年齢によっても症状特徴が大きく変化するため，スペクトラムの概念でとらえられている。

　ASDの診断基準には，DSM-5-TRによる診断基準（表5-Ⅲ-1）を用いることが多い[1]。

ASD：autism spectrum disorders

Ⅲ．自閉スペクトラム症

表5-Ⅲ-1　自閉スペクトラム症の診断基準（DSM-5-TR）

A．複数の状況で社会的コミュニケーションおよび対人的相互反応における持続的な欠陥があり，現時点または病歴によって，以下のすべてにより明らかになる
　　(1)相互の対人的－情緒的関係の欠落
　　(2)対人的相互反応で非言語的コミュニケーション行動を用いることの欠陥
　　(3)人間関係を発展させ，維持し，それを理解することの欠陥
B．行動，興味，または活動の限定された反復的な様式で，現在または病歴によって，以下の少なくとも2つにより明らかになる
　　(1)常同的または反復的な身体の運動，物の使用，または会話
　　(2)同一性への固執，習慣への頑なこだわり，または言語的，非言語的な儀式的行動様式
　　(3)強度または対象において異常なほど，きわめて限定され執着する興味
　　(4)感覚刺激に対する過度さまたは鈍感さ，または環境の感覚的側面に対する並外れた興味
C．症状は発達早期に存在していなければならない
D．その症状は社会的，職業的，または他の重要な領域における現在の機能に臨床的に意味のある障害を引き起こしている
E．これらの障害は知的発達症（知的能力障害）または全般的発達遅延ではうまく説明されない

出典）日本精神神経学会（日本語版用語監修），髙橋三郎・大野　裕監訳：DSM-5-TR　精神疾患の分類と診断の手引き，医学書院，pp.29-33，2023

♪ ICD-11による自閉スペクトラム症の診断 ♪♪

　ICDはInternational Statistical Classification of Diseases and Related Health Problems（疾病及び関連保健問題の国際統計分類）の略称であり，日本語では国際疾病分類と呼ばれることが多い。1992年にICD-10が発表されてから約30年を経てICD-11へと改訂された。ASDを定義する症状について，DSM-5-TRとおおむね同様の内容となっており，「社会的コミュニケーションおよび対人的相互反応における持続的な欠陥」と「行動，興味，または活動の限定された反復的な様式」をあげている。ICD-11，DSM-5-TRともに医療機関や行政機関でASDの診断のために使用されている[2]。

2　有病率・原因

　ASDの有病率は，約2.8％とされており[3]，増加傾向にある。その理由として，DSM-5-TRによる診断基準の拡大や認知度の高まりなどがあげられている。また，ASDは性差がみられ，女性に比し男性では4倍も多いとされている[3]。ASDの約38％が知的発達症を併発し[4]，注意欠如多動症など他の神経発達症との合併も多い。

　ASDの原因として，環境要因や，遺伝要因，神経生物学的要因，またはそれらの相互作用によるものがあげられている。環境要因では，両親の高年齢，低出生体重などが関与する可能性が指摘されている。遺伝要因では，多くは個人内の複数の遺伝子の違い（多遺伝子変異）が関係するとさ

第5章　言語発達障害各論

神経多様性
脳や神経に由来する様々な特性の違いを障害ではなく，多様性ととらえて相互に尊重し，違いを社会の中で活かしていこうという，neur（脳・神経）とdiversity（多様性）という2つのことばが組み合わさった，神経多様性（neurodiversity）という考え方[5]が近年広がっている。

れており，ASDのきょうだいをもつ子どもは，そうでない子どもに比べ，ASDの診断を受ける可能性が10～20倍高くなる[4]。神経生物学的要因では，脳の構造と機能の違いがあげられる。構造上の違いは，ASD児の脳は大きさ・重さともに平均以上で，灰白質と白質が多いなど過剰成長である一方，情動や他者心情を司る扁桃体や記憶を司る海馬が小さいことが報告されている。また，機能面の違いは共感や心を読む状況で，扁桃体や内側前頭前野の脳活動の低下が報告されている。

近年，脳の構造と機能の違いについては，神経多様性という考え方が広がっている。

③ 症　状

1）社会的コミュニケーションおよび対人的相互反応における持続的な欠陥

（1）非言語コミュニケーション

発達早期から特異的な様子がみられ，視線を合わせること，指さし，持っているものを見せる，共同注視などの成立が困難であったり，定型発達児に比べてそれらの行動が極端に少ない。幼児期以降では，身振り，表情，身体の向き・距離感などの理解や使用の困難さを示し，学童期以降になると，かかわりが一方的であったり，場の空気が読めない，他者の心情を理解したかかわりの困難さなどが目立ち，対人関係に問題を呈するようになる。

（2）言語コミュニケーション

ASD児の知的発達症の合併によっても異なるが，ASD児の約30％[6]が言語獲得困難とされ，言語を獲得しても遅れや独特なことばの使い方をすることが多く，他者とのコミュニケーションが適切に成り立たない場面がある。また，会話などにおいてプロソディの問題を呈することがある[7]。言語コミュニケーションの主な症状について表5-Ⅲ-2に示す。

2）行動，興味，または活動の限定された反復的な様式

ASDは行動面に特徴を示すことも多く，手を叩いたり手をヒラヒラさせるような単純な常同運動や極端に数字を好むなどのこだわりがみられる。また，変化に対する抵抗があるため，病院に行くときは必ず帰りにジュースを買ってもらうなど，一度行った行動パターンをルーチン化させることがあり，その行動を変えようとするとパニックを起こすことがある。

感覚面の特異性もあり，音に敏感であったり，洋服のタグが気になり着

Ⅲ．自閉スペクトラム症

表5-Ⅲ-2　自閉スペクトラム症児の言語コミュニケーションにおける症状

語彙/意味	心情語の獲得の困難さなど，理解/表出語彙の偏り 自分のことを「あなた」と言うなど代名詞の逆転 「同じくらいです」を「五十歩百歩です」と言うなど単語や語句の独特な使用 「ちゃんと」など抽象的なことばの理解困難 比喩/皮肉などの理解が困難であり，字義通りに理解
構文	受動態など複雑な構文の理解・使用の困難 「○○が××です」のような限られた文構造を使用 「しました/します」などの正しい時制の使用が困難
談話	一方的な発話 順序立てた説明が困難
語用論	話者の背景にある意図の理解が困難 場面や相手に応じた話し方など丁寧さの調整が困難
その他	エコラリア：他者の発話をオウム返しに反復する発話 独語：一人でコマーシャルのフレーズの一部など決まったことばを繰り返す発話 プロソディ：抑揚の単調さや不自然さ，声の強弱やスピード調整の困難さ

ることができないなどの過敏さを示す一方，ぶつかったり転んだりしても痛がらないなどの鈍感さを示すことがある。また，ぐるぐると回ったり飛び跳ねる，指をこすりその音を聞いているなど自分から感覚刺激を求める行動をとることもある。

3）自閉スペクトラム症の関連特徴

診断基準に含まれる症状のほか，ASDでよくみられる症状として，つま先歩きのような歩行や不器用さなどの運動面の特異性や，自身の手を噛む，頭を壁などに打ち付ける自傷行為がみられることもある。特にパニックになった際に自傷行為をとることが多い。全般的な知的機能が低い場合もあるが，一度見たものを精密に描いたり，日付を瞬時に計算するなど特別な能力を示すサヴァン症候群を併せもつ子どももいる。

4）自閉スペクトラム症の認知特性

ASDの特性が発現するメカニズムを説明する仮説がいくつかあるが，その中でも重要とされる3つの仮説について説明する。

（1）心の理論（TOM）

心の理論とは，他者の行動の意味を理解し，行動を予測するために他者の視点に立ち，考えや気持ちを理解する能力である。ASDでは心の理論の獲得に問題があるため，場の空気を読む，相手の発言の真の意図を理解するといった他者との相互のコミュニケーションの困難さを呈すると考えられている[9]。しかし，この説はASDの社会性や他者とのコミュニケーション上の問題について説明することは可能だが，限局した興味や反復行

心情語
気持ちや感情を表現する語のこと。"つまらない"や"楽しい"のような日常生活場面でよく用いられる語から，"憤慨する"や"歓喜"など，学習言語として学ぶ語まで様々な気持ち・感情を表現する語がある。

サヴァン症候群
精神疾患や知的発達症などをもつ人にみられる，特定の分野において突出した能力を発揮する人や症状のことである。その症状は様々であり，○年×月○日，と言われ瞬時に曜日を答えられたり，一度聞いただけの曲をすぐに弾けたり，一瞬見た街並みを写真並みに精密に描写するなどが報告されている。サヴァン症候群は自閉スペクトラム症者の約10～30％に発生すると報告されている[8]。

TOM：theory of mind

141

第5章　言語発達障害各論

弱い中枢性統合
文脈や全体像の把握が難しいため、「狩りに出かけるときは、ナイフと（　　）を携えて行きます」という文で、直前の"ナイフ"に着目し、"フォーク"と答えてしまう。

動など，ASDの症状のすべてを説明することはできない。

（2）弱い中枢性統合（WCC）

　中枢性統合とは，情報を統合して全体的に意味を理解する能力である。弱い中枢性統合は，ASDの細部を統合して全体的にとらえるよりも，部分は部分のまま理解する情報処理を好むことを説明するのに適した理論である[10]。弱い中枢性統合によって，細部を詳細に描いたり，ことばを文脈から判断できずに，字義通りに理解する，一部分に偏って理解するなどのASDの特性が引き起こされると考えられている。コミュニケーションや社会性，限局した興味などASDの診断基準に対する説明が可能だが，ASD児・者の中には，全体をとらえることが可能なものもおり，ASD児・者全員を説明する理論としては不十分である。

（3）実行機能（executive function）

　実行機能とは，運動（動作），注意，思考などの活動をコントロールする能力であり，目標を達成するためのプランを考え，実行したり，そのために注意を持続したり，切り替えを行う。ASDの症状には活動の計画や注意の切り替えの難しさがあげられており，行動を柔軟に変えることが困難であることが限定した興味と反復行動を生じさせると考えられている[11]。しかしながら，知的機能の高いASD児・者の中には，目標に向け適切なプランを立て，実行することが良好なものもいる上，限局した興味やこだわりなどは実行機能の問題だけではなく，本人がそれに固執することで起こる場合もある。

④ 評　価

　ASD児に対する指導・支援を行うためには，知能や言語，コミュニケーション能力など包括的な評価が必要である。包括的な評価の全体については，第3章「言語発達障害の評価」を参考とする。ここで紹介するASDの評価はその包括的な評価に加えて行うASDに焦点を当てた評価である。

　ASDの評価は，一次スクリーニングから二次スクリーニング，診断・評価へと進む。一次スクリーニングでは，一般的な子ども全員を対象として，何らかの問題がある子どもを特定する。二次スクリーニングは，発達障害がある可能性のある子どもを対象としてASDとその他疾患を弁別する。そして，診断・評価ではASDである可能性のある子どもを対象として，確定診断を行い，その後の指導・支援につなげる[12]。以下では，各段階の代表的な検査を紹介する。

WCC：weak central coherence

1）一次スクリーニング
（1）改定乳幼児期自閉症チェックリスト修正版（M-CHAT-R）[13),14)]
　子どもの様子について，養育者が答える質問紙である。対人的関心や共同注意，情動反応など社会的発達，独特な知覚反応や常同行動，言語理解に対する質問と，ダミー質問が設定されている。対象年齢は16〜30か月で，乳幼児健診などで用いられることもある。

2）二次スクリーニング
（1）親面接式自閉スペクトラム症評定尺度テキスト改訂版（PARS-TR）[15)]
　3歳以上を対象とした，主養育者（母親）に対する半構造化面接による評価である。評価項目には，①対人，②コミュニケーション，③こだわり，④常同行動，⑤困難性，⑥過敏性から構成される57項目がある。過去と現在の評価から，ASDの可能性の判定を行う。

3）診断・評価
（1）自閉症診断面接改訂版（ADI-R）[16)]
　精神年齢2歳以上のASDの可能性のある児・者を対象とした半構造化面接によって評価を行う。ASDの診断・評価用のゴールド・スタンダードな検査である。相互的対人関係の質的異常，意思伝達の質的異常，限定的・反復的・常同的行動様式に焦点を当てている。カットオフ点を超えることで，ASDが強く示唆される。

（2）自閉症診断観察検査第2版（ADOS-2）[17)]
　生後12か月以上を対象とした，ASDの評価のゴールド・スタンダードな検査である。本人の直接観察による評価であり，半構造化された場面設定による検査や質問項目によって評価を行う。発話のない乳児〜知的な遅れのない成人まで幅広く評価が可能である。

（3）小児自閉症評定尺度第2版（CARS2）[18)]
　2歳以上を対象とした，本人の行動観察と質問紙を用いた養育者からの情報をもとに評価を行う。ASDと他の発達障害を鑑別し，ASDの診断と重症度判定を行うことができる。

5 指導・支援

　ASDに対する指導・支援では，社会的コミュニケーション・言語機能を向上させ，他者との関係を築き，家庭，保育所・幼稚園・こども園等の

ゴールド・スタンダード
科学的根拠に基づいた観点で，診断や評価の精度が高いものとして広く容認された手法のこと。

ADI-R：Autism Diagnostic Interview-Revised
ADOS-2：Autism Diagnostic Observation Schedule Second Edition

第5章　言語発達障害各論

構造化
生活や学習場面などで何をするのか，何が求められているのかなどをわかりやすく環境を整理すること。

物理的構造化
勉強・活動する部屋，休む部屋，食事をする部屋など使用目的によって部屋を分けるなど，ASD児・者が理解しやすく，不必要な刺激を減らし集中して課題に取り組めるようにすること。

時間/スケジュールの構造化
1日のスケジュールやこれから起こる一連の流れについて視覚的に提示するなど，やること・起こることについて情報を提示する。

ワークシステム
終わってない課題，終わった課題を入れる箱などを用意し，何をするのか，どれだけするのか，どうしたら終わるのかをわかりやすく提示する。

応用行動分析
その場に合わせ，適切な行動を増やし，不適切な行動を減らすための支援方法である。

就学前関係施設や学校，会社などへ積極的に参加できるようにすることが目標となる[19]。ASDはスペクトラムの考え方でとらえるため，個人の発達段階やASDの重症度に応じて目標が異なり，用いられる指導・支援も異なる。そのため，対象児に合わせて言語・コミュニケーション，社会性，認知面などに対する指導・支援法を使用する。ASDに対する指導・支援法は多く報告されており，その一部を紹介する。

1）認知特性に合わせた指導・支援
（1）TEACCH[20]

ASD，およびそれに準じるコミュニケーションの問題を抱える子ども向けのケアと教育であり，構造化を用いた支援を重視している。構造化ではできるだけ1人で課題を達成できるよう視覚的情報が用いられる。視覚的情報による構造化には，物理的構造化，時間/スケジュールの構造化，ワークシステムなどの方法がある。弱い中枢性統合や実行機能の弱さなど，ASDの認知特性に合わせて情報を整理しやすくすることで混乱（パニックなど不適応行動）を起こすことなく課題に取り組むことができ，生活がしやすくなるようにする方法である。

2）言語・コミュニケーションに対する指導・支援[19]
（1）JASPER（ジャスパー）

共同注意，象徴遊び，相互的なかかわり，感情調整に働きかける支援である。遊びを通し，子どもの自発性や他者とのかかわり合いを促進させる。

（2）More Than Words

ASD児の家族に焦点を当てた早期介入プログラムである。OWLの姿勢（子どもの興味を観察する（observe），考える時間を与える（wait），子どもの音声・発話を受け止める（listen））や，ROCKストラテジー（繰り返し（repeat），やり取りの機会の提供（offer opportunities），手がかりを与える（cue），楽しく続ける（keep it fun, keep it going））を用いた介入方法を保護者に指導する。

（3）絵カード交換式コミュニケーションシステム（PECS）

応用行動分析の概念がベースとなった指導法である。PECSはほしいものを得るため，相手に絵カードを渡して要求を伝えるフェイズⅠから，「何が見える？」，「これは何？」といった質問に絵カードを用いて文を作成して応答するフェイズⅥまで6つの段階（フェイズ）から成る。

（4）拡大・代替コミュニケーション（AAC）

AACは音声言語が困難な場合に用いられる。ジェスチャーやマカトンサインなどが用いられることがある。また，視覚的なシンボルや文字盤な

TEACCH：Treatment and Education of Autistic and related Communication-handicapped CHildren
JASPER：Joint Attention, Symbolic Play, Engagement and Regulation
PECS：the picture exchange communication system

どのローテクエイドや，スイッチを押すと音声が出力されるVOCAやiPad
などのアプリケーションのようなハイテクエイドなどがある。

3）社会性に対する指導・支援
（1）ソーシャルスキルトレーニング（SST）

　対人関係や社会生活を営むために必要な技術・能力をソーシャルスキル
といい，このスキルの獲得のために行うトレーニングがSSTである。教示，
モデリング，リハーサル，フィードバック，般化という一連の流れで行わ
れることが多く，スモールステップで行い，些細なことでもできたことを
ほめることで子どものモチベーションを保つ[21]。指導の対象となるのは，
列にきちんと並ぶなど社会のルールを自然に学んでいくことが難しい子ど
もであり，社会性が身につくように指導していく。

（2）コミック会話

　言語の獲得ができ，日常のやり取りを音声言語で行っているASD児の
中には，他者の意図や心情理解の困難さなど，心の理論が理解できないこ
とによって生じるコミュニケーション上のトラブルを起こす子どもがい
る。コミック会話は，これらの問題に対する指導法である[22]。トラブルの
背景を人物絵や吹き出しを使って，他者の考えや自身の発言を他者がどの
ように受け取っているか振り返り，他者の心情や意図理解，トラブルが起
こった際にどうしたらよかったかを考える方法である。

4）認知面に対する指導・支援
─太田ステージを用いた認知発達治療─

　太田ステージは，ピアジェの発達段階を参考に認知発達段階を設定した
ものである[23]。太田ステージによる評価（表5-Ⅲ-3）による子どもの認
知発達段階に合わせた指導・支援を行う。

ローテクエイド
身近な材料で作成できる補助手段である。

ハイテクエイド
パソコンやタブレット端末などのハイテクノロジーを用いた代替手段である。

教　示
どのような行動が必要なのか，その理由，それができることのメリットを伝える。

モデリング
手本を示したり，不適切な場面ではどうしたらよいか考えてもらう。

リハーサル
実際の場面を想定し，見本で示した行動を実際に子どもが行う。

フィードバック
適切な行動ができていたかどうかを伝え，振り返りを行う。できたときはほめ，不適切であったときは適切な行動を具体的に伝える。

般　化
学んだスキルを日常生活でもできるようにする。

スモールステップ
p.90参照。

表5-Ⅲ-3　太田ステージの発達段階

Stage	シンボル表象機能の発達段階の定義	定型発達児での発達の目安
Ⅰ	シンボル機能が認められない段階 Ⅰ-1：手段と目的の分化ができていない段階 Ⅰ-2：手段と目的の分化の芽生えの段階 Ⅰ-3：手段と目的の分化がはっきり認められる段階	4か月 8か月 1歳〜1歳半
Ⅱ	シンボル機能の芽生えの段階	〜2歳
Ⅲ-1	シンボル機能がはっきり認められる段階	2歳半前後
Ⅲ-2	概念形成の芽生えの段階	3歳〜4，5歳
Ⅳ	基本的な関係の概念が形成された段階	〜7，8歳
Ⅴ	それ以上	それ以上

出典）心の発達研究所：太田ステージ評価手引き（LDT-R），特定非営利活動法人 銀杏の会，p.1，2017

SST：social skill training

〔引用文献〕

1）日本精神神経学会（日本語版用語監修），髙橋三郎・大野　裕監訳：DSM-5-TR　精神疾患の分類と診断の手引き，医学書院，pp.29-33，2023

2）森野百合子・海老島　健：ICD-11における神経発達症群の診断について―ICD-10との相違点から考える―．精神神経学雑誌，123（4）：214-220，2021

3）Maenner, M.J., Warren, Z., *et al.*：Prevalence and Characteristics of Autism Spectrum Disorder Among Children Aged 8 Years ― Autism and Developmental Disabilities Monitoring Network, 11 Sites, United States, 2020. *MMWR Surveillance Summaries*, 72（2）：1-14, 2023

4）The Interagency Autism Coordinating Committee（IACC）：IACC Strategic Plan For Autism Research, Services, and Policy 2021-2023 Update. Question 3：What Are the Genetic and Environmental Factors that Contribute to Autism and its Co-Occurring Conditions? https://iacc.hhs.gov/publications/strategic-plan/2023/question3.shtml（2023年4月5日閲覧）

5）経済産業省：ニューロダイバーシティとは https://www.meti.go.jp/policy/economy/jinzai/diversity/neurodiversity/neurodiversity.html（2024年4月5日閲覧）

6）傳田健三：自閉スペクトラム症（ASD）の特性理解. *Jpn J Psychosom Med*, 57：19-26, 2017

7）三浦優生・松井智子・藤野　博　他：自閉スペクトラム児におけるプロソディ表出面についての評価. 発達心理学研究，30（4）：329-340，2019

8）Howlin, P., Susan S., *et al.*：Savant skills in autism：psychometric approaches and parental reports. *Philos Trans R Soc Lond B Biol Sci.* 27：364（1522）：1359-1367, 2009

9）Baron-Cohen, S., *et al.*：Does the autistic child have a "theory of mind"?. *Cognition*, 21：37-46, 1985

10）Frith, U. 著，冨田真紀・清水康夫訳：自閉症の謎を解き明かす，東京書籍，2002

11）サイモン バロン－コーエン著，水野　薫　他翻訳：自閉症スペクトラム入門―脳・心理から教育・治療までの最新知識，中央法規出版，2011

12）黒田美保：発達障害の特性把握のためのアセスメント. 臨床心理学, 13（4）：473-478，2013

13）Robins, D. L., Fein, D., Barton, M.：改訂　乳幼児期自閉症チェックリスト修正版（フォローアップ調査付き）https://www.mchatscreen.com（2024年7月16日閲覧）

14）稲田尚子：ASDのスクリーニング①-M-CHAT. 臨床心理学, 16（1）：12-15，2016

15）発達障害支援のための評価研究会：PARS-TR　親面接式自閉スペクトラム

症評定尺度　テキスト改訂版，スペクトラム出版社，p.1, 2013
16) Michael Rutter, M., *et al.* 原著，土屋賢治　他監修：ADI-R　日本語版マニュアル，金子書房，2017
17) Lord C., *et al.* 原著，黒田美保，稲田尚子（監修・監訳）：ADOS-2　日本語版マニュアル，金子書房，2015
18) Schopler E., *et al.* 原著，内山登紀夫　他監修・監訳：CARS 2　日本語版マニュアル，金子書房，2020
19) The American Speech-Language-Hearing Association（ASHA）：Autism Spectrum Disorder. Clinical Topics
https://www.asha.org/Practice-Portal/Clinical-Topics/Autism/ （2022年1月6日閲覧）
20) 佐々木正美：自閉症療育―TEACCHモデルの世界的潮流―．脳と発達，**39**：99-103, 2007
21) 岡田　智・中村敏秀・森村美和子著，上野一彦監修：特別支援教育をサポートする　図解よくわかるソーシャルスキルトレーニング（SST）実例集，ナツメ社，2012
22) キャロル　グレイ著，門眞一郎訳：コミック会話　自閉症など発達障害のある子どものためのコミュニケーション支援法，明石書店，2006
23) 心の発達研究所：太田ステージ評価手引き（LDT-R），特定非営利活動法人　銀杏の会，2017

〔参考文献〕
・藤原加奈江：自閉症スペクトラムのコミュニケーション障害．音声言語医学，**51**：252-256, 2010
・髙橋三郎：神経発達症群（DSM-5セレクションズ），医学書院，2016
・深浦純一編集主幹：図解　言語聴覚療法技術ガイド　第2版，文光堂，2022

IV 特異的言語発達障害

1 定　義

　特異的言語発達障害（SLI）とは，言語発達を阻害する明らかな要因（知的発達症，自閉スペクトラム症，聴覚障害，神経学的な異常など）がないにもかかわらず，話しことばの獲得・使用に限って困難さを示す障害である[1]。ただし，これは医学的診断名ではない。DSM-5-TRでは神経発達症群の中にあるコミュニケーション症群の中でも言語症に該当し（表5-

SLI：specific language impairment

第5章　言語発達障害各論

表5-Ⅳ-1　DSM-5-TRにおける診断基準の要約

基準	内容
A	言語の習得・使用における持続的な困難さで，以下の言語理解または産出の欠陥によるもの ① 少ない語彙　② 限定された構文　③ 話法における障害
B	言語能力は年齢から期待されるものより本質的かつ量的に低く，効果的なコミュニケーション，社会参加，学業成績，職業的能力に機能的な制限をもたらしている
C	症状の始まりは発達早期である
D	その困難さは感覚障害（聴力など），運動機能障害または他の身体的・神経学的病態によるものではなく，知的発達症や全般的発達遅延によってはうまく説明されない

出典）日本精神神経学会（日本語版用語監修），髙橋三郎・大野　裕監訳：DSM-5-TR　精神疾患の診断・統計マニュアル，医学書院，p.45，2023

ICD-11
わが国での適用は，2024年4月現在，厚生労働省において準備が進められている。

SLIとDLDの違い
判定基準として，SLIには非言語性知能の明確な基準（指標で85以上）があり，言語能力との間に差があることを要件としている。一方，DLDは両者の差を要件とはしていない。その結果，知的発達症ではないが，比較的低い知的水準の児について，SLIでは含まれず，DLDでは含まれることがある。

文部科学省の調査
2022年に実施された通常の学級に在籍する特別な教育的支援を必要とする児童生徒に関する調査結果において，学習面または行動面で著しい困難を示す児童生徒の割合は8.8％で，そのうち「聞く」「話す」に著しい困難を示す児童生徒の割合は2.5％であった[8]。

Ⅳ-1）[2]，ICD-11では発達性言語症に該当すると考えられる[3]。レナードはSLIの判定基準として，非言語性知能が85以上かつ，複数の標準化検査で明らかな言語障害を示すことをあげている[1]。

言語症状の現れ方は個々の言語体系によって違いがあり，いくつかのサブタイプがある。英語では時制辞の「-ed」，人称や数の一致辞の「-s」などの文法形態素の脱落が頻繁に起こり，非文法的な発話となることが知られている[4]。一方，日本語では主格の「が」，対格の「を」，与格の「に」を誤って付与するなどの文法障害を指摘する報告がある[5]。

英語圏の言語障害の専門家グループ（CATALISE）は，当事者が支援を受けやすくなるように，用語や基準の見直しを行い，SLIを含む発達性言語障害（DLD）という用語を提案している。

② 有病率・原因

SLIの有病率は年齢と定義によって異なるが，3〜7％程度と考えられている[6]。日本では正確な割合を示す疫学調査はない。遺伝的な要因があるといわれているが，言語発達に影響を与える遺伝子は多数存在し，特定の遺伝子の変異が原因ではない[7]。

③ 症　状

1）幼児期前期（2〜3歳）
食事・排泄・生活習慣は年齢相応で，アイコンタクトがとれ，事物を通じたやり取りも可能で，大人からの指示をおおむね理解しているようにみ

DLD：developmental language disorder

えるが，有意味語がみられない，または少ない。このような子どもはレイトトーカー（LT）[9]と呼ばれる。語の一部の音のみの表出が多い子どもの中に，のちに口頭言語の問題をもちうる子どもがいる印象もある。視知覚認知能力は年齢相応で，検査により名詞以外の品詞，特に動作語，大小，色の習得が遅れていることがある[10]。

2）幼児期後期（4〜6歳）

従来から語想起の弱さは指摘されており[11]，質問に対して話すことをためらい，何かを伝えるときに身振りが多くなる。また毎日会う友だちや担任の「名前」を覚えていないこともある。他に子音の省略や一貫性のない誤り[12]，「テレビ」を「テビレ」と言うように音の語内位置が入れ替わることがある。保育所・幼稚園・こども園等の先生のことばによる指示を理解できず勘違いしたり，また友だちの動きを見てなんとか対応しているといった，言語の表出や理解を背景とした活動での問題がみられる。

語彙は少なく，表現が乏しくなる[13]。文で表現できないことがあり，助詞の脱落や誤使用もみられる。ただし，日常会話で助詞の省略は通常起こりうるため，問題の有無の判断には言語評価が必要である。自発話を分析すると，「長いまつげ」を「大きい　の　まつげ」のように語彙の誤りや「の」の過剰生成，「あるけど」を「あるだから」のような動詞・形容詞と付属語結合の誤用もみられる[14]。

3）学童期（6〜12歳）

保護者や学校の先生の訴えの多くは，話すことをためらい，自信がないようにみえるというものである。一方で社会性に問題はなく，よく話す児童もいるが，この場合も語想起が悪く身振りを多用し，迂言反応もみられ，言いたいことをうまく伝えられず，助詞の脱落や誤用も見受けられる[15]。幼児後期までに蓄積された言語の問題が，ナラティブの問題として目立ってくる。

文法に関して福田は，SLI児に情景画と助詞が空欄になった説明文を提示し，文完成課題を実施している。その結果，SLI児は「かずおさん（を）しずかさん（が）押した」のようなかき混ぜ語順文で，定型発達児に比べ成績が際立って低いことを示した[16]。このような誤りは長期にわたりみられる[17]。

レイトトーカー（LT）
社会性，認知面等の遅れや発達障害はないが，言語の表出のみに遅れのある2歳児をレイトトーカー（LT）またはレイトランゲージエマージェンス（LLE）と呼ぶ。2歳児の13%程度に生じるとされる[9]。

迂言反応
ことばが出てこないために，回りくどい言い方をすること。

ナラティブ
適切な語や文法を用いて，論理的な順序で一連の出来事を物語ること

かき混ぜ語順文
主語以外の名詞句が主語を超えて時制辞句/屈折辞句の付加位置に移動する文を呼ぶ[5]。例えば，ヲ格名詞句が，ガ格名詞句に先行する文のことである。

LT：late talker　　LLE：late language talker

④ 評　価

　まずは聴覚障害や中枢神経系の問題（てんかん・脳性麻痺など）がないことを確認する。医学的情報の収集，発達歴の聞き取りが必要となる。

1）幼児期前期（2〜3歳）

　乳幼児健康診査（健診）でことばの遅れを指摘され，言語聴覚士のもとへ相談にきた場合，定期的に発達経過を追う必要がある。遊びや検査中のやり取りの様子，こだわりや社会性の問題の有無を確認する。言語の問題が自閉スペクトラム症と関連して生じているか否かの可能性を探るには，親面接式自閉スペクトラム症評定尺度テキスト改訂版（PARS-TR）やCCC-2子どものコミュニケーション・チェックリストが利用できる。

　発達検査や知能検査の全検査の数値は言語反応を求める下位検査の成績を含んでしまう。そのため非言語性知能の評価は，新版K式発達検査2020の認知・適応領域の検査，WPPSI-Ⅲ知能検査では知覚推理指標の下位検査，3歳前後の子どもであれば，国リハ式＜S-S法＞言語発達遅滞検査改訂第4版（以下，＜S-S法＞）の基礎的プロセス（積木，図形，描線）でも確認できる。KIDS乳幼児発達スケールなどの質問紙からも情報が得られる。

　言語の評価は絵画語い発達検査（PVT-R），＜S-S法＞，言語・コミュニケーション発達スケール改訂版（LC-R）が利用できる。＜S-S法＞では語連鎖の受信が可能であるにもかかわらず，表出が事物名称で数語しかない，呼称していても「りんご」を「んご」，「めがね」を「ね」のように語の一部の表出（ワードパーシャル）が多い場合は注意が必要である。名詞以外の動作語などの習得の遅れを確認することもポイントとなる[10]。LC-Rではコミュニケーション領域の成績を確認し，語彙領域や語連鎖・統語領域の表出面と理解面の成績の差（表出＜理解）に注目する。ただ，文法発達を評価する標準化検査は少ない。そこで自発話における動きを表す動詞の増加と，「にゃんにゃん　食べてるね」や「りんご　食べてるね」のような2語文（主語や目的語と動詞）の組み合わせの数の増加（文の多様性）が文法発達の指標のひとつとなる[18]。

2）幼児期後期（4〜6歳）

　この時期は，健診後の経過観察中のこともあれば，保育所・幼稚園・こども園等の先生や保護者が心配して相談に来ることもある。幼児前期と同様に社会性の問題の有無の確認に加えて，非言語性知能の確認を行う。非

言語性知能の評価には5歳以降ではWISC-IV知能検査の知覚推理指標の下位検査やWISC-V知能検査の視空間指標や流動性推理指標の下位検査の成績が利用できる。

言語の評価は，＜S-S法＞では語連鎖，語順方略の受信を通過しても助詞方略で不通過となるかもしれない。語連鎖の発信は，動作主あるいは対象のみの表出となり，身振りを伴った反応も多い。文で発信しても「ママにりんご食べる」のような助詞の誤りが目立つが，この年齢では，すぐに問題とはいえない。

文法について，理解面の評価はJ.COSS日本語理解テストを利用できる。LC-Rでは語操作領域の「事物の定義」でジェスチャーを多用したり，適切な動詞を用いないといった特徴がみられる。そのため，話すか話さないかだけを確認するのではなく，話した内容と様子を丁寧に書き留めておく。また，コミュニケーション領域や視覚提示の課題はおおむね通過するが，口頭表現が乏しく不通過となる場合がある。例えば，落書き中に大人に見つかる「状況画」の説明では，「えーと」とことばを探してためらったり，伝えることを諦めたり，「絵かいている」とだけ言い，その後の展開（叱られる）をことばで説明できない。語連鎖・統語領域の「色名＋名詞の産出」では，ある図版について例として文型を聞かせた上で，その文型で表出ができるかを評価している。このような課題が難しい場合，日常生活場面で聞く様々な文型から法則を見出し，自ら言語を習得していくことに支障があるかもしれない。

英語圏では音韻性短期記憶の低下がSLI児の特徴として知られており，その評価に無意味な語（非語；non-word）復唱が用いられる。日本では田中らが5歳のSLI児に疑似語復唱検査（古語復唱検査）を行い，その成績は極めて低かったが，就学前に問題は解消される可能性を示している[19]。

3）学童期（6～12歳）

健診や保育所・幼稚園・こども園等では特に指摘されてこなかったり，何となくことばの発達に心配はあったが保育所・幼稚園・こども園等や家庭で何とか過ごしてきて，就学後に改めてことばの発達を主訴に相談に来ることがある。就学前と同様に社会性の問題の有無の確認に加え，非言語性知能の確認を行う。

ウェクスラー系の知能検査において，話したキーワードの羅列により加点されていて，言語理解指標がそれほど低くないこともある。それゆえ，文法などの言語の問題がみえにくい場合があるため，言語の評価は別途行う必要がある。就学以降は学齢版言語・コミュニケーション発達スケール（LCSA）を実施できるが，言語の問題をもつ低学年の場合は，適用年齢

助詞方略
助詞方略に基づけば「イヌをサルが追いかける」の動作主はサルと判断し，語順方略に基づけば文頭のイヌが動作主と判断される。

non-word
無意味語，非語，疑似語などと呼ばれ，でたらめな音韻系列ではなく個々の言語に独自の音韻構造をもつ語である[19]。

第5章　言語発達障害各論

リキャスト
子どもの誤りを含んだ発話を正しい形で言い直す。誤った発話に気づかせ，正しい形を覚えさせる。
例）子ども：「あっ，ネズミがネコにおっかけてる」
　　言語聴覚士：「ネズミがネコに追いかけられているね」

拡張模倣
子どもの発話を元に，詳細を加えたり，文を長くしたりする。
例）子ども：「花が咲いてる」
　　言語聴覚士：「赤い綺麗な花が花壇に咲いているね」

ではないがLC-Rの語連鎖・統語領域の実施も有効であると考えられる。

　LCSAでは，「文の構成」において助詞，助動詞，接続詞などを付与する文法能力を評価する課題がある。また「語の定義」や「語想起」，さらに学童期以降に習得が進む「慣用句・心的語彙」などの習得をみることができる。学童期以降の構文能力の発達的変化を評価する検査としては，格助詞の補完課題，態の産出課題，文の理解課題から成る構文能力スクリーニング検査を利用できる[20]。

　田中ら[21]はナラティブを用いた評価法を開発している。文字のない絵本を提示し，最初に話のナレーションを聞かせてから子どもの発話を誘発する方法（リテリング）をとる。マクロ構造として起承転結，ミクロ構造として語彙，言語的複雑さ（動詞に伴う従属節，接続詞），言い誤りなどの質的特徴をそれぞれ数値化し，子どもの文レベルの問題を明らかにしている。

⑤ 指導・支援

1）幼児期（2〜6歳）の指導

　言語習得を促すことばがけとして，子どもの発話の直後に修正や拡張を加えて聞かせるリキャストや，子どもの発話の直後に関連する語を付加して聞かせる拡張模倣がある。目標語は複数の品詞を設定する。例えば，ごっこ遊びの場面設定で大人が動作のモデルを示し，子どもに動作をさせながら「切ります−切っています−切りました」[22]，表情をつけて「あまい−からい」などと，ことばを繰り返し使ってみせるようにする。文法の習得には動きのある動詞（動態動詞）が重要である[23]。

　また，表出すべき内容や文の構造を視覚的に提示して，発話を促す（図5-Ⅳ-1，5-Ⅳ-2，5-Ⅳ-3）。具体的には，シンボルや文字が活用できる。表出させたいセリフはいくつかの文に分けて，その内容を構成する要素を空欄にしておき提示する。はじめはそれを子どもと一緒に見ながら，言語聴覚士が発話のモデルを示した後に子どもに話してもらう。提示しているシンボルやセリフの文は徐々に減らしていき，最終的には子ども自身で話ができるように段階を踏む。

2）学童期（6〜12歳）の指導
（1）ナラティブを用いた指導

　入山[24]は子どもに起承転結のある5枚の絵から成る物語を提示し，各絵の位置に主要な要素（人，場所，出来事，気持ちなど）を意味するアイ

Ⅳ．特異的言語発達障害

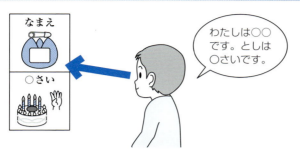

自己紹介の場面で，名前に対して「名札のイラスト」，年齢に対して「ロウソクのささったケーキと年齢を示した手のイラスト」を提示し，発話すべき内容を教示している

図5-Ⅳ-1　自己紹介

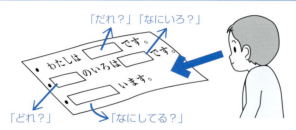

「わたしは〇〇（人物・動物）です。〇〇（身につけているものの名称）のいろは〇〇（色名）です。〇〇（人物・動物の動作をして）います」と決まったフレーズを使う

図5-Ⅳ-2　3つのヒントの決まったフレーズ

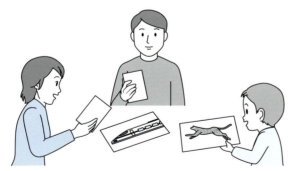

絵の共通点を推測させ，例えば自動車の絵は，「新幹線は乗り物です。自動車も乗り物だから仲間です」，チーターの絵は，「新幹線は速いです。チーターも速いので仲間です」と共通点の説明を促す。例では後者が見た目だけでは共通点に気づきにくいので難しい。使用する絵の難易度は，発達段階に合わせて準備しておく。保護者にも参加してもらうと，ことばがけのヒントを伝えやすい

図5-Ⅳ-3　つながり説明カード

3つのヒントの決まったフレーズ
七田式スリーヒントゲーム（しちだ・教育研究所，学研）などが利用できる。

5枚絵指導
現在（2024年6月），5枚絵指導は「日本コミュニケーション障害学会　言語発達障害研究分科会およびNPO法人どこでもことばドア」により開発中である。

コンを配置して指導（5枚絵指導，図5-Ⅳ-4）を行っている。具体的には，①子どもにアイコンを意識させながら物語を読み聞かせ，②聞いた内容を子どもに話してもらう。③絵とアイコンを見せて内容を確認し，④再び子どもに内容を話してもらう。⑤語彙・文法の確認と短文づくりをし，⑥再び子どもに内容を話してもらう。⑦物語と似た本人の経験を話しても

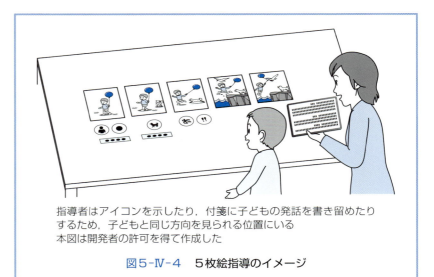

指導者はアイコンを示したり，付箋に子どもの発話を書き留めたりするため，子どもと同じ方向を見られる位置にいる
本図は開発者の許可を得て作成した

図5-Ⅳ-4　5枚絵指導のイメージ

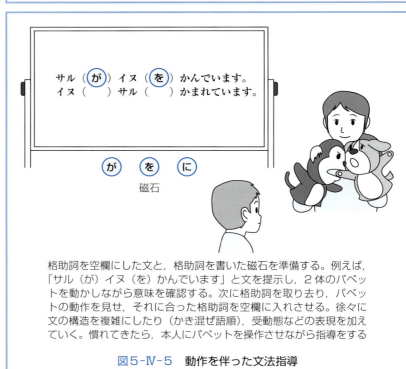

格助詞を空欄にした文と，格助詞を書いた磁石を準備する。例えば，「サル（が）イヌ（を）かんでいます」と文を提示し，2体のパペットを動かしながら意味を確認する。次に格助詞を取り去り，パペットの動作を見せ，それに合った格助詞を空欄に入れさせる。徐々に文の構造を複雑にしたり（かき混ぜ語順），受動態などの表現を加えていく。慣れてきたら，本人にパペットを操作させながら指導をする

図5-Ⅳ-5　動作を伴った文法指導

らう。その結果，言語表出や書きことば，情緒の安定に効果を認めたとしている。

（2）文法を意識した指導

文法の指導は，聴覚だけではなく視覚，触覚・運動感覚といった多感覚を活用して，目標の文法構造を教えることが重要である[25]。文の構造を示す指導は，助詞以外の文の構成要素を空欄にした文を提示し，空欄を埋めて文をつくる指導の報告がある[10]。また，色や形の違う市販のブロックの玩具を，ルールを決めて文を構成する要素に見立てて配列し，複雑な文法を指導する試みもなされている[25]。他に，子どもにパペットを操作させながら，「○○が噛んだ－噛まれた」などの動作を伴ったモデリングを行う指導も考えられる（図5-Ⅳ-5）。受動文の格助詞と受動態を正しく組み合わせて表現できない中学生に，「○○の気持ちになって説明して」と指示を与え，動作を受ける側の気持ちを想像させることで，表現しやすくなった事例の報告もみられる[26]。

〔引用文献〕

1）Leonard, L.B.：Children with specific language impairment（2nd ed.），The MIT Press, Cambridge, Massachusetts, p.15, 2014

2）日本精神神経学会（日本語版用語監修），髙橋三郎・大野　裕監訳：DSM-5-TR　精神疾患の診断・統計マニュアル，医学書院，pp.45-484, 2023

3）ICD-11 WHOホームページ
https://icd.who.int/browse11/l-m/en（2022年12月28日閲覧）

4）Rice, M.L., Wexler, K., Hershberger, S.：Tense over time：The longitudinal course of tense acquisition in children with specific language impairment. *Journal of Speech, Language, and Hearing Research*, 41：1412-1431, 1998

5）福田真二・Fukuda, S.E.・伊藤友彦　他：日本語を母語とする特異的言語発達障害児における格の文法障害. 音声言語医学, 48（2）：95-104, 2007

6）Bishop, D.V.M., Snowling, M.J., Thompson, P.A., *et al.*：Phase 2 of CATALISE：a multinational and multidisciplinary Delphi consensus study of problems with language development：Terminology. *Journal of Child Psychology and Psychiatry*, 58（10）：1068-1080, 2017

7）Bishop, D.V.M.：What Causes Specific Language Impairment in Children? *Current Directions in Psychological Science*, 15（5）：217-221, 2006

8）文部科学省ホームページ
https://www.mext.go.jp/b_menu/houdou/2022/1421569_00005.htm（2022年12月28日閲覧）

9）Zubrick, S.R., Taylor, C.L., Rice, M.L., Slegers, D.W.：Late Language

Emergence at 24 Months : An Epidemiological Study of Prevalence, Predictors, and Covariates. *Journal of Speech, Language, and Hearing Research*, **50** (6) : 1562-1592, 2007

10) 石田宏代：第5章5-1　特異的言語発達障害. 石田宏代・石坂郁代編：言語聴覚士のための言語発達障害学　第2版, 医歯薬出版, pp.141-156, 2008

11) German, D.J. : "Word-finding intervention for children and adolescents". *Topics in Language Disorders*, **13** (1) : 33-50, 1992

12) 石田宏代：発達障害の臨床. 言語聴覚研究, **11** (2) : 98-104, 2014

13) Rice, M.L., Bode, J.V. : GAPS in the verb lexicons of children with specific language impairment. *First Language*, **13** (37) : 113-131, 1993

14) 大伴　潔：特異的言語発達障害における発話の検討―語彙・統語に困難を示す2事例から―. 特殊教育研究施設研究報告 (3), 1-9, 2004

15) 石田宏代：特異的言語発達障害児の言語発達―臨床家の立場から―. 音声言語医学, **44** : 209-215, 2003

16) 福田真二・Fukuda, S.E.・伊藤友彦　他：日本語を母語とする特異的言語発達障害児における格の文法障害. 音声言語医学, **48** (2) : 95-104, 2007

17) Ito, T., Fukuda, S., Fukuda, S.E. : Differences between Grammatical and Lexical Development in Japanese Specific Language Impairment : A Case Study. *Poznań Studies in Contemporary Linguistics*, **45** (2) : 211-221, 2009

18) 遠藤俊介・田中裕美子：文の多様性による早期文法発達評価の開発：試行的臨床実践に基づく予備調査. コミュニケーション障害学, **38** : 33-41, 2021

19) 田中裕美子・渡邊　純・白邦和子　他：特異的言語障害幼児の言語特徴の解明への試み. 聴能言語学研究, **18** : 2-9, 2001

20) 橋本竜作・岩田みちる・鈴木麻希　他：構文能力スクリーニング検査の学年別変化と, その妥当性と信頼性について. LD研究, **28** (1) : 59-71, 2019

21) 田中裕美子：ナラティブを用いた言語評価. コミュニケーション障害学, **33** : 27-33, 2016

22) 辰巳朝子・大伴　潔：高機能自閉症スペクトラム障害児への動作語指導―動作モデルと動作体験による指導効果―. 東京学芸大学教育実践支援センター紀要, **9** : 125-132, 2013

23) 田中裕美子：ことばが気になる子どもに早期アプローチ―ことばの遅れと言語発達障害. 小児耳鼻咽喉科, **42** (1) : 16-21, 2021

24) 入山満恵子・田中裕美子・松浦千春　他：ナラティブを用いた言語指導法の効果分析：2事例を通して. コミュニケーション障害学, **41** (1) : 7-14, 2024

25) Balthazar, C.H., Ebbels, S., Zwitserlood, R. : Explicit Grammatical Intervention for Developmental language Disorder : Three Approaches.

Language, Speech, and Hearing Services in Schools, 51：226-246, 2020
26）小林健史・橋本竜作・尾野美奈　他：特異的言語発達障害例に対する受動文の誘導法に関する検討．言語聴覚研究，11（4）：321-328, 2014

〔参考文献〕
・Norbury, C.F., Tomblin, J.B., Bishop, D.V.M編，田中裕美子監訳：ここまでわかった言語発達障害―理論から実践まで―，医歯薬出版，2011
・大石敬子・田中裕美子編著：言語聴覚士のための事例で学ぶ発達障害，医歯薬出版，2014
・大伴　潔・林　安紀子・橋本創一編著：アセスメントにもとづく学齢期の言語発達支援，学苑社，2018
・大伴　潔・林　安紀子・橋本創一編著：言語・コミュニケーション発達の理解と支援，学苑社，2019
・田中裕美子編著，遠藤俊介・金屋麻衣著：レイトトーカー（LT）の理解と支援，学苑社，2023

V　学習障害

1 学習障害（LD）の定義

　学習障害（LD）は，教育界（learning disabilities）と，医学界（learning disorders）の双方で定義され，それぞれの定義には共通する部分と異なる部分がある。

1）教育界における学習障害（LD）の定義
　文部科学省[1]は，学習障害（LD）を「基本的には全般的な知的発達に遅れはないが，聞く，話す，読む，書く，計算する又は推論する能力のうち特定のものの習得と使用に著しい困難を示す様々な状態を指すものである。学習障害は，その原因として，中枢神経系に何らかの機能障害があると推定されるが，視覚障害，聴覚障害，知的障害，情緒障害などの障害や，環境的な要因が直接の原因となるものではない」と定義している。

2）医学界における学習障害（LD）の定義
　医学的診断基準のひとつであるアメリカ精神医学会の「精神疾患の診断・統計マニュアル第5版（DSM-5-TR）」[2]では，神経発達症の1つである

環境的な要因
具体的には，学習意欲，家庭環境および教育環境などをさす。

医学的診断基準
DSM-5-TRの他に，世界保健機関（WHO）の国際疾病分類第11版（ICD-11）がある。

第5章　言語発達障害各論

重症度（軽度・中等度・重度）
軽度：1つまたは2つの学習領域における技能を学習するのにいくらかの困難さがあるが，特に学齢期では，適切な調整または支援が与えられることにより補償される。またはよく機能することができるほど軽度である。
中等度：1つまたは複数の学習的領域における技能を学習するのに際立った困難さがあるため，学齢期に集中的に特別な指導が行われる期間がなければ学業を習熟することは難しいようである。学校，職場，または家庭での少なくとも1日のうちの一部において，いくらかの調整または支援が，活動を正確かつ効果的にやり遂げるために必要だろう。
重度：複数の学業の領域における技能を学習するのに重度の困難さがあるため，ほとんど毎学年ごとに集中的で個別かつ特別な指導が継続して行われなければ，それらの技能を学習することは難しいようである。家庭，学校，または職場で適切な調整（p.159へ続く）

限局性学習症（SLD）に分類されている。DSM-5-TRでは，限局性学習症の学習困難の領域として，読み・書き・算数/計算の3つをあげている（表5-V-1）。また，DSM-5-TRでは，重症度（軽度・中等度・重度）の特定も可能となっている。

3）教育界と医学界の学習障害（LD）の定義を比較して
（1）共通点と相違点
　LDに含まれる症状は，教育界と医学界の双方の定義で，読み・書き・算数/計算が共通である。一方，音声言語と推論能力は教育界の定義にのみ含まれる。知的機能の扱いも両者で異なる。教育界では「全般的な知的発達に遅れはない」ことを要件としているが，医学界では「知的に正常域」という文言はなく，境界知能も含めた概念といえる。
（2）学習障害（LD）の中心的な問題は何か？
　リオンら[3]やウノら[4]は，LD児の80%には読み書きの障害があると報告している。このことから，LDの中心的な問題は読み書きの問題，すなわち発達性読み書き障害（発達性ディスレクシア）だと考えられている。
　以降，本節では，LDの中で最も出現の多い発達性読み書き障害（発達性ディスレクシア）について詳細を述べる。

表5-V-1　DSM-5-TRにおける限局性学習症（SLD）の診断基準

A. 学習や学業的技能の使用に困難があり，その困難を対象とした介入が提供されているにもかかわらず，以下の症状の少なくとも1つが存在し，少なくとも6カ月間持続していることで明らかになる：
（1）不正確または速度が遅く，努力を要する読字（例：単語を間違ってまたはゆっくりとためらいがちに音読する，しばしば言葉を当てずっぽうに言う，言葉を発音することの困難さをもつ）
（2）読んでいるものの意味を理解することの困難さ（例：文章を正確に読む場合があるが，読んでいるもののつながり，関係，意味するもの，またはより深い意味を理解していないかもしれない）
（3）綴字の困難さ（例：母音や子音を付け加えたり，入れ忘れたり，置き換えたりするかもしれない）
（4）書字表出の困難さ（例：文章の中で複数の文法または句読点の間違いをする，段落のまとめ方が下手，思考の書字表出に明確さがない）
（5）数字の概念，数値，または計算を習得することの困難さ（例：数字，その大小，および関係の理解に乏しい，1桁の足し算を行うのに同級生がやるように数学的事実を思い浮かべるのではなく指を折って数える，算術計算の途中で迷ってしまい方法を変更するかもしれない）
（6）数学的推論の困難さ（例：定量的問題を解くために，数学的概念，数学的事実，または数学的方法を適用することが非常に困難である）

B. 欠陥のある学業的技能は，その人の暦年齢に期待されるよりも，著明にかつ定量的に低く，学業または職業遂行能力，または日常生活活動に意味のある障害を引き起こしており，個別施行の標準化された到達尺度および総合的な臨床評価で確認されている。17歳以上の人においては，学習困難の経歴は標準化された評価の代わりにしてよい。

C. 学習困難は学齢期に始まるが，欠陥のある学業的技能に対する要求がその人の限られた能力を超えるまでは，完全に明らかにはならないかもしれない（例：時間制限のある試験，逼迫した締め切り期限内に長く複雑な報告書を読んだり書いたりすること，過度に重い学業的負荷）。

D. 学習困難は知的能力障害群，非矯正視力または聴力，他の精神または神経学的病態，心理社会的逆境，学校教育の用語の習熟度不足，または不適切な教育指導によってはうまく説明されない。

出典）日本精神神経学会（日本語版用語監修），髙橋三郎・大野　裕監訳：DSM-5-TR　精神疾患の診断・統計マニュアル，医学書院，p.75，2023

SLD：specific learning disorder

V．学習障害

② 発達性読み書き障害（発達性ディスレクシア）の定義

　発達性読み書き障害（発達性ディスレクシア；developmental dyslexia）について，日本では，発達性ディスレクシア研究会[5]が独自の定義を示している。詳細を表5-V-2に示すが，簡単にまとめると以下のようになる。すなわち，①大脳機能や構造の問題があり，先天性である，②文字（列）から音韻（列）への変換（＝読み）や，音韻（列）から文字（列）への変換（＝書き）について，正しく読んだり書いたりする側面（＝正確性）や，すばやく読んだりすばやく文字の形を思い出す側面（＝流暢性）に困難を示す，③読み書きの習得に関与する認知機能の弱さがあり，練習を十分行っても通常の方法では読み書きの習得が困難となる。その結果，生活年齢や知的能力に見合った読み書きのスキルが獲得できない，である。

表5-V-2　発達性読み書き障害（発達性ディスレクシア）の定義

発達性ディスレクシアは，神経生物学的原因による障害である。その基本的特徴は，文字（列）の音韻（列）化や音韻（列）に対応する文字（列）の想起における正確性や流暢性の困難さである。こうした困難さは音韻能力や視覚認知力などの障害によるものであり，年齢や全般的知能の水準からは予測できないことがある。聴覚や視覚などの感覚器の障害や環境要因が直接の原因とはならない。

出典）発達性ディスレクシア研究会：発達性読み書き障害の定義
　　　https://square.umin.ac.jp/dyslexia/

> ♪　発達性読み書き障害（発達性ディスレクシア）の名称　♪♪
> 　発達性読み書き障害（発達性ディスレクシア）は，英語圏では単にdyslexiaと呼ばれることがある。dyslexiaは直訳すると，「読み障害」もしくは「失読症」だが，発達性（先天性）の場合，通常，読みに困難があれば必ずといってよいほど書きにも困難を生じる。また，全般的知能が正常な特異的発達性読み障害例の報告はない。さらに，dyslexiaには，後天性の脳損傷によって生じる読みの障害も含まれるため，「発達性」と明記し，後天性大脳損傷による失読や失書と区別する必要がある。以上のことから，日本では「発達性 読み書き 障害」と呼ぶことが一般的となっている。

③ 発達性読み書き障害（発達性ディスレクシア）の出現率・原因

1）出現率

　発達性読み書き障害の出現率は，使用言語によって異なることが明らかになっている。例えば，読みの正確性の障害（書きの正確性の障害は含ま

（p.158より続く）
または支援がいくつも次々と用意されていても，すべての活動を効率的にやり遂げることはできないだろう。

境界知能
境界知能の知能指数（IQ）は71-84とされている。境界知能児は学校不適応に陥りやすく，教育上の個別配慮が必要であるものの，実態は通常学級から特別支援学級の狭間にあることも多く，適切な支援が届きにくい状況にある。

特異的発達性読み障害
全般的知能が正常な特異的発達性読み障害例の報告はない。一方，読みに問題はなく，書字だけに困難を示す「特異的発達性書字障害」例は存在する。

第5章　言語発達障害各論

全体で約8%の出現率
ウノら[4]の調査の詳細は以下の通り：ひらがな音読0.2%，カタカナ音読1.4%，漢字音読6.9%，ひらがな書字1.6%，カタカナ書字3.8%，漢字書字6.0%。なお，宇野[10]は，速読課題（ひらがなの単語と非語，カタカナの単語と非語，文章刺激）を用いた調査で，2.8%の児童が読みの流暢性（音読速度）に問題を認めたと報告している。

粒と透明性の仮説[11]
粒性は1文字が担う最小の音の単位，透明性は文字と音の対応関係の規則性を指す。この仮説では，1文字が担う最小の音の単位が小さいほど，また規則性が低いほど，読みの習得が難しいとされる。

異所性灰白質
細胞遊走（マイグレーション）の異常によって，大脳皮質第1層に本来入ってはいけない細胞が入り込んでしまう状態。

小脳回
異所性灰白質（エクトピア）があることで，局所的に脳の皮質量が増大してしまう状態。

細胞遊走
胎生期の大脳は，胎生6か月までに細胞遊走（マイグレーション）と呼ばれる細胞移動が起こる。機能や形の似た神経細胞が層状に集まることで，大脳皮質は6層構造となる。

認知障害構造
英語圏では，音韻認識能力と自動化能力の一方もしくは双方が障害されている状態をさす二重障害仮説[21]，聴覚認知の障害から音韻認識障害が生じているという聴覚認知障害仮説[22]，visual magnocellular（マグノセルラー）systemに代表される低次の視覚情報処理障害仮説[23]，視覚的注意スパン（VAS）障害仮説[24]，小脳の機能障害仮説[25]などが提唱されている。

ない）は，英語圏[6),7)]で10%前後，中国語[8]で3.9%，イタリア語[9]で3.1〜3.2%の出現率と報告されている。日本語では，ウノら[4]が多数の小学生を対象に認知機能や読み書きの正確性の習得度を調査し，読みと書きの両方の問題を合わせて全体で約8%の出現率になると報告した。この数値に従うならば，発達性読み書き障害は日本の発達障害の中で最も多い障害ということになる。使用言語による出現率の違いは，1文字が表す音韻の単位の大きさや文字と音の対応関係の規則性が関与していると考えられている。使用言語による発達性読み書き障害の出現率の違いを理解するには，ワイデルら[11]が提唱した粒と透明性の仮説が役に立つ。

　男女差については，概して男児が女児よりも出現率が高いとされている[12]。

2）原　因

（1）生物学的背景

①　**大脳の構造**　　通常，側頭平面は右側と比較して左側が大きいという左右対称性がみられる。しかし，発達性読み書き障害があると，その左右差が認められず対称的[13]，もしくは右の側頭平面の方が大きい[14]という報告がある。また，発達性読み書き障害例では，視覚伝導路の一部である視床のmagnocellular layer（大細胞層）の細胞数が少なく，細胞も小さいという報告[15]もある。さらに，発達性読み書き障害例には，大脳に異所性灰白質（ectopia）や，局所的な小脳回（microgyria）があり，これらは細胞遊走（マイグレーション）の異常を示唆するものだといわれている[16]。

②　**大脳機能**（図5-Ⅴ-1）　　脳機能研究から，発達性読み書き障害例では，左頭頂側頭移行部（音韻処理に関与）や，左下後頭側頭回もしくは紡錘状回（単語形態の認知に関与，VWFA）といった大脳の後方領域で活動が減弱し，代償的に左下前頭回や右前頭葉の活動が増強すると報告されている[17]。

③　**遺伝・遺伝子**　　発達性読み書き障害は遺伝的に出現する（＝家族集積性がある）ことが明らかになっている[18]。例えば，一卵性双生児と二卵性双生児において，発達性読み書き障害の高い遺伝率が示されている[19]。また，発達性読み書き障害に関連する遺伝子（*DYX1*〜*DYX9*）の報告[20]もある。

（2）認知障害構造

　日本語話者の発達性読み書き障害例は，音韻認識能力，自動化能力および視覚認知力（視知覚・視覚記憶）の3つの問題の単独または複合であることが多いといわれている[26]。

VWFA：visual word form area　　　VAS：visual attention span

① **音韻認識能力**　音韻認識とは，1つの単語の中にある別々の音声を把握し，その音的表象（音的イメージ）を操作する能力である。音韻が正しく認識されないと文字と音との対応関係がつくりにくく，読み書きの習得が困難になる。

② **自動化能力**　自動化能力とは，視覚的に提示された意味や記号から，それに対応する語音を想起し表出する過程のスムーズさである。自動化能力を評価する検査として，色，絵，数字の名称を素早く呼称していく課題である**RAN**が用いられる[27]。自動化能力は，読みの流暢性，すなわち音読速度との関連が指摘されている[28]。

③ **視覚認知力**　文字は視覚的に提示される形態であり，かつ日本語の場合，形態的に複雑で，数も多く，似たような形態も多い漢字を扱う。したがって，視覚情報処理能力は，読み書きの習得に重要な役割を果たすと考えられる。表5-V-3に，処理レベルに応じた用語（視機能，視知覚，視覚記憶，**視覚認知**）と，その定義を示した。日本語話者の発達性読み書き障害児群を対象とした後藤ら[29]の研究では，視機能の問題は読み書きの習得に影響を与えず，視知覚や視覚記憶を含んだ視覚認知力の問題，す

> **音韻認識**
> 例えば「犬」をみたとき，①2つの音がある，②最初の音は「い」，最後の音は「ぬ」，③「い」と「ぬ」は違う音，④最初の音をとると「ぬ」，⑤反対から言うと「ぬい」というようなことがわかることをいう。
>
> **RAN**
> p.61参照。
>
> **視覚認知**
> 海外では，視覚認知の中に視知覚や視覚記憶を含める場合もある。

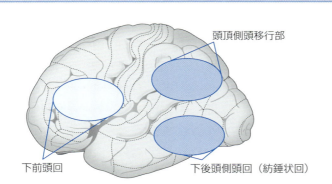

図5-V-1　発達性読み書き障害のある例の大脳機能低下部位（濃い青色部分）
注）濃い青色は活動の減弱，薄い青色は代償的に活動が増強している部位である。

表5-V-3　視覚情報処理能力について

視機能	視力，視野，コントラスト感度，色覚，両眼視機能，眼球運動機能など
視知覚	知識や視覚記憶によらない視覚情報の処理（線分の長さ，傾き，空間的位置など）
視覚記憶	視覚情報の記銘，保持，再生
視覚認知	知識に依存した視覚情報の処理

出典）後藤多可志・宇野　彰・春原則子　他：発達性読み書き障害児における視機能，視知覚および視覚認知機能について．音声言語医学，51（1）：38-53，2010

第5章　言語発達障害各論

発達性読み書き障害（発達性ディスレクシア）の症状
読み書きの誤反応について，発達性読み書き障害だけに出現する特徴はないと考えられている。

鏡映文字
上下はそのままで左右が反転した文字。

なわち図形の形態を把握し，その形態を記憶する力が読み書きの習得に影響を与えていることが明らかになっている。

④ 発達性読み書き障害（発達性ディスレクシア）の症状

　発達性読み書き障害では，誤りなく音読や書字ができるかという正確性における症状と，なめらかに誤りなく音読や書字ができるかという流暢性における症状が出現する。

1）読みの症状

　読みの特徴を表5-V-4に示した。漢字の音読について，明石ら[30]は発達性読み書き障害児は定型発達児に比べ，課題語を他の実在語に読み誤る語性錯読（例：「商売」→／ショウヒン／）や無反応が多いと報告している。これは，文字－音の対応を用いたsub-wordレベルの読み処理（非語彙処理）が困難なために意味情報を用いた読み処理に頼っていることが背景にあると考えられている。また，ひらがな・カタカナの読みの正確性の問題は学年が上がるとともに少なくなるが，読みの流暢性（音読速度）の問題は長く残ることが多い。ひらがなやカタカナのような文字と音韻との対応関係が規則的な言語においては，正確性よりも流暢性の獲得が大きな問題と考えられている。

2）書きの症状

　書きの特徴を表5-V-4に示した。ひらがな・カタカナの書き誤りについては「小学校2年生以上」であることが重要である。これは，定型発達児であっても，小学校1年生の段階では，特殊音節を中心に書字正答率が決して高くないとする浜田ら[31]の調査報告に基づく（拗音の書字正答率85％，促音の書字正答率70％）。漢字書字の誤り傾向に関する研究[32]では，無反応，非実在文字への誤り，漢字の構成要素間の間隔が広い，文字が15度以上傾くといった特徴があると報告されている。同時に，鏡映文字，字が枠からはみ出る，文字の形態が崩れる（字が汚い）ことは，発達性読み書き障害の書きの特徴ではないことも明らかになっている（枠内に字が書けないことや文字の形態が崩れることの背景には，発達性協調運動症や注意機能の低下がある）。

3）読み書きの症状

　発達性読み書き障害の読み書きの特徴として，板書された文字列を正確

V．学習障害

表5-V-4　日本語話者の発達性読み書き障害児・者にみられる読み書きの特徴

読み	ひらがな，カタカナを読み誤る 　拗音（例：<u>ちょ</u>），促音（例：き<u>っ</u>て），助詞部分，語尾 　文字の形態や発音が類似している文字（例：「シ」と「ツ」，「b」と「d」など）
	漢字が読めない，もしくは読み誤る（語性錯読が多い）[30]
	文章の読みがたどたどしく時間がかかる
書き	小学校2年生以上で，ひらがな，カタカナを書き誤る 　拗音（例：ちょ），促音（例：き<u>っ</u>て），助詞部分 　文字の形態や発音が類似している文字（例：「シ」と「ツ」，「b」と「d」など）
	口頭で言えることを，同じように書くことが難しい
	文章を書く際，ひらがなの使用が多い
	文字を書くことに時間がかかる（字形の想起に時間がかかる）
	漢字が覚えにくく，覚えてもすぐに忘れてしまう
	漢字書字の誤り傾向[32] 　無反応，非実在文字への誤り，漢字の構成要素間の間隔が広い，文字が15度 　以上傾く

ひらがなの読み書きに困難さがあればカタカナが困難

ひらがなは学年が上がるとともに読み書きの習得が進むが，特殊音節の習得には困難を示す。カタカナは学年が上がっても習得が十分でないことがあり，かつ特殊音節の習得はひらがなと同様に困難を示す。

併存症状

岡ら[33]は，自閉スペクトラム症例31例中8例（25.8％），注意欠如多動症例39例中17例（43.6％）に読み困難が認められたと報告している。このことから，発達性読み書き障害に併存する他の発達障害の割合は決して低くないことがわかる。

に写せない，板書された文字列を写すことに時間がかかる，といった症状がみられる。文字列を写すためには音韻化し，それを文字列化することが必要で，読み書きの問題がある児童にとって板書された内容を書き写すことは，非常に不利な作業といえる。その他，一般的な傾向（例外も無論あるが）として，ひらがなの読み書きに困難さがあればカタカナが困難になり，カタカナが困難であれば漢字にも困難が出現し，最終的には英語の習得にも困難を示す。

4）併存症状

　発達性読み書き障害児・者は，他の発達障害を併せもつことが多い。具体的には，発達性協調運動症（DCD），注意欠如多動症（ADHD），自閉スペクトラム症（ASD），特異的言語発達障害（SLI）／発達性言語障害（DLD）である。

⑤ 発達性読み書き障害（発達性ディスレクシア）の評価

1）発達性読み書き障害（発達性ディスレクシア）の評価　—基本的な考え方—

発達性読み書き障害を疑う視点を表5-V-5に示した。

発達性読み書き障害の評価診断には，①全般的知能について検討を行う，②読み書きの到達度を評価して，対象児の読み書きの到達度が全般的知能

163

音声言語の発達
典型的な発達性読み書き障害児・者は，音声言語の発達が遅れることはない．（音声言語の発達は正常域）．

や生活年齢から推定される読み書きの到達度よりも有意に低いことを確認する，③練習をしても通常の方法では学習が困難である，つまり読み書きの習得に関与する認知機能（具体的には音韻認識能力，自動化能力，視覚認知力）の障害がある，の3点を確認することが重要である[34]（図5-V-2）．

　読み書きの指導のためには，良好な認知機能を見出すことも重要である．例えば，Rey's Auditory Verbal Learning test（RAVLT）で測定される音声言語の長期記憶が保たれている例は多い．また，語彙力を含めて，<u>音声言語の発達</u>は確認すべきである．さらに，発達性協調運動症（DCD），注意欠如多動症（ADHD），自閉スペクトラム症（ASD），特異的言語発達障害（SLI）／発達性言語障害（DLD）の併存の有無も重要な確認事項である．

表5-V-5　発達性読み書き障害を疑う視点

- 幼児期に文字への興味があまりなかった
- 幼児期にしりとりなどのことば遊びが得意でなかった
- 小学校2年生以上で，拗音，促音など，ひらがなの読み書きの習得が遅い
- 小学校2年生以上で，カタカナの読み書きの習得が遅い
- 練習をしても漢字が覚えられない
- 漢字書取テストの前日に練習をするとよい点数がとれるが，しばらく時間が経つと漢字を忘れてしまう
- たどたどしい読み
- 算数の文章題が困難だが，漢字にルビを振ったり問題を読み上げてあげると正しく回答できる

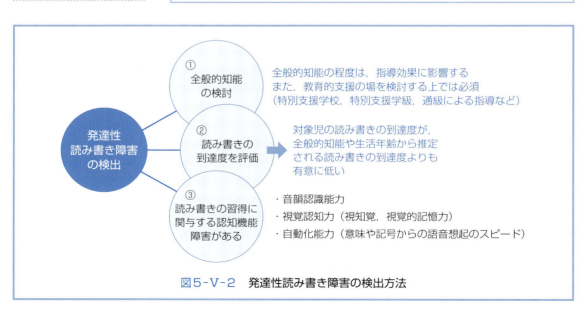

図5-V-2　発達性読み書き障害の検出方法

DCD：developmental coordination disorder

V．学習障害

表5-V-6　発達性読み書き障害の評価診断のために使用される検査（一例）

全般的知能
●WISC-V（Wechsler Intelligence Scale for Children – Fifth Edition） ●KABC-Ⅱ（Kaufman Assessment Battery for Children Second Edition） ●レーヴン色彩マトリックス検査（Raven's Coloured Progressive Matrices：RCPM）
高次運動機能
●随意運動発達検査：A.手指の随意運動，B.顔面・口腔の随意運動
行動面
●ADHD Rating Scale-Ⅳ日本語版 ●行動観察
対人面
●自閉症スクリーニング質問紙（Autism Screening Questionnaire：ASQ） ●行動観察
音声言語の発達
●WISC-V「類似」「単語」 ●KABC-Ⅱ「表現語彙」「理解語彙」「なぞなぞ」 ●絵画語い発達検査（Picture Vocabulary Test – Revised：PVT-R） ●標準抽象語理解力検査（The Standardized Comprehension Test of Abstract Words：SCTAW） ●J.COSS日本語理解テスト（Japanese Test for Comprehension of Syntax and Semantics） ●新版構文検査—小児版（Syntactic Processing Test for Children-Revised：STC）
音声言語処理能力
●音韻課題（モーラ分解・抽出・削除課題，単語の逆唱課題，非語の復唱課題） ●Rey's Auditory Verbal Learning test（RAVLT）
視覚認知力（視知覚，視覚的記憶）
●立方体透視図の模写課題 ●『見る力』を育てるビジョン・アセスメント（Wide-range Assessment of Vision-related Essential Skills：WAVES） ●Reyの複雑図形課題（Rey-Osterrieth Complex Figure Test：ROCFT）
自動化能力
●Rapid Automatized Naming（RAN）　※STRAW-Rの中にRAN課題あり
読み書きに関する到達度（正確性と流暢性）
●改訂版標準読み書きスクリーニング検査（Standardized Tests for Assessing the Reading and Writing (Spelling) Attainment of Japanese Children and Adolescents：STRAW-R） 　・ひらがな・カタカナ・漢字単語の音読と書き取り，小学校6年生までに学習する漢字126単語音読課題 　・速読課題（ひらがなとカタカナの単語と非語，文章） ●KABC-Ⅱ「ことばの読み」「文の理解」「ことばの書き」「文の構成」 ●ひらがなとカタカナ1モーラ表記文字（102文字）の音読と書き取り

2）発達性読み書き障害の評価診断のために使用される検査

　発達性読み書き障害の評価診断のために使用される検査を表5-V-6に整理した。各検査の詳細については，第3章Ⅳ「検査」を参照されたい。

6 発達性読み書き障害（発達性ディスレクシア）の指導・支援

　発達性読み書き障害児・者への指導・支援に関する基本的な考え方を表

指　導
学習困難の原因を明確にし，具体的に介入を行う。

支　援
学習困難の根本的問題には介入せず，学校適応を目標に学習の目標や方針を検討する。

第5章　言語発達障害各論

表5-V-7　発達性読み書き障害児・者の指導・支援に関する基本的な考え方

● 良好な認知機能を活用した指導を導入する
　苦手な認知機能の向上を目的とした指導は，多くの時間を費やしてもそれに見合った結果が得られない

● 対象児に自分に合った練習方法（良好な認知機能を活用した練習方法）があるということを知ってもらう
　通常の方法（例：漢字を繰り返し書いて覚える）で繰り返し練習しても読み書きの習得が困難である＝努力が足りないというわけではない

● 努力することの楽しさや自信を取り戻す
　対象児に合った練習方法（良好な認知機能を活用した練習方法）を導入すれば，読み書きの力は向上する。その経験を通して，自信や努力することの楽しさを対象児に再認識してもらう

● 自己肯定感をもてるようにする
　自己肯定感とは，「ありのままの自分をかけがえのない存在として肯定的，好意的に受け止めることができる感覚」である

● 可能性を実現できるように支援する
　指導・支援の最終ゴールは，「文字の読み書きができること」ではなく，QOLの水準を上げ，それぞれの対象者にとって望ましい形での社会参加を支援していくことである

5-V-7に示した。

1）指　導

（1）ひらがな・カタカナの読み書き指導

　仮名文字の習得に困難を示す発達性読み書き障害児の出現頻度はそれほど高くはない[4]（側注：全体で約8％の出現率（p.160）参照）。また，宇野[35]は，年長時11月のスクリーニング検査（ひらがな10文字音読検査）で発達性読み書き障害のリスクがあると判定された幼児でも，小学校1年生の夏休みまでに通常の練習を実施することで，全体の約8〜9割は読み書きの習得度が追いつくという結果を示している。以上のことから，仮名文字の習得に困難を示す発達性読み書き障害児は，比較的症状が重度であり，通常の練習方法では読み書きの習得が困難と考えられることから，別の練習方法を検討する必要がある。科学的根拠のある効果的な指導方法として，対象児の良好な認知機能を活用して弱い認知機能を補う「バイパス法」という考え方に基づいたひらがな・カタカナの読み書き指導（後述①）がある。

　ひらがな・カタカナの読み書き指導については，正確性（正しく読む，書く）・流暢性（すばやく読む，すばやく字形を想起する）ともに，短期間で100％の習得を目指すことが重要である。また，仮名文字は，音と文字の対応関係が特殊音節を除くと非常に規則的なため，書字が可能になれば基本的に音読も可能となる。そのため，書字から指導を開始すると練習の効率がよい。ひらがなの読み書きに遅れがあればひらがなから指導を行い，その後，カタカナへ移行する。

①　50音表を活用したひらがな・カタカナの読み書き指導　　宇野ら[36]は，発達性読み書き障害児を対象に，ひらがな・カタカナの読み書きに関して，50音表を活用した根拠に基づいた効果的な指導方法を報告している。この指導方法で明確な指導効果を得るためには，以下3つの条件を満たしている必要がある。すなわち，①全般的知能が正常，②音声言語の長期記憶が良好（RAVLTで30分後遅延再生数が10/15語以上）であること，③児童本人の「読み書きができるようになりたい」という意志が明確であること，である。実施方法の詳細を図5-V-3に示した。

②　ひらがな・カタカナの文字形態を音声言語化して学習する指導[37]　RAVLTで音声言語の長期記憶が良好であることが確認できている発達性読み書き障害児の場合には，文字形態を音声言語化して覚える方法が活用できる。

③　濁音，半濁音，拗音，長音，促音の指導[37]　　典型的な発達性読み書き障害児は，音声言語の発達や，音声言語の長期記憶が良好である。したがって，濁音，半濁音，拗音，長音，促音の指導を行う際は，何回も書いて覚えるという通常の練習方法ではなく，表記ルールを音声言語化して学習する方法が有効である場合が多い。指導の詳細を図5-V-4に示した。

④　助詞の指導[37]　　文章の場合，助詞の使用ルール（「お」と「を」，「は」と「わ」，「え」と「へ」の使い分け）について指導が必要になる場合がある。助詞の使用ルールを口頭で説明する練習（例：「お」と「を」の使い分けについて，ことばとことばをつなげる際に使用する文字は「を」，それ以外で使用する文字は「お」と口頭で説明できるようにする）を行い，学習したルールを情景画の書字説明課題（1文〜複数の文）で活用できるように指導する。

（2）漢字の読み書き指導

　漢字の読み書き指導は，ひらがな・カタカナの読み書きが十分習得できた段階で導入することが重要である。そして，漢字の音読力の向上を目的とした練習から開始する。その際，漢字単語を音読できるだけでなく，漢字単語の意味も理解できていることが重要である。その後，音読ができて意味も理解できる漢字について，書字練習を実施する。漢字の書字練習をどこまで進めるかについては対象児によっても変わってくるが，「日常生活で最低限必要な漢字（具体的には小学校3〜4年生で学習する漢字）が自発書字できる」ということが1つの目標になると思われる。このように漢字の音読練習と，漢字の書字練習は，分離して進めていくことが重要である。

①　漢字の音読力を向上させる指導　　漢字の音読力については，意味的文脈の中で指導する方法が有効である。ここでは，本を活用した方法[38]

文字形態を音声言語化して覚える方法
例：ひらがなの「れ」→「レンガの角のように尖らせて書く」，カタカナの「ツ」→「ツは月のツで，月は上にあるから，払いは上から書く」，カタカナの「シ」→「シは下のシだから，払いは下から書く」など。

漢字の書字練習
漢字書字については，大人がその字として正しく読める形態になっていれば，必ずしも書き順やとめ，はねなどの細部まで完璧に書けることを目指さなくてよい。

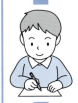

①「あかさたなはまやらわ をん」を一人で暗唱できるようにする（------部）

②①を正しくスムーズに暗唱できた日が3日続いたら，
「❶ あ あいうえお，❷ あか かきくけこ，❸ あかさ さしすせそ…あかさたなはまやらわ わをん」を一人で暗唱できるようにする（———部）

③②を正しくスムーズに暗唱できた日が3日続いたら，50音表の書字課題を実施する
練習範囲は，手本を見ることなく，自力で「あ」から70〜80％書字できる箇所までとする。正しく書字できた日が3日続いたら，次の70〜80％書字できる箇所まで練習する。ただし，常に「あ」から書字を開始する

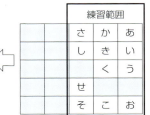

※仮名50音表書字課題の練習量は，対象児と相談して決めることになるが，「1週間に5日，1日3枚の50音表を書字する」と設定すると，うまくいくことが多い

□：正しく書けなかった字

④50音表がすべて正しく書字できるようになったら，スピードアップを図る
低学年の子どもは2分以内，高学年の子どもは1分30秒以内の全文字書字を目標にする

⑤合格ラインに達したら，ランダムに提示した1モーラ表記文字（102文字）の音読と書取課題を実施し，練習実施後における仮名文字（ひらがな／カタカナ）の習得状況を評価する

（子ども本人や保護者が練習の効果を実感できるように，介入前後で仮名文字の習得度を比較することは非常に重要である。子ども本人の自己肯定感の向上だけなく，この後に導入される漢字の読み書き指導への高い動機づけにもつながる）

図5-V-3　50音表を用いたひらがな・カタカナの読み書き指導

を紹介する。これは，単語の取り出し練習で，対象児が興味のある内容の物語などの本を選び，読めない漢字単語を文中からピックアップして単語カードを作成し，練習を行う方法である。ストーリーや文脈などの情報をたよりに漢字単語の読み方を練習する方法で，語彙力が低めの対象児も単語の意味が理解しやすいという利点がある。指導の詳細を図5-V-5に示した。

V. 学習障害

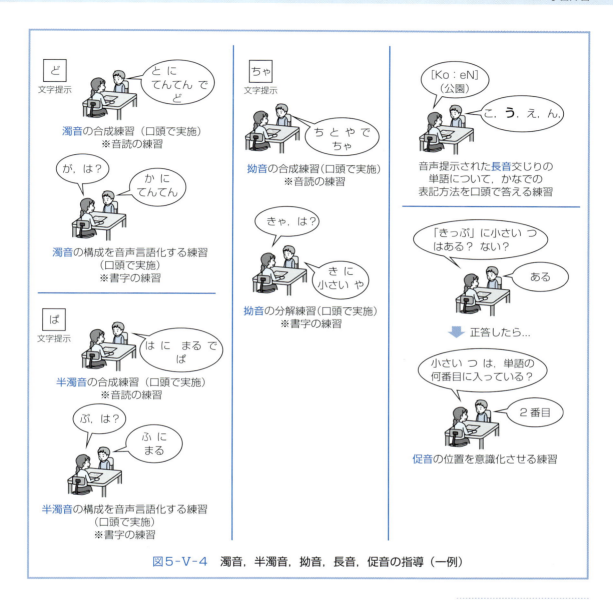

図5-V-4　濁音，半濁音，拗音，長音，促音の指導（一例）

　②　**漢字の書字力を向上させる指導**　科学的根拠のある効果的な指導法として，春原ら[39]が考案した「漢字の文字形態を音声言語化して覚える方法(聴覚法)」がある。この指導方法で明確な指導効果を得るためには，以下の3つの条件を満たしている必要がある。すなわち，(1)全般的知能が正常，(2)音声言語の長期記憶が良好（RAVLTで30分後遅延再生数が10/15語以上）であること，(3)児童本人の「漢字が書字できるようになりたい」という意志が明確であること，である。実施方法の詳細を図5-V-6に示した。

第5章　言語発達障害各論

【1】子どもが興味のある内容の本を選定する

　　【本の選定基準】
　　①子どもが読んでみたいと思う本（漫画，絵本は不可）
　　②分厚くない本
　　③漢字にルビ（振り仮名）がある本
　　④漢字のルビを隠して読んだ際，見開き2ページで読めない漢字単語や意味がわからない単語が1～2個ある
　　⑤昔話や翻訳された本でないことが望ましい

【2】指導者がルビを隠した状態で，1行ずつ文章を提示し，子どもに本文を音読してもらう

【3】漢字の読み方や意味がわからなかった単語を，指導者が□（四角）で囲む

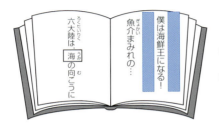

2枚のシートを用いて1行ずつ子どもに提示（ルビを隠す）

【4】指導者が単語カードを作成する
　　カードの表に読めなかった漢字単語と本のページ数，裏に漢字単語の読み方と意味を書く

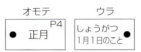

【5】「練習カード」の枚数は，5枚
　　カード表の漢字を見て，読みと意味が言えるかチェックする
　　（意味は，練習する漢字を含んだ例文がつくれるとよい）
　　・読みも意味も正解なら，練習した日付と○（白丸）
　　・読みか意味のいずれかが不正解なら，練習した日付と●（黒丸）

【6】○が3つ連続で続いたら，その単語カードは「卒業」。（白丸3連勝方式）
　　卒業カードは，「卒業カード」の束へ移動する
　　そして，「ストックカード」の束から，
　　「練習カード」の束へ新たにカードを追加（練習カードは常に5枚）

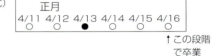

【7】指導者は，定期的に卒業カードをチェックし読めるようになっているかどうかを確認する
　　さらに，その単語が含まれる本文をルビなしの状態で音読してもらうことで，文中の単語も音読できるようになっていることを確認する

図5-V-5　本を活用した漢字の音読指導

（3）音読の流暢性（音読速度）を向上させる指導

　読みの流暢性，すなわち音読速度を向上させる指導については，発達性読み書き障害の音読に関する認知モデルである「二重経路モデル」を想定すると，仮名の文字－音変換のスピードを強化し，かつ語彙力を増やす，というアプローチによって，文字－音変換の効率性の向上を目指す方法が

V．学習障害

【聴覚法の例】

例）父：**父**の**ハ**らは**メタボ**
　　光：**光**る頭は**ツール**つる
　　親：**親**が**立**って**木**を**見**ている

【聴覚法作成のポイント】
①ターゲットの漢字を文の最初に
②左から右，上から下の順に漢字のパーツを文に組み込む
③漢字を「自発書字可能」なパーツに分解する

単語カードを使用して練習を行う

オモテ　　　　　　　　　　ウラ

○　　ちち

父の
ハらは
メタボ　　○

オモテ：練習する漢字をひらがなで書く
ウラ：漢字の成り立ちを言語化した文を記載

青太字：覚える漢字，**黒太字**：漢字の構成要素（パーツ）
単語カード（ウラ）の記載方法もポイント
（色を付けた部分が文頭にくるように記載）

練習方法

【1】単語カード／オモテのひらがなを音読し，ウラに書かれた文を，単語カードを見ないで暗唱できる
　　ようにする　　※太文字は，特に意識的に覚える

【2】文を暗唱できるようになったら，紙に1回だけ書いてみる

※自発書字可能なパーツに分解して文にしているので，文の暗唱さえできれば漢字の書字は基本的に可能
　漢字のパーツをどこに配置するかという「位置の確認」のために，1回だけ紙に書く

図5-V-6　漢字の文字形態を音声言語化して覚える方法（聴覚法）

考えられる。しかし，指導方法については，まだ公表に至っていない。

（4）英語の読み書き指導

発達性読み書き障害児・者にとって英語の習得は非常に困難が大きい。英単語の書字指導については，宇野ら[40]や春原ら[41]が科学的データに基づき指導効果を検討している。一方，英単語の音読指導についてはまだ公表に至っていない。

2）支援（合理的配慮を中心に）

（1）合理的配慮とは

合理的配慮は，他の子どもと同じスタートラインに立つために，すでにある環境や条件に対して，子どもの特性に合わせた「変化」をつけることで，学校や教員の「好意」ではなく，子どもの「権利」とされている。2016年4月から施行されている障害者差別解消法において，合理的配慮の否定は差別にあたり，公立学校は障害のある児童生徒には合理的配慮を行わなければならない（法的義務）。

（2）合理的配慮を受けるために

合理的配慮を受けるために手帳を申請する必要はない。診断書は，必要になる地域もあれば，必要ない地域もある。大学入学共通テスト受験の際

障害者差別解消法
正式名称は，障害を理由とする差別の解消の推進に関する法律。
2021年5月には改正障害者差別解消法が可決され，これまで「努力義務」とされていた私立学校も，2024年4月からは障害のある児童・生徒には合理的配慮を行わなければならない（努力義務から法的義務へ変更）。

手　帳
発達性読み書き障害児・者が申請する障害者手帳の区分は，「精神障害者保健福祉手帳」である。

第5章　言語発達障害各論

ノートテイク
p.206参照。

ローマ字の習得
ローマ字を習得するためには，1音が2音素（か＝[k][a]）から成り立っていることを理解する必要がある。音韻障害がある発達性読み書き障害児にとって，この過程は容易なことではない。

読み上げソフトの活用
読み上げソフトを使用する際は，常に音声だけで勉強するのではなく，ルビ（振り仮名）つきの漢字を読むといった，漢字を目にする機会をできるだけ減らさないことが重要である。なぜなら，見たことのない漢字は読めるようにならないからである。

は，医師の診断書と，高校で合理的配慮を受けていたという実績が必要となる。高校入試は特に条件は設定されていないが，本人や保護者からの要望，学校側からの要望（中学校での具体的な合理的配慮の内容含む），専門家からの情報報告・意見書，の3点があるとよいとされている。

（3）授業の中で行われる合理的配慮

　授業の中で行われる合理的配慮の具体例を以下に整理した。

　①　教科書を読んで聞かせて，内容を理解させる

　②　漢字にルビ（振り仮名）を振る

　③　板書時の支援　　板書された内容をノートに書き写すことに対する合理的配慮として，(1)レジュメの配布，(2)板書された内容の中で最も重要な部分（ノートに書き写すべき内容）の明示，(3)板書された内容について漢字にルビ（振り仮名）を振る，(4)重要な部分は色を変えて板書する，(5)板書の内容をノートに書き写す作業に集中すると，教員が説明した内容に意識を向けることが難しいことがあるため，ICレコーダーで録音する，(6)ノートテイク，(7)板書された内容を写真に撮る，などの方法がある。

　④　宿題の量の調整　　例えば，漢字ドリルで1つの漢字についてノートに10回書き写す，という課題があった際，この回数を児童生徒と相談の上，大変にならない且つ達成感を実感できる回数に減らすといった対応を検討する。

　⑤　書字の負担を軽減するため，電子辞書，タブレット端末，パソコンを使用する　　電子辞書，タブレット端末，パソコンを導入するにあたり，入力方式は「かな入力」を推奨したい。なぜならば，発達性読み書き障害のある児童生徒は，ローマ字の習得に困難を示すことが多いからである。また，電子辞書，タブレット端末，パソコンの「かな入力」による使用においては，頭の中でかな文字を想起し，キーボードのかな文字とマッチングする過程があるため，ひらがなの読み書きが習得できていることも前提条件として重要である。

　⑥　補助手段の活用　　具体的には，(1)ICレコーダーを用いた録音，(2)マルチメディアDAISYのような読み上げソフトの活用，(3)配布資料の文字の拡大，(4)有色透明フィルムの使用，(5)書体の変更（ゴシック体やUDデジタル教科書体など）などがあげられ，発達性読み書き障害のある児童生徒の希望に合わせて対応していくことになる。

　⑦　読み書き以外の方法で知識を獲得し表現する場と機会を補償する
学童期以降の児童生徒は，さまざまな知識を「読書」を通して獲得していく。発達性読み書き障害児は，「読書」という行為が困難であるため，例えばDVDなどで映像を見て知識を増やす，といった対応も必要になると考えられる。

UD：universal design

（4）試験を受ける際の合理的配慮

　試験を受ける際の合理的配慮も非常に重要である。試験時の配慮としては，試験時間の延長，問題・解答用紙の文字の拡大，書体の変更，問題文の漢字にルビ（振り仮名）を振る，文章の読み上げ，解答の代筆，漢字で書いていない正答に対する配慮（解答が漢字で書かれておらず，ひらがなだったとしても，正答であれば加点するという対応）などがあげられる。

〔引用文献〕

1 ）文部科学省学習障害調査研究協力者会議：学習障害児に対する指導について（報告），1999
　　https://www.mext.go.jp/a_menu/shotou/tokubetu/material/002.htm
　　（2023年 4 月 9 日閲覧）

2 ）日本精神神経学会（日本語版用語監修），髙橋三郎・大野　裕監訳：DSM-5-TR　精神疾患の診断・統計マニュアル，医学書院，p.75，2023

3 ）Lyon, G.R., Shaywitz, S.E., Shaywitz, B.A.：A definition of dysfunction of dyslexia. *Annals of Dyslexia*, **53**：1-14, 2003

4 ）Uno, A., Wydell, T.N., Haruhara, N., *et al.*：Relationship between reading/writing skills and cognitive abilities among Japanese primary-school children：Normal readers versus poor readers（dyslexics）. *Reading and Writing*, **22**：755-789, 2009

5 ）発達性ディスレクシア研究会：発達性読み書き障害の定義
　　https://square.umin.ac.jp/dyslexia/（2023年 4 月 9 日閲覧）

6 ）Shaywitz, S.E., Shaywitz, B.A., Fletcher, J.M., *et al.*：Prevalence of reading disability in boys and girls：Results of the Connecticut Longitudinal Study. *Jama*, **264**（8）：998-1002, 1990

7 ）Shaywitz, S.E., Shaywitz, B.A.：Dyslexia（specific reading disability）. *Pediatrics in Review*, **24**（5）：147-153, 2003

8 ）Sun, Z., Zou, L., Zhang, J., *et al.*：Prevalence and associated risk factors of dyslexic children in a middle-sized city of China：a cross-sectional study. *PloS One*, **8**（2）：e56688, 2013

9 ）Barbiero, C., Lonciari, I., Montico, M., *et al.*：The submerged dyslexia iceberg：how many school children are not diagnosed? Results from an Italian study. *PloS One*, **7**（10）：e48082, 2012

10）宇野　彰：発達性読み書き障害. 高次脳機能研究, **36**（2）：170-176, 2016

11）Wydell, T.N., Butterworth, B.：A case study of an English-Japanese bilingual with monolingual dyslexia. *Cognition*, **70**（3）：273-305, 1999

12）Snowling, M.J.：Dyslexia（2nd ed.）. Oxford：Blackwell, 2000

13）Galaburda, A.M., Sherman, G.F., Rosen, G.D., *et al.*：Developmental dyslexia：Four consecutive patients with cortical anomalies. *Annals of Neurology*, **18**：222-233, 1985

14）Hier, D.B., LeMay, M., Rosenberg, P.B., *et al.*：Developmental dyslexia：evidence for a subgroup with reversal of cerebral asymmetry. *Archives of Neurology*, **35**：90-92, 1978

15）Livingstone, M.S., Rosen, G.D., Drislane, F.W., *et al.*：Rhysiological and anatomical evidence for a magnocellular defect in developmental dyslexia. *Proceedings of the National Academy of Sciences USA*, **88**：7943-7947, 1991

16）Galaburda, A.M., LoTurco, J., Ramus, F., *et al.*：From genes to behavior in developmental dyslexia. *Nature Neuroscience*, **9**（10）：1213-1217, 2006

17）Pugh, K.R., Mencl, W.E., Jenner, A.R., *et al.*：Functional neuroimaging studies of reading and reading disability（developmental dyslexia）. *Mental Retardation and Developmental Disabilities Research Reviews*, **6**（3）：207-213, 2000

18）Stevenson, J., Graham, P., Fredman, G., *et al.*：A twin study of genetic influences on reading and spelling ability and disability. *Journal of Child Psychology and Psychiatry*, **28**：229-2, 1987

19）DeFries, J.C., Alarcón, M.：Genetics of specific reading disability. *Mental Retardation and Developmental Disabilities Research Reviews*, **2**：39-47, 1996

20）Schumacher, J., Hoffmann, P., Schmäl, C., *et al.*：Genetics of dyslexia：the evolving landscape. *Journal of Medical Genetics*, **44**（5）：289-297, 2007

21）Wolf, M., Bowers, P.G.：The double-deficit hypothesis for the developmental dyslexias. *Journal of Educational Psychology*, **91**（3）：415-438, 1999

22）Tallal, P.：Auditory temporal perception, phonics, and reading disabilities in children. *Brain and Language*, **9**：182-198, 1980

23）Stein, J.：The Magnocellular Theory of Developmental Dyslexia. *Dyslexia*, **7**：12-36, 2001

24）Valdois, S.：The visual-attention span deficit in developmental dyslexia：Review of evidence for a visual-attention-based deficit. *Dyslexia*, **28**（4）：397-415, 2022

25）Nicolson, R., Fawcett, A., Dean, P.：Dyslexia, development and the cerebellum. *Trends Neuroscience*, **24**：515-516, 2001

26）宇野　彰・春原則子・金子正人　他：発達性ディスレクシア（発達性読み書き障害）の背景となる認知障害―年齢対応対照群との比較―. 高次脳機能研究, **38**：267-271, 2018

27）金子真人・宇野　彰・春原則子：就学前6歳児におけるrapid automatized

naming（RAN）課題と仮名音読成績の関連．音声言語医学，**45**（1）：30-34，2004

28）春原則子・宇野　彰・朝日美奈子　他：典型発達児における音読の流暢性の発達と関与する認知機能についての検討—発達性dyslexia評価のための基礎的研究—．音声言語医学，**52**（3）：263-270，2011

29）後藤多可志・宇野　彰・春原則子　他：発達性読み書き障害児における視機能，視知覚および視覚認知機能について．音声言語医学，**51**（1）：38-53，2010

30）明石法子・宇野　彰・春原則子　他：発達性読み書き障害児における漢字単語音読の特徴—小学生の読み書きスクリーニング検査（STRAW）を用いて—．音声言語医学，**54**（1）：1-7，2013

31）浜田千春・宇野　彰：小学1年生における促音，拗音，長音，撥音の表記に関するひらがなの音読と書字の習得度および影響する認知能力．音声言語医学，**62**（2）：156-164，2021

32）井村純子・春原則子・宇野　彰　他：発達性読み書き障害児と小学生の典型発達児における漢字書取の誤反応分析—小学生の読み書きスクリーニング検査（STRAW）を用いて—．音声言語医学，**52**（2）：165-172，2011

33）岡　牧郎・竹中章人・諸岡輝子　他：広汎性発達障害と注意欠陥/多動性障害に合併する読字障害に関する研究．脳と発達，**44**（5）：378-386，2012

34）宇野　彰・春原則子・金子真人　他：発達性dyslexiaの認知障害構造—音韻障害単独説で日本語話者の発達性dyslexiaを説明可能なのか？—．音声言語医学，**48**（2）：105-111，2007

35）宇野　彰：特集：ざっくり学ぶ！身近な発達障害（症）—ざっくり教えて特異的学習症のポイント—3．発達性読み書き障害の根拠に基づいた指導，指導のシステムおよび支援．Modern Physician，**39**（12）：1148-1149，2019

36）宇野　彰・春原則子・金子真人　他：発達性読み書き障害児を対象としたバイパス法を用いた仮名訓練—障害構造に即した訓練方法と効果および適応に関する症例シリーズ研究—．音声言語医学，**56**（2）：171-179，2015

37）後藤多可志：障害別アプローチ　2．学習障害　2）仮名文字の読み書き障害．深浦順一・内山千鶴子・城間将江・城本　修・立石雅子・長谷川健一編：図解　言語聴覚療法技術ガイド　第2版，文光堂，pp.215-219，2022

38）横井美緒：障害別アプローチ　2．学習障害　3）漢字の読み書き障害．深浦順一・内山千鶴子・城間将江・城本　修・立石雅子・長谷川健一編：図解　言語聴覚療法技術ガイド　第2版，文光堂，pp.220-224，2022

39）春原則子・宇野　彰・金子真人：発達性読み書き障害児における実験的漢字書字訓練—認知機能特性に基づいた訓練方法の効果—．音声言語医学，**46**（1）：10-15，2005

40）宇野　彰・金子真人・春原則子　他：学習障害児の英単語書き取りにおけ

る実験的訓練効果研究―視覚法と聴覚法との比較検討―．音声言語医学，**39**（2）：210-214，1998
41) 春原則子・宇野　彰・金子真人　他：言語性記憶障害と視覚的認知障害を認めた小児の1例における英単語の書字訓練．音声言語医学，**43**（3）：290-294，2002

Ⅵ 注意欠如多動症

　注意欠如多動症（ADHD）児は，一義的な言語発達の遅れはないとされている．しかし，限局性学習症や自閉スペクトラム症などの障害が併存する場合が多いため，言語聴覚療法の適応となる場合も少なくない．また近年では，言語語用面，コミュニケーション面の支援の必要性も認識され始めている．言語聴覚士は，注意欠如多動症（ADHD）の特性や神経心理学的背景を理解して，評価，支援をする必要がある．

1 定　義

　注意欠如多動症（ADHD）とは，不注意，多動性，衝動性を主症状とする発達障害である（表5-Ⅵ-1）．ADHDは，これらの症状により行動のコントロール機能がうまく働かないため，周囲の状況に適した行動をとることが難しい．

　DSM-5-TRでは，「神経発達症」と位置づけ，不注意または多動性－衝動性についてそれぞれ9つの症状があげられている（表5-Ⅵ-2）[1]．12歳になる前に出現し，いくつもの症状が家庭，学校や職場など2つ以上の状況で存在する．ADHDの特性別に，不注意と多動性－衝動性の両方の特性がみられる混合型，不注意優勢型，多動性－衝動性優勢型のタイプに分けられる．

　ICD-10では，「小児期および青年期に通常発症する行動および情緒の問題」と位置づけ，多動性障害（hyperkinetic disorders）という診断名である．なおICD-11では，「精神，行動，神経発達の疾患」の中の「神経発達症」に位置づけられ，注意欠如多動症（attention deficit hyperactivity disorder）という診断名になる方向で現在議論が進んでいる[2]．

ADHD：attention-deficit hyperactivity disorder

VI. 注意欠如多動症

表5-VI-1 注意欠如多動症の各症状の例

不注意	気が散りやすい，集中し続けることが難しい 課題に取り組み続けることが難しい
多動性	じっとしていられない，走り回る，おしゃべりがやめられない
衝動性	思いついたことをすぐに行動に移してしまう，我慢ができない，衝動的に列に横入りする

表5-VI-2 注意欠如多動症のDSM-5-TRにおける診断基準

不注意 症状が6つ以上（17歳以上では5つ）あり，6か月以上持続	多動性-衝動性 症状の6つ以上（17歳以上では5つ）あり，6か月以上持続
学業，仕事，または他の活動中にしばしば綿密に注意することができない，または不注意な間違いをする	しばしば手足をそわそわ動かしたりトントン叩いたりする，またはいすの上でもじもじする
課題または遊びの活動中に，しばしば注意を持続することが困難である	席についていることが求められる場面でしばしば席を離れる
直接話しかけられたときに，しばしば聞いていないように見える	不適切な状況でしばしば走り回ったり高い所へ登ったりする
しばしば指示に従えず，学業，用事，職場での義務をやり遂げることができない	静かに遊んだり余暇活動につくことがしばしばできない
課題や活動を順序立てることがしばしば困難である	しばしば "じっとしてられない"，またはまるで "エンジンで動かされているように" 行動する
精神的努力の持続を要する課題に従事することをしばしば避ける，嫌う，またはいやいや行う	しばしばしゃべりすぎる
課題や活動に必要なものをしばしばなくしてしまう	しばしば質問が終わる前に出し抜いて答え始めてしまう
しばしば外的な刺激によってすぐ気が散ってしまう	しばしば自分の順番を待つことが困難である
しばしば日々の活動で忘れっぽい	しばしば他人を妨害し，邪魔する

出典）日本精神神経学会（日本語版用語監修），髙橋三郎・大野 裕監訳：DSM-5-TR 精神疾患の診断・統計マニュアル，医学書院，pp.66-67，2023

② 有病率・原因

　DSM-5-TRでは，子どもの約7.2％，成人の約2.5％にADHDが生じることが示されている。男女比は小児期2：1，成人期1.6：1に変化し，女性は男性よりも不注意の特徴を示す傾向がある。家族内集積性が高い。

　併存する障害が多く，自閉スペクトラム症，知的発達症，限局性学習症，発達性協調運動症，トゥレット症などがあげられる。睡眠の問題があることも多く，睡眠不足や起床困難といった睡眠習慣の問題や睡眠-覚醒障害などの併存が報告されている。

　遺伝学的背景として，複数の関連遺伝子が相互に作用し合い，加えて複数の環境要因の影響を受けることで発症リスクが高められると考えられている。

　また，神経心理学的背景からの病態仮説として，計画の苦手さやワーキ

家族内集積性
ある疾患や障害が家族内で多く発生すること。

発達性協調運動症
生活年齢などに応じて期待される水準と比較して，日常生活における協調運動が，不正確・時間がかかる・ぎこちないなど，明らかに困難である状態をさす。

トゥレット症
チックで定義される症候群であり，神経発達症に含まれる。多種類の運動チックと1種類以上の音声チックが1年以上持続し，小児期に発症する。

第5章　言語発達障害各論

実行機能
行動を順序立てて計画し実行する機能である。状況を把握して行動に移す思考・判断力も含む。

報酬系
「意欲」や欲求を満たしたときに「満足感」の感情を生み出す脳部位であり，目前の報酬ではなく，最大の報酬を得るために「待つべきときには待つ」ことを司る。

デフォルトモードネットワーク（DMN）
安静状態の脳の賦活状態をさし，内的な思考活動では活動が高まる。外的処理をする認知活動では活動が低下し，代わりに注意に関連した神経ネットワークの脳活動が高まる。

反抗挑発症
怒りっぽく/易怒的な気分，口論好き/挑発的な行動，または執念深さなどの情緒・行動上の様式が少なくとも6か月間は持続している。発達水準や性別，文化の基準に照らして，行動が，その頻度と強度で範囲を超えているか考慮する必要がある。

素行症
人および動物に対する攻撃性，所有物の破壊，虚偽性や窃盗，（p.179へ続く）

ングメモリの弱さを含めた実行機能障害仮説[3]，実行機能の障害と報酬系の障害を併記したdual pathway model[4),5]が示されてきた。近年では，抑制に関連した実行機能障害，遅延報酬の障害，時間処理の障害から構成されるtriple pathway mode[6),7]が提唱されている。

さらに脳内ネットワークによる仮説として，デフォルトモードネットワーク（DMN）の存在が明らかになっている。ADHDは，安静時のDMNの部位の機能活性が有意に低く，DMNと注意に関連した神経ネットワークとの切り替えに障害があるとの報告がある[8]。

③ 症　状

1）発達経過（図5-Ⅵ-1）

ADHDの症状は成人になっても持続するが，成長とともに変化し，ライフステージによって顕在化する問題が変容する。症状の一部が発達に伴い改善し，適切な支援を受け二次的な併存障害が出現しなかった場合，徐々にADHDの診断基準を満たさなくなっていくという経過をたどる。一方で，不適切な対応が続くと，徐々に自己肯定感が下がる，孤立感から周囲への怒りが高まるなどの二次的な問題が生じ，発達に伴って，不安症候群，抑うつ症候群，反抗挑発症[9]，素行症[10]などを併発する可能性がある。

乳幼児期：主な徴候は多動性

乳児期：ぐずることが多い，睡眠リズムの乱れ
幼児期：迷子になりやすい，けがが多い，順番が待てない，集団場面での不適応行動

学齢期：主な徴候は多動性から不注意へ

なくし物や忘れ物が多い，課題をやり終えることができない，集団生活の規律が守れない，仲間関係で孤立，いじめやからかいの対象になりやすい

青年期・成人期：症状は落ち着くが一部は持続し，不注意・落ち着きのなさ，衝動性が残存

青年期：学業成績の不良，我慢できない，責任感がない
成人期：順序立てて行動できない，整理整頓が苦手，仕事上の失敗，交通事故

図5-Ⅵ-1　注意欠如多動症の発達経過

DMN：default mode network

2）言語・コミュニケーションの特徴

　幼児期におけるコミュニケーション言語の問題は目立たない。しかし，実行機能やワーキングメモリの弱さから，言語獲得の遅れや新しい知識の学習のしにくさ，複数の言語情報を処理することの難しさ，秩序だった文の構成の難しさなどを生じる可能性はゼロではない。さらに記憶容量に問題はないものの，注目すべき刺激や情報に注意を向けることができないために，結果として記憶されないということが起こり得ると推測され，このことが言語発達や学習に二次的に影響をきたす可能性が考えられる。近年では，話量が過度に多い，筋の通った構成された発話の産出の困難さがある，相手の話を聞かず誤解する，思いついたらすぐに言うなどの語用の問題が指摘されている[11]。

　また，併存する障害による影響に留意する必要がある。幼児期は，自閉スペクトラム症の併存との鑑別が難しい。例えば，上記のような語用の問題は，ADHD児は不注意や衝動性により，自閉スペクトラム症児は社会的相互作用の弱さにより，それらが引き起こされる。起こる事象は同じでも，どちらの障害特性による行動なのか，見分けがつきにくい。

　さらに発達性読み書き障害（発達性ディスレクシア）との併存は43.6%との報告がある[12]。ADHDの特性である不注意や実行機能の弱さなども，読み誤りや読み飛ばし，書き誤り，漢字の細部の脱落や誤り，特殊音節の脱落や誤りのほか，字を枠内に収めることが難しいなどの読字書字の困難さを示すことがある。以上の症状は，発達性読み書き障害の障害背景によるものなのか，ADHDの特性によるものなのか，どちらかもしくは両方の影響により現れている場合が考えられ，評価においてはあらゆる可能性に留意しなければならない。

4　評　価

1）医学的診断

　子どもの生育歴，行動特性や集団場面での行動の特徴などについての情報から，医師がADHDの診断と重症度の評価，鑑別診断を行う。
　診断を補完するものとして，以下があげられる。
　① ADHD症状の評価
　　・児童期・青年期のADHD評価スケール（ADHD-RS-5）
　　・Conners 3日本語版　など
　② 併存症状や機能障害の評価
　　・子どもの行動チェックリスト－親用（CBCL）：保護者が行動評価

（p.178より続く）
重大な規則違反といった，他者の基本的人権または年齢相応の主要な社会的規範または規則を侵害することが反復し持続する行動様式。

CBCL：Child Behavior Check List

CPT
パソコンの画面上に繰り返し現れる刺激に対し，目標刺激が出現したときのみボタンを押す課題。

を行う
・子どもの行動チェックリスト－教師用（TRF）：教師が行動評価を行う
・ユース・セルフレポート（YSR）：11歳以上の子どもが自記式で評価をする
・子どもの日常生活チェックリスト（QCD）　など

２）神経心理学的評価

　併存障害の有無の評価，およびADHD児の認知能力の特徴を把握し，日常場面での問題に対して具体的な支援を検討するために，神経心理学的検査による評価は有用である。医師や公認心理師だけでなく，言語聴覚士の視点による神経心理学的評価を取り入れることは，目の前のADHD児の障害背景の分析に大いに役立つだろう。

　注意集中の評価として，持続性注意力検査であるCPTがある。知能，認知特性の評価としては，ウェクスラー式知能検査や日本版KABC-Ⅱ心理・教育アセスメントバッテリー，DN-CAS認知評価システムなどがあげられる。数値的特徴を鑑別に用いるだけの統一された見解はないが，ADHD児の認知プロフィール特徴として，ウェクスラー式知能検査の1つであるWISC-Ⅴ知能検査では，ワーキングメモリ指標と処理速度指標の低下，DN-CAS認知評価システムでは，プランニングや注意の下位検査で困難を示すことが報告されている。成人では，改訂版標準注意検査法（CAT-R）の他，遂行機能の評価として，ストループテスト，ウィスコンシンカードソーティングテスト（WCST）などがある。

　ADHD児に検査を実施するにあたっては，子どもが集中して取り組むことができるよう環境を調整することが重要である。また，検査結果と検査中の子どもの観察とを統合して分析することが，ADHD児の正確なアセスメントと理解につながる。

⑤ 指導・支援

　支援は行動の問題へのアプローチが主体であり，具体的に心理社会的側面への支援と薬物療法に分けられる。ただし薬物療法は，心理社会的側面への支援の効果が不十分であったときに，合わせて実施すべき選択肢であるとされている（図5-Ⅵ-2）。

　個々のもつ問題や併存障害に応じて，言語聴覚療法，作業療法などが適応される。ニーズに合った支援を提供するためには，医療機関などの専門

TRF：Teacher's Report Form　　YSR：Youth Self-Report
QCD：Questionnaire Children with Difficulties　　CPT：Continuous Performance Test
CAT-R：Clinical Assessment for Attention-Reviced　　WCST：Wisconsin Card Soring Test

機関と教育機関などの多機関，多職種間の連携が不可欠である。

支援の目的は，自分らしく生きていくことができるよう，問題行動や二次障害を防ぎ，自尊感情を伸ばすことである。支援者には，一見困った態度に見える子どもの行動ばかりに目を向けるのではなく，子どもの力を信じ，子どものよい面を引き出して伸ばしていくという態度が求められる。

1）心理社会的側面への支援

（1）環境調整

① **物理的な調整**（表5-Ⅵ-3，図5-Ⅵ-3）　今注目すべきところをわかりやすくし，注意集中が持続しやすくなるよう，余分な視覚的刺激をできるだけ排除して，周囲を整理整頓，構造化することが大切である。支援者側が声のかけ方やそのタイミングなど聴覚的な刺激を調整することで，子どもは口頭による指示や授業の理解がしやすくなる。

② **家族支援**　ADHDは脳の機能障害から起こる障害であるが，周囲からは子どもの問題行動が親のしつけや愛情不足によるものととらえら

> **構造化**
> 周囲や環境の意味を理解し，自分が何をすればよいかをわかりやすくするために，環境を構成し直す方法。

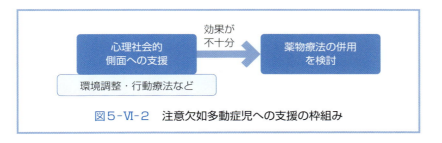

図5-Ⅵ-2　注意欠如多動症児への支援の枠組み

表5-Ⅵ-3　注意欠如多動症の特性に合わせた環境調整の配慮の例

課題・教材の工夫	かかわり方
【課題・教材】 ・注意持続可能な量にして，課題間で休憩をとる ・本人の興味を取り入れた教材を使用する ・課題は視覚的に提示し，注意を向けるべき箇所をわかりやすくする ・作業の手順を明示する ・時間の見通しを提示する ・宿題が進まない場合は，保護者のサポートが重要 【意欲を出す工夫】 ・本人が得意な課題を取り入れ，自信をつける ・達成可能な努力目標を決めて取り組ませる ・課題ができたときの達成感が味わえるようにする	【指示の出し方】 ・言語指示は簡潔に，複数の指示は分けて出す ・こちらに注意が向いていることを確認してから話す ・切りかえがしやすくなるよう，終わりの見通しを伝える ・複数の課題を示して，選択できるようにする ・難しくてできない場合は個別に対処し，やさしい内容へ変更する 【接し方】 ・できて当たり前のことでもほめる ・努力している点，身につけていてほしい点をほめる ・冷静に話を聞き，落ち着いた態度で，してはいけないことを伝える ・否定的なことばではなく肯定的なことばを使用する ・感情的に叱らない ・授業中に頻繁に巡回して，声かけを多くする ・「聞く」「書く」「見る」「話す」などを織り交ぜて変化をつける

教室内の環境調整	
【窓・ドア】	【掲示板・展示物】
①外の景色で気が散りやすいので，カーテンは閉める ②廊下の様子で気が散りやすいので，授業中はドアは閉める	⑧黒板の周囲の気の散る掲示板を減らす ⑨集中力をそぎやすいため，壁の掲示物は時間割だけにする ⑩書道や絵などの展示物はなるべく控える ⑩展示物は子どもから見えない場所に移動する ⑪クラス全員で守りたいことを「教室のルール」として貼る 「けんかはしない」「ありがとうを言う」などADHD児にも影響を与えるルールがよい
【黒板】	
③板書はどこを書き写せばよいかをわかりやすく示す	
【教壇】	
④気をとられないよう，不要なものは置かない	
【座席・机】	【道具箱】
⑤座席は窓際や廊下側を避け，教員の目が届くところにする ⑤部屋や机を整理整頓し，必要な物以外は置かない ⑤学用品の置き場所を明示する ⑥隣の席にモデルとなる子どもを座らせる ⑦予備の席を用意し，授業中の歩き回りに備える （教室から出ていきたくなったときの，休憩所のようなスペースとして。例：数分程度ならばそこで自由にしてよいなど）	⑫クラス全員に整理整頓を促す ⑫ラベルを貼り，中身がわかるようにする
	【活動】
	・スケジュール表や，作業優先順表を活用する ・教室のルールを明確化する
【持ち物】	
⑤物をなくさないよう，名前を書く ⑤持ち物は最小限にする	

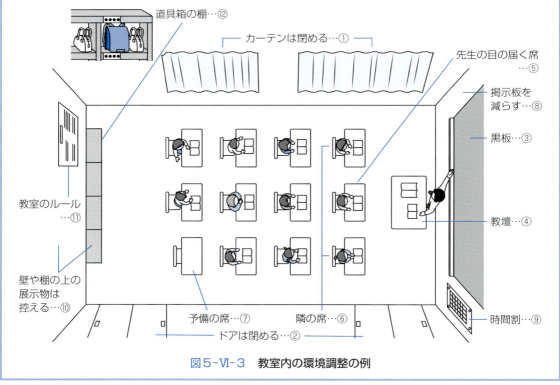

図5-Ⅵ-3　教室内の環境調整の例

れてしまい，家族が追い詰められていることがある。さらに，指示に従うことが難しい，失敗を繰り返してしまうなどの行動から，「怒る‐怒られる」という親子関係になりやすい。保護者を理解し，その心情に寄り添いながら，保護者が子どもの状態を理解して対応できるよう支援する。自助グループの利用も保護者の心の支えとなる。

③　**教育機関との連携**　ADHDについて教員に正しく知ってもらう必要がある。離席，物を壊すなど注意しても繰り返してしまう行動は，わざとではないことを理解してもらい，叱責を避け，よいところに着眼する姿勢が大切であることを伝えていく。

ADHD児たちの行動は一見反抗的にも見えるため，教員自身の困り感が強い場合がある。教員との関係性をうまく保ちながら，困っているのは子ども自身であり，どのようなことに困っているのかということを共有することが必要となる。実現可能な対応方法を共に検討し，その子へのかかわりについて教員に自信を回復してもらい，双方の関係を好循環にすることが大切である。言語聴覚士と教員が共同して支援をすることが求められる。

さらに教育機関と保護者が信頼関係を築き，両者が連携して子どもの育ちを支えることができるようサポートすることも，専門家の重要な役割である。

（2）ペアレントトレーニング

同じ悩みをもつ保護者が集まり，行動療法の理論に基づいて子どもの行動を観察し，個々人に合った対処法を考え実践するアプローチであり，熟達したインストラクターの指導のもとに行われる。正しい対処法を知ることでやり取りがスムーズになり，親子関係の悪循環が改善されるため，保護者と子ども双方のストレスを減らすことができる。

（3）ソーシャルスキルトレーニング

他者とのかかわり合いを通して，社会と上手にかかわっていくためのソーシャルスキルを指導するアプローチである。社会的，対人的な失敗経験を減らして自己評価を高めること，友人関係を維持し深めることを目的として実施する。

その他，感情の処理仕方を身につけるアンガーマネジメントや，感覚情報処理の視点からADHDの多動性を分析し，行動背景の仮説を立ててアプローチする感覚統合療法の有用性も報告されている。

2）薬物療法

治療薬を服用することで，ADHDの症状を軽減することができる。薬

行動療法
不適切行動そのものでなく，行動の直前の状況やきっかけ，行動の直後の対応に注目する。好ましい行動をほめて強化することで，不適切行動を減らし好ましい行動を増やしていく。

アンガーマネジメント
認知行動療法の理論をもとに，自分の感情に気づき，その感情への対処方法を身につける。その場にふさわしい方法で自分の気持ちを表現する技法。

感覚統合療法
子どもの学習，行動，情緒あるいは社会的発達を脳における感覚間の統合という視点で分析し，治療的介入を行う。

第5章　言語発達障害各論

表5-Ⅵ-4　注意欠如多動症の治療薬の例

薬名	一般名	特徴	用法	持続時間	副作用
コンサータ®	メチルフェニデート徐放製剤	中枢神経刺激薬	1日1回朝	12時間	頭痛，腹痛，不眠，食欲低下，情緒不安定
ストラテラ®	アトモキセチン	非中枢神経刺激薬	1日2回	24時間	食欲減退，悪心，嘔吐，傾眠，頭痛
インチュニブ®	グアンファシン	非中枢神経刺激薬	1日1回	24時間	傾眠，頭痛，血圧低下，徐脈
ビバンセ®	リスデキサンフェタミン	中枢神経刺激薬	1日1回朝	12時間	食欲減退，体重減少，不眠，頭痛，悪心

が効いている間は，症状が抑えられるため，生活上の困り感を軽減でき，困難に対処する工夫を身につけやすくなるなど，様々なスキルを獲得しやすくなる。わが国の治療薬の例を表5-Ⅵ-4に示す。服薬および薬剤の選択は，ADHDの症状への効果と副作用のバランスを考えて検討し，さらに，子どもや保護者が特に苦労する時間帯を考慮することが重要である[13]。

3）言語聴覚士による支援

　言語発達の遅れや学業不振がある場合，他の発達障害が併存している場合には，言語発達面や学習面，コミュニケーション面へのアプローチを目的とした言語聴覚療法の適応となる。また，ADHD児本人が困っていることの背景を探るため神経心理学的評価を実施する。

　ADHDの言語面の問題は，幼児期のコミュニケーション言語では目立たなくとも，学齢期の学習言語で苦戦することが予測され，先を見据えた指導目標を立てる必要がある。個々の障害像によって目標や内容は異なるが，指導にあたっては，ADHDの特性を理解し，環境調整への配慮が必要である。

　実際の指導では，興味のある課題や活動を通して，早期から注意集中を高めるような指導を取り入れる。また，集団場面のような刺激の多い場所ではなく，まずは個別の言語聴覚療法指導場面で行動をコントロールする方略を模索し，子どもに自分で行動をコントロールする経験を積ませることもできるだろう。さらに，言語聴覚療法指導場面で筆記用具や本など持ち物を設定し，子どもがチェックリストを用いて持ち物の準備をする練習をすることで，持ち物ややるべきことなどを忘れないためのチェックリストの活用を練習し，般化を促すこともできる。

　神経心理学的な知識をもとに，日常の困難さへの対応を提案し，子どもや保護者と一緒に考え，達成していく。いずれにしても，ADHD児の得意な面，よい面を伸ばし，ほめて自尊感情を高めていくことが重要である。

〔引用文献〕

1）日本精神神経学会（日本語版用語監修），髙橋三郎・大野　裕監訳：DSM-5-TR　精神疾患の診断・統計マニュアル，医学書院，pp.66-67，2023
2）古荘純一：ICD-11における神経発達症．小児内科，**54**（7）：1081-1087，2022
3）Barkley, R.A.：AD/HD and the nature of self-control, Guilford Press. pp.83-107, 1997
4）Sonuga-Barke, E.J.：The dual pathway model of AD/HD：an elaboration of neuro-developmental characteristics. *Neuroscience & Biobehavioral Reviews*, **27**（7）：593-604, 2003
5）大高一則・岡田　俊：成人のADHDの薬物療法．児童青年精神医学とその近接領域，**58**（1）：122-127，2017
6）Sonuga-Barke, E., Bitsakou, P., Thompson, M.：Beyond the Dual Pathway Model：Evidence for the Dissociation of Timing, Inhibitory, and Delay-Related Impairments in Attention-Deficit/Hyperactivity Disorder. *Journal of the American Academy of Child & Adolescent Psychiatry*, **49**（4）：345-355, 2010
7）林　隆：Triple pathway modelとDefault mode network理論からみたADHDの薬物療法．小児の精神と神経，**53**（2）：119-124，2013
8）太田豊作・岸本年史：注意欠如・多動性障害における認知機能障害．臨床精神医学，**42**（12）：1497-1503，2013
9）日本精神神経学会（日本語版用語監修），髙橋三郎・大野　裕監訳：DSM-5-TR　精神疾患の診断・統計マニュアル，医学書院，pp.506-510，2023
10）日本精神神経学会（日本語版用語監修），髙橋三郎・大野　裕監訳：DSM-5-TR　精神疾患の診断・統計マニュアル，医学書院，pp.514-520，2023
11）Green, B.C., Johnson, K.A., Bretherton, L.：Pragmatic language difficulties in children with hyperactivity and attention problems. An integrated review. *International Journal of Language & Communication Disorders*, **49**（1）：15-29, 2014
12）岡　牧郎・竹内章人・諸岡輝子　他：広汎性発達障害と注意欠陥/多動性障害に合併する読字障害に関する研究．脳と発達，**44**（5）：378-386，2012
13）宇佐美政英：児童精神科医が伝えたい子どものメンタルヘルス（第24回）ADHD治療薬の特徴とリスデキサンフェタミン．薬事，**64**（1）：158-165，2022

〔参考文献〕

・ADHDの診断・治療指針に関する研究会，齊藤万比古・飯田順三編：注意欠如・多動症—ADHD—の診断・治療ガイドライン第5版，じほう，2022
・榊原洋一：最新図解ADHDの子どもたちをサポートする本，ナツメ社，2019
・榊原洋一：はじめに読むADHDの本，ナツメ社，2009

Ⅶ 後天性言語障害

1 定義

> **てんかん**
> てんかん発作を繰り返す脳の病気。てんかん発作は大脳の神経細胞の過剰放電により生じ，脳波異常としてとらえられる。p.45参照。

> **神経原性発声発話障害**
> ディサースリア（dysarthria）の日本語訳。運動障害性構音障害と同義である。

　小児の後天性言語障害の主なものに，小児失語症がある。失語症は，大脳の言語野の損傷による言語機能の障害であり，聞く，話す，読む，書くの障害から成る症候群である。一般的には，成人において言語を獲得した後に生じたものをさし，成人の失語症が医療・福祉の対象として扱われることが圧倒的に多い。しかし，言語の習得過程にある発達途上の子どもにも，失語症の原因となる後天性の脳損傷は起こり得る。このような後天性脳損傷による子どもの失語症は「小児失語症（childhood aphasia）」「後天性小児失語症（acquired childhood aphasia）」などと呼ばれる。福迫[1]によれば，正常な言語発達を遂げつつある時期，通常15歳頃までに生じた，大脳の言語野の損傷による言語機能（聞く，話す，読む，書く）の障害と定義されている。ここで，年齢の下限をいつ頃とするかについて疑問が生じる。報告された症例をみると2歳頃からが多いが，失語症はいったん獲得された言語機能が脳損傷により失われるものであり，言語の理解・表出ともに文レベルとなる2歳頃であれば，受傷前と比較して機能低下を判断できるだろう。

　ランドー・クレフナー症候群は，「けいれん性異常を伴う小児後天性失語症候群」として1957年に初めて報告された，てんかんを伴う言語障害である[2]。本症は知的発達や言語発達に問題のない幼児～10歳くらいまでの子どもに発症する。聞き返しが増える，音声への反応が低下するなど，聴力低下が疑われるような症状で始まり，次いで構音の不明瞭さ，発話量が減少し，発語が消失することもある。聴力は正常だが，言語音の理解が不良な「言語性聴覚失認」と，環境音の理解も難しい「聴覚失認」となる場合がある。数年の経過で改善していく傾向があるため，長期的な支援が必要である。

　また，後天的な脳損傷による発話運動の障害である神経原性発声発話障害，注意障害・記憶障害・遂行機能障害・社会的行動障害等の高次脳機能障害に伴い生じるコミュニケーション障害も，成人同様に生じることがある。

Ⅶ. 後天性言語障害

脳 炎
脳に炎症が生じること。ウイルス感染により起こることが多く，意識障害，痙攣，発熱などを伴う。

② 有病率・原因

　小児失語症の原因疾患は脳外傷が最も多く，脳血管障害の割合が多い成人の失語症とは異なる。福迫[3]による203例のレビュー（1926年以降1978年までの文献例198例と福迫の自験例5例）によれば，頭部外傷68例（35.4％），けいれん発作41例（21.4％），脳血管障害29例（15.1％），脳膿瘍13例（6.8％），脳炎11例（5.7％），脳腫瘍4例（2.1％）にみられていた。また，進藤ら[4]の全国調査では，33例のうち脳外傷13例（40％），脳梗塞10例（30％），脳炎7例（21％），脳出血3例（9％）と外傷が多かった。いずれも同時期の成人の報告[5),6]では脳血管障害が大半を占めており，小児失語症では脳外傷が相対的に多いといえる。予後との関連では，ローネンら[7]は，18例の回復を発症後1年の時点で検討し，脳血管障害と脳炎10例では1例に回復がみられたことに比し，脳外傷は8例のうち6例が回復を示し予後良好であったことを報告した。マーティンら[8]は，脳血管障害は14例全例が回復，脳外傷は13例中9例（69％）が回復したが，脳炎では5例のうち1例が回復したのみであり脳血管障害，脳外傷，脳炎の順に予後がよいと報告した。宇野ら[9]は，脳炎よりも脳血管障害と脳外傷は標準失語症検査（SLTA）総合評価尺度における改善到達度が高かったことを報告している。脳炎など感染症，脳腫瘍は，症例数が脳外傷や脳血管障害に比し少ないが予後不良との報告が多い。脳外傷と脳血管障害の予後は良好との報告もあるが，現在も一定の見解は得られていない。

　損傷半球は，福迫[3]によると左大脳半球損傷65例（63.1％），両側損傷26例（25.2％），右半球損傷12例（11.7％）であり，左半球損傷例が多いこと，成人に比し両側損傷の割合が多いことを報告している。予後については，両側損傷例は予後不良との報告があるが[10]，損傷の部位や大きさ，発症時年齢などの要因が複合して影響するとの報告もある[11]。損傷部位の回復への影響について，マーティンら[8]は左側頭葉領域の損傷が言語機能回復に影響を及ぼす要因のひとつであると述べている。近年の研究では，発症時における年齢・病巣の広がり・重症度と回復時期に応じて，大脳両半球が総合的に関与していることが示唆されている[12)-14]。

③ 症　状

　小児失語症は，古い伝統的な臨床像として，言語理解面は保たれるが，発症直後は無言で，非流暢な発話となり，統語の誤りや電文体を呈すると

SLTA：Standard Language Test of Aphasia

第5章　言語発達障害各論

神経疲労（易疲労性）
脳損傷により容易に脳が疲労する状態。あくびをする，ボーっとなる，イライラして落ち着かないなど調子に波が生じる。

いう成人とは異なる臨床像であった[15),16)]。しかし，ウッズら[17)]が流暢型の症例を報告して以降，成人の失語症に類似した様々な失語症タイプ，言語症状が報告されている。すなわち，意味理解障害（聴いたことばが理解できない・違う意味にとらえてしまう・復唱できても意味が理解できない），喚語困難（言いたいことばが出てこない），迂言（回りくどい言い方をする），錯語（違うことばに置き換わる），新造語（無意味綴りのような発語）などの失語症状がみられる。

　経過の中で，日常生活では音声言語によるコミュニケーションが可能となることが多く，一般的には予後良好とされている。しかし，軽度になっても失語症状が残存し，喚語困難等がみられ他者とのかかわりがスムースにいかないこともある[4)]。さらに，読み・書き・計算などの困難さから学業達成が難しいとの報告が多い[4),11)]。また，合併する高次脳機能障害として注意障害・記憶障害・遂行機能障害・社会的行動障害の症状がみられることがあり，脳損傷に起因する神経疲労（易疲労性）も生じやすい。復学後の学校生活や卒業後の就労場面においても，配慮や支援が継続して必要である。

④ 評　価

　小児失語症などの後天性言語障害は，発達期に生じた中途障害である。他の言語発達障害のように生育歴，既往歴など発達の経過を情報収集するとともに，後天性言語障害の原因となった脳損傷に関する現病歴や経過，神経学的所見，神経心理学的所見についても情報収集することが望ましい。また，子どもの社会復帰先は学校であり，読み書き能力の評価も重要である。

　国内では，成人用の失語症検査である標準失語症検査（SLTA）が多く用いられており，小児の言語発達検査や全体発達検査，知能検査などを併用して評価が行われている現状にある。

1）標準失語症検査（SLTA）

　日本における失語症の代表的な検査である。聴く・話す・読む・書く・計算する，の5つのモダリティから構成されている。
　SLTAを小学生に適用する際は，以下の点に留意する[18)]。
・「口頭命令に従う」では，万年筆を知っている小学生が少ないため，10個の物品を並べた際に，検査の前に「これは万年筆といいます」と口頭呈示する。

VII. 後天性言語障害

表5-Ⅶ-1　SLTA下位項目正答率からの発達的変化の分類

パターン1	パターン2	パターン3
正答率が6～7歳ですでに90～100％を示す	正答率が6歳で60～70％で，8～12歳までに90～100％に達する	正答率が6歳で20％未満であるが，10歳までに急上昇する
1　単語の理解 2　短文の理解 4　仮名の理解 6　単語の復唱 7　動作説明 8　まんがの説明 10　語の列挙 12　仮名1文字の音読 13　仮名・単語の音読 14　短文の音読 16　仮名・単語の理解 17　短文の理解 20　仮名・単語の書字 22　仮名1文字の書取 24　仮名・単語の書取	3　口頭命令に従う 9　文の復唱 18　書字命令に従う 21　まんがの説明 25　短文の書取	11　漢字・単語の音読 15　漢字・単語の理解 19　漢字・単語の書字 23　漢字・単語の書取 26　計算

注）左の数字：項目番号
　　「5　呼称」は，この3つのパターンに属さず，正答率は75％から徐々に上昇し，18歳で98％に達した。
出典）荏原実千代・高橋伸佳・山崎正子・赤城建夫：小児認知機能の発達的変化—小児における高次脳機能評価法の予備的検討—．リハビリテーション医学，43（4）：256，2006

親密度
ある単語について，どの程度なじみがあると感じられるかを表したもの。

・「呼称」では地域による差も考慮する。小学生には親密度の低い語が含まれており，平均点は小学2年生17.4点，小学4年生17.5点である。音読では，短文の音読に仮名が振ってあるため音読できるのが通常である。
・書字は漢字に関する項目のみ「大人用（お兄ちゃん用）の問題だからできなくてよい」旨をはじめに伝えておくことが重要である。
　また，荏原ら[19]は，6～7歳で90～100％の正答率を示す項目が多いが，8～12歳で90～100％の正答率に達する項目もあったとしている（表5-Ⅶ-1）。SLTAを用いる際には，これらを踏まえて評価を行うことが望ましい。

2）言語発達検査

　言語発達検査や読み書きの検査については，国リハ式＜S-S法＞言語発達遅滞検査改訂第4版，言語・コミュニケーション発達スケール改訂版（LC-R），学齢版言語・コミュニケーション発達スケール（LCSA），絵画語い発達検査改訂版（PVT-R），標準抽象語理解力検査（SCTAW），

J.COSS日本語理解テスト，改訂版標準読み書きスクリーニング検査（STRAW-R），新版構文検査—小児版—（STC），教研式Reading-Test読書力診断検査などがあげられる。

3）全体発達検査・知能検査

全般的な発達の状態や知的機能については，以下の検査から評価できる。全体発達検査では新版K式発達検査2020，知能検査ではWPPSI-Ⅲ知能検査やWISC-V知能検査などのウェクスラー式知能検査，日本版KABC-Ⅱ心理・教育アセスメントバッテリー，DN-CAS認知評価システム，レーブン色彩マトリックス検査などがあげられる。

⑤ 指導・支援

1）言語指導

小児失語症への言語指導の基本的な考え方は成人に準じ，機能障害の回復と社会参加の場である学校への適応を考慮して実施し，学習やコミュニケーションの補償手段の導入も検討する。

機能障害の回復には，成人の失語症の訓練に用いられる刺激－促通法，機能再編成法などが活用できる。学校では聞くこと，話すことに加え，読み・書き・計算が必須となるため，文字言語指導は重要である。仮名文字の読み書きを習得する以前の子どもは，音韻認識や視知覚認知能力なども評価し，発達性読み書き障害（発達性ディスレクシア）の指導を参考にするとよい。習得済みであった子どもの再学習には，（1）50音表を用いる方法，（2）キーワード法がある。50音表あるいはキーワードをキュー（手がかり）として活用するものである。

（1）50音表を用いる方法

ひらがなを50音順に口頭表出・書字表出できるかを確認する。50音の行と列の系列が保たれている場合には，音読や書字が難しいときに順を追って同定していくことで表出が可能となる。

（2）キーワード法

ひらがな1文字ごとにキーワードとなる絵を設定する。キーワードとなる絵を呼称し，語頭音を抽出して該当する仮名1文字と対連合学習していく。受傷前の学習状況によってはキーワードに漢字単語を用いることも可能である。

（3）拡大・代替コミュニケーション（AAC）

音声言語によるコミュニケーションが困難な場合には，拡大・代替コミュ

刺激－促通法
言語機能の抑制・アクセス困難ととらえ，系統立てた刺激を与えて反応を引き出し，改善を図ろうとする方法。

機能再編成法
損傷された機能の修復を目指すのではなく，残存機能を活用して代償する方法。

拡大・代替コミュニケーション（AAC）
第4章Ⅲ-3（p.115）参照。

ニケーション（AAC）を併用する。身ぶり表現（ジェスチャー），絵・写真・シンボルのカードやそれらが集約されたコミュニケーションブック，音声を出力する専用のデバイス（VOCA）のほか，タブレット端末などの汎用機で使用できるアプリケーションも増えている。障害の程度や生活環境，興味・関心に応じて選定し導入する。学校では，学習指導の効果や情報活用能力の育成，障害による学習や生活上の困難さの改善・克服の視点から，情報通信技術（ICT）の活用が進められている。タブレット端末やパソコンで活用できるデジタル教科書などの音声教材があり，音声読み上げ再生で聞くことができ，漢字にルビを振ることもできる。また，授業内容の説明を聞きながらノートに書くことが難しい場合には，聞いて理解することを優先して板書はカメラで写して記録するとよい。コミュニケーションや学習を補償する手段を，子どもの状態に応じて検討し，医療・教育・家庭のそれぞれの場で共通理解のもとに活用していくことが必要である。

2）環境調整（復学や修学継続の支援）

　後天的な脳損傷の治療やリハビリテーションが一段落すると，学校という社会参加の場へ復帰する。復学先は，受傷前に通っていた通常学級を希望することが多い。廣瀬ら[20]は，通常学級への復学の要因として，言語能力，とりわけ仮名の読み書き能力がある程度備わり，移動や日常生活動作（ADL）が自立し，行動上の問題が少ないことをあげている。運動麻痺，ADL，知的機能や言語機能の状態に応じて，特別支援学級の併用や特別支援学級への転籍，特別支援学校への転校なども検討する。

　復学先の種別にかかわらず，本格的な復学の前に体験的な登校を実施できるとよい。学習内容の理解，教師や友だちとのコミュニケーション，神経疲労（易疲労性）などの問題を事前に把握でき，医療と教育の連携により対応策を講じることができる。本人や保護者にとっては，自信を取り戻しながら復学の準備ができる時間となる。また，学校現場で特性に応じた支援が実施されるように，報告書を作成する，連携会議を行うことで，障害・症状について説明し，対応方法を提案することが望ましい。

　復学後に学校生活を継続する中で，学習の困難さ，友人関係の問題等がみられることがある[4),11),21),22)]。そのため，学年が上がるにつれて，在籍の変更や特別支援教育の利用を検討することも少なくない。進級の時期や小学校から中学校，中学校から高等学校等の進学にあたり，適切な教育環境が選択できるように，特別支援教育コーディネーター等と連携して支援にあたることが必要である。

VOCA
第 4 章 Ⅲ-3-2）（p.116），図 4-Ⅲ-3（p.117）参照。

特別支援教育コーディネーター
保護者や関係機関に対する学校の窓口となり，学校内の関係者や福祉，医療等の関係機関との連絡調整の役割を担う教員。

ICT：information and communication technology
ADL：activities of daily living

3）家族支援

　保護者はわが子の突然の受傷・発症に困惑し，支援を必要としている。受傷前の健やかに発達していた子どもを思い出し，受傷前の状態までに戻ってほしいと回復を強く願うことが多い。栗原[23]によると，後天性脳損傷の子どもをもつ保護者の障害受容は，先天性障害の子どもをもつ保護者と同じ経過をたどるが，反応の仕方がより強く，再起により長い時間を要するといわれている。

　保護者は病名や障害・症状について説明を受けるが，子どもの言動と障害や症状を照合して理解することはなかなか難しい。リハビリテーション場面においては，具体例を伝えながら実際の子どもの言動と結びつける，パンフレットや簡便な冊子[24]なども示しながら，繰り返し伝えていくとよい。

> ♪ 小児失語症の心理的サポート ♪♪
>
> 　小児失語症は，後天的な脳損傷による言語障害であり，突然の受傷・発症による中途障害である。受傷・発症前との違いや同年代の子どもとのギャップを感じ，劣等感を抱きやすい。できたことをほめ，ありのままを受け止め，自己肯定感が育まれるように支援をすることが重要である。

> ♪ ピアサポートの活用 ♪♪
>
> 　突然の受傷・発症よるショックや，先の見えない不安を共感できるのは同じ境遇の保護者であり，家族会によるピアサポートの活用が有効である。原因や障害・症状は異なるが，同じ道を悩む仲間として苦労をねぎらい，学校生活や進路選択の悩みなどを話し合うことができる。家族会は，高次脳機能障害の子どもをもつ家族の会ハイリハキッズ（東京）など全国各地に少しずつ増えている。

〔引用文献〕

1）福迫陽子：小児失語症（後天性）．笹沼澄子編：リハビリテーション医学全書11　言語障害，医歯薬出版，pp.321-394，1975

2）Landau, W.M., Kleffner, F.R.：Syndrome of acquired aphasia with convulsive disorder in children. *Neurology*, **7**：523-530, 1957

3）福迫陽子：後天性小児失語症について．音声言語医学，**22**（2）：172-184，1981

4）進藤美津子・衛藤あや・市川聖子：後天性小児失語症における言語・認知面の問題とその評価．神経心理学，**24**（1）：61-69，2008

5） 笹沼澄子・福迫陽子：脳血管障害性失語症患者269例の言語症状―その因子構造と回復過程について（2）―失語症状の回復過程における因子得点の変動．リハビリテーション医学，**9**（2）：79-89，1972

6） 高次脳機能障害全国実態調査委員会：高次脳機能障害全国実態調査報告．高次脳機能研究，**26**（2）：209-218，2006

7） Loonen, M.C.B., Van Dongen, H.R.：Acquired childhood aphasia. Outcome 1 year after onset. *Archives of Neurology*, **47**（12）：1324-1328, 1990

8） Martins, I.P., Ferro, J.M.：Recovery of acquired aphasia in children. *Aphasiology*, **6**（4）：431-438, 1992

9） 宇野　彰・孤塚順子・豊島義哉　他：小児失語症における回復の経過 SLTA総合評価尺度による分析．失語症研究，**24**（4）：303-314，2004

10） Hécaen, H.：Acquired aphasia in children revisited. *Neuropsychologia*, **21**：581-587. 1983

11） 小坂美鶴：後天性小児失語症の臨床像と教育的配慮の必要性について．聴能言語学研究，**19**（2）：104-112，2002

12） Chilosi, A.M., Cipriani, P., Pecini, C., Brizzolara, D., Biagi, L., Montanaro, D., Tosetti, M., Cioni, G.：Acquired focal brain lesions in childhood：effects on development and reorganization of language. *Brain & Language*, **106**（3）：211-225, 2008

13） Kozuka, J., Uno, A., Matsuda, H., *et al.*：Relationship between the change of language symptoms and the change of regional cerebral blood flow in the recovery process of two children with acquired aphasia. *Brain Dev.*, **39**：493-505, 2017

14） 小嶋知幸・柴田晴美：後天性小児失語例の20年の経過―臨床上の工夫と回復のメカニズム―．高次脳機能研究，**38**（3）：319-330，2018

15） Lenneberg, E.H.：Biological foundations of language, John Wiley & Sons Inc, 1967
　　佐藤方哉・神尾昭雄訳：言語の生物学的基礎，大修館書店，pp.153-196，1974

16） Hécaen, H.：Acquired aphasia in children and the ontogenesis of hemispheric functional specialization. *Brain & Language*, **3**（1）：114-34, 1976

17） Woods, M.T., Teuber, H.L.：Changing pattern of childhood aphasia. *Annals of Neurology*, **3**：273-280, 1978

18） 宇野　彰：小児失語．ことばとこころの発達と障害，永井書店，pp.242-254，2007

19） 荏原実千代・高橋伸佳・山崎正子・赤城建夫：小児認知機能の発達的変化―小児における高次脳機能評価法の予備的検討―．リハビリテーション医学，**43**（4）：249-258，2006

20）廣瀬綾奈・吉永勝訓・吉野眞理子：失語のある子どもたちの復学に関与する要因の検討．リハビリテーション連携科学，**12**（2）：126-134，2012

21）綿森淑子：小児失語の長期的予後．リハビリテーション医学，**18**：347-356，1981

22）廣瀬綾奈・吉野眞理子：失語のある子どもたちの健康関連　QOL：自験4例のPediatric Quality of Life Inventory（PedsQL）日本語版による検討．リハビリテーション連携科学，**18**（2），152-157，2017

23）栗原まな：よくわかる子どもの高次脳機能障害，クリエイツかもがわ，2012

24）鈴木　勉編：大人の失語症と子どもの失語症　家族と支援者のためのハンドブック．エスコアール，2016

【第5章　まとめ】
- 知的発達症児の発達段階に合わせた指導・支援を考えよう。
- 脳性麻痺，重症心身障害について，説明しよう。
- 自閉スペクトラム症の症状，特性を，診断基準に照らし合わせながら整理しよう。
- 特異的言語発達障害の各発達期でみられる言語症状を整理しよう。
- 発達性読み書き障害（発達性ディスレクシア）の定義，症状，評価，指導・支援方法を整理しよう。
- 注意欠如多動症の特性に合わせた指導・支援を考えよう。
- 小児失語症の原因，症状，指導・支援方法を整理しよう。

第6章 多職種との連携

【本章で学ぶべきポイント】
- 言語聴覚士が多職種と連携して業務を遂行する意味と原則を学ぶ。
- それぞれの発達段階での医療，福祉，教育における障害児・者へのサービス内容を理解する。
- サービスを提供する職種と，言語聴覚士との連携の内容を知る。

I 多職種との連携とは

　言語聴覚士が多職種と連携して業務を遂行しなければならないことは，言語聴覚士法第43条に規定されている。言語聴覚士は，その業務を行うにあたって，対象児・者に対して，医療関係者，福祉関係者，その他の関係者と連携を保たなければならない。小児領域の言語聴覚療法では，出産に障害が予測できるときもあり，また，乳幼児健康診査で障害が明らかになることもある。近年では就学後，教室内で学級担任が気になる子どもの中に神経発達症児もおり，教育の場面でも言語聴覚士と連携を図り業務を進める職域が増えている。本章では，言語聴覚士が働く職場と関連がある職域を示し，どのような連携が進められているか説明する。サービスを提供する根拠には社会福祉サービスの規則があるため，障害児・者にかかわる法的な福祉制度も概説する。

II 連携の原則

ICF-CY
国際生活機能分類－小児青年版（仮称）（ICF-CY）は，小児青年期における生活機能の特性に鑑み，国際生活機能分類（ICF）を補完する目的で，派生分類として開発された。

　言語聴覚士は対象児とかかわる際に，多職種の専門職と協働して業務を進める。医療では，主に小児科，耳鼻咽喉科，リハビリテーション科に所属する言語聴覚士がことばの遅れ，聞こえの問題を主訴として来院した対象児を医師，看護師，理学療法士，作業療法士，保健師等と連携して支援する。

　福祉では，地域の行政サービスが成長とともに一貫して対象児とかかわる。乳幼児期に対象児は母子保健法，児童福祉法が保障するサービスを受けることができ，サービスに従事する専門職同士の連携が求められる。市町村の保健センターで勤務する言語聴覚士は，健康診査とその後のフォローシステムで，発達に問題がある乳幼児のために，医師，保健師，保育士等と連携し言語発達を促進するための支援を行う。地域で保育所・幼稚園・こども園等での集団生活を送っている幼児を対象とする場合は，その施設の関係者との連携も進める。障害が仮定される乳幼児に対しては障害者基本法に基づくサービスが基礎にあり，さらに児童福祉法に基づくサービス，その他の障害者を対象にした法的サービスにかかわる専門職が連携をもちつつリハビリテーションを進める。

　就学後は学校教育法で保障された制度の範囲で，また，青年期には就職し定着するまでに対象児・者を支援する専門職が行政機関と連携をとりながらサービスを提供する。就職にあたり対象児・者は公共職業安定所（ハローワーク），障害者職業センター，障害者就業・生活支援センター[1]を利用する。言語聴覚士はこれらの施設の役割を理解し，該当施設職員と連携を取りながら，対象児・者の就労が円滑に進むよう支援する。

　多くの異なる職種が同一の場で協働して対象児を支援するので，連携の原則は，第一にお互いの職務内容を理解し，尊重することである。連絡や話し合いの場では，専門用語の使用は控え，多くの人が理解できることばを使う。障害がある人の状況を理解するために世界共通の言語となっているICFやICF-CYを十分理解しておく必要がある。

　第二の原則は，個人情報の保護である。他機関との連携においては保護者か本人の同意が必要である。さらに，対象児・者を支援する関連法令と制度の理解が必要不可欠である。対象児・者がどのようなサービスが利用できるのか，利用しているサービスを提供する専門職の職種を理解し，言語聴覚士が実施するサービスを決定することが重要である。

　関連機関との連携の方法は，様々である。依頼があれば，対象児・者か

ICF-CY：International Classification of Functioning, Disability and Health-version for Children & Youth

保護者と職場の了解を得て対応する．例えば，ケース会議への参加，文書での情報提供，口頭での情報提供などである．個人情報を記録した文書はパソコンや記録媒体を紛失しないよう細心の注意を払い，万が一紛失したとしても個人情報が漏洩しない情報管理システムを導入する．

　医療機関においても個人情報保護は医療者の守秘義務であるが，近年電子カルテの普及により同一機関や他機関で個人情報を閲覧する機会が増えた．職務上必要であり，かつ厚生労働省や全日本病院協会のプライバシー保護に関する規定の範囲での利用となる．

個人情報保護
個人情報保護の指針として，下記があげられる．
・医療・介護関係事業者における個人情報の適切な取扱いのためのガイダンス
　厚生労働省：平成29年4月14日，令和5年3月一部改正
　https://www.ppc.go.jp/personalinfo/legal/iryoukaigo_guidance/#a1-1
・全日本病院協会　個人情報保護指針
　全日本病院協会：2006年5月，2022年12月改訂
　https://www.ajha.or.jp/about_us/nintei/pdf/05.pdf

〔引用文献〕
1）原　由紀：第3章　小児の地域支援を支える　1　発達・教育の支援　D　展開．半田理恵子・藤田郁代編：地域言語聴覚療法学，医学書院，pp.151-159，2019

Ⅲ　乳幼児期における連携

1　乳幼児期のスクリーニングと健康診査

　現在，小児医療・保健において，障害の早期発見・早期治療の優れた制度の中で言語聴覚士の業務と関連があるのは，新生児聴覚スクリーニング検査と乳幼児健康診査（以下，健診）である．新生児聴覚スクリーニング検査は医療機関で行われ，検査時だけではなく，検査後聴覚障害が疑われる場合に聴覚を補償する療育に言語聴覚士はかかわる．

　乳幼児健診は，母子保健法で市町村に義務づけられている行政サービスである．1歳6か月児と3歳児は全国的に実施されるが，その他にも市町村で独自に行われる．内容を原[1]は表6-Ⅲ-1のようにまとめている．市町村に勤務している言語聴覚士は健診からかかわることになり，健診後，発達の遅れが疑われる場合には養育上の支援や療育支援を行う．経過観察と相談は保健師が中心となり行うが，言語聴覚士は聴覚障害や言語と対人関係の発達に問題がある対象児に関しては，早期に発見し，多職種に説明し適切なコミュニケーションのとり方を示す役割がある．言語聴覚士は，健診の実施とその後のフォローアップを担当し，フォローアップでの健康状況の把握，特に，発達状況に関する情報収集，発達に遅れの疑いがある子どもと支援を必要とする子どもの判定と指導を行う．そして，その情報

第6章　多職種との連携

表6-Ⅲ-1　乳幼児健康診査の対象年齢と内容

| | 対象月齢・年齢 | | | 内容 |
	3〜4か月児	1歳6か月児	3歳児	（子育て支援の必要性があるか否かを判定）
発育	○	○	○	身長・体重・栄養状況などから判定する
運動発達	○	○	○	母子健康手帳や問診による発達歴，親の訴えや保健師などによる観察，姿勢，粗大運動，微細運動，反射などから総合的に判定する
精神発達	−	○	○	言語や認知，社会性の発達，アタッチメント形成などの精神発達について判定する。母子健康手帳や問診による発達歴，親の訴えや診察場面の子どもの様子の観察などから総合的に判定する。スクリーニング尺度を用いる場合もある
疾病	○	○	○	先天性股関節脱臼，ヘルニア，聴力障害，斜視，皮膚疾患，先天性代謝異常，歯科的異常など医師の診察により判定，経過観察や他機関へ紹介をする
保育環境	○	○	○	母親の精神状態（産後うつ，育児不安），食事や生活状況から判定する

児童発達支援ガイドライン
厚生労働省が，2017年7月に通知として公表。2023年度より，こども家庭庁の所管となっている。
https://www.cfa.go.jp/policies/shougaijishien/shisaku#h2_free3

を医師，保健師，保育士，公認心理士など多職種に伝達する[2]。

　フォローアップにおける言語聴覚士の役割は，親子教室での集団場面で実際に子どもの療育を担当したり，相談事業で助言を行うことである。

　どちらも連携をとるのは，医師，看護師を含む医療専門職や保育士，児童指導員，公認心理師などの多職種である。生後すぐの「親」になりたての保護者に対して，精神的な不安や動揺を与えないようなことば遣いや配慮が必要である。関連機関との連携においても，保護者に対する詳細な説明は欠かせない。

② 障害児通所支援

　児童福祉法により，保護者が希望し一定の基準を満たせば，利用者と事業所の契約で通所サービスを受けることができる。この児童発達支援は，主に未就学で障害のある子どもを対象に日常生活や社会生活を円滑に営めるよう，子どもの成長に必要な支援を提供するサービスである。現在は，市町村の基準に沿って審査された事業者が多く参画している。言語聴覚士は機能訓練担当職員として位置づけられており，担当業務は言語聴覚領域の評価・指導・助言を行うことである。この事業でも多職種との連携について，児童発達支援ガイドラインに以下のように規定されている。

> 障害のある子どもの発達支援は，子ども本人が支援の輪の中心となり，様々な関係者や関係機関が関与して行われる必要があり，これらの関係者や関係機関は連携を密にし，情報を共有することにより，障害のある子どもに

Ⅲ．乳幼児期における連携

対する理解を深めることが必要である。

連携は母子保健，医療機関，保育所・幼稚園・こども園等，他の児童発達支援事業所などの関連職員である。連携の内容は情報提供や訪問，ケース会議への参加などである。特に，多くの事業所や保育所・幼稚園・こども園等の通園施設に通園している子どもには他所での言語の状況やコミュニケーションの様子を知り，言語聴覚療法に活かしたり，言語聴覚士が知り得た適切なコミュニケーション方法を伝え，子どもの日常生活が円滑に進むように支援する。

以上の通所支援だけではなく，表6-Ⅲ-2に訪問系と入所系の支援を記した。2012年より訪問系に居宅訪問型児童発達支援として，重度の障害で通所が困難な児童に対する訪問サービスも始まった。保育所等訪問支援では，保護者の依頼により保育所を訪問し，保育士と保護者の環境調整や保育士の問題意識を共有し適切な情報を提供する。入所系は様々な理由で施設に入所している児童へのサービスである。これらの業務に従事している言語聴覚士は，児童を中心としてかかわる多職種と連携を図り，児童の生活が円滑の進むように支援する。

言語聴覚士が児童発達支援で働く割合は，日本言語聴覚士協会障害福祉部が2021年度に実施した実態調査[3]では回答850人中，児童発達支援事業20％，児童発達支援センター16％で，医療の17％より多かった。支援の実際は言語聴覚療法が69％を占め，事務，相談，送迎などの業務との兼務も多い。小児分野での適切な言語聴覚士の活用が期待される。

児童発達支援，医療型児童発達支援
2024年4月施行の「改正児童福祉法」によって，福祉型児童発達支援センターと医療型が一元化され，児童発達支援センターの名称ですべての障害児が児童発達支援センターで支援を受けられるようになった。これまで医療型で行ってきた肢体不自由児や医療ケア児に対するリハビリテーションも引き続き実施される。

児童発達支援事業所
就学前の障害児を通所させて，日常生活での基本的な動作の指導，集団生活になじむための訓練，技能や知識の習得などを行う。児童発達支援事業所は，地域に根ざした支援を提供している施設で，子どもやその保護者だけでなく，保育所・幼稚園・認定こども園・小学校・特別支援学校などの施設と連携をとりつつサービスを行っている。「児童発達支援事業所」は身近な療育の提供場所として，障害児やその保護者が通いやすいように地域内に数多く存在している。

児童発達支援センター
児童発達支援事業所と同様に，就学前の障害児を通所させて，日常生活における基本的な動作の指導，自活に必要な知識や技能を療育し，集団生活適応の訓練を行う施設である。福祉型と医療型がある。通所支援だけでは（p.200へ続く）

表6-Ⅲ-2　児童福祉法に基づく障害児への支援

通所系	児童発達支援	日常生活における基本的な動作の指導，知識技能の付与，集団生活への適応訓練などの支援を行う。児童発達支援事業所と児童発達支援センターがある
	医療型児童発達支援	日常生活における基本的な動作の指導，知識技能の付与，集団生活への適応訓練などの支援および治療を行う（肢体不自由児や医療ケア児が中心）
	放課後等デイサービス	授業の終了後または休校日に，児童発達支援センターや児童発達支援事業所等の施設に通わせ，生活能力向上のための必要な訓練，社会との交流促進などの支援を行う
訪問系	居宅訪問型児童発達支援	重度の障害等により外出が著しく困難な障害児の居宅を訪問して発達支援を行う
	保育所等訪問支援	保育所，乳児院・児童養護施設等を訪問し，障害児に対して，障害児以外の児童との集団生活への適応のための専門的な支援などを行う
入所系	福祉型障害児入所施設	施設に入所している障害児に対して，保護，日常生活の指導および知識技能の付与を行う
	医療型障害児入所施設	施設に入所または指定医療機関に入院している障害児に対して，保護，日常生活の指導および知識技能の付与並びに治療を行う

（p.199より続く）
なく，障害児支援利用計画の作成や保育所等訪問支援や家族へ援助・助言を行う地域の中核的な支援機関としての役割を担っている。多様な支援を行うため，児童発達支援事業所より規模が大きい。

③ 就学前関係施設との連携

　保育所・幼稚園・こども園等の就学前関係施設との連携が必要な言語聴覚士は，医療では小児科やリハビリテーション科での言語聴覚療法，児童発達支援での言語聴覚療法，市町村の保健センターでの健診や福祉課・児童課等で，医療的・福祉的サービスを提供できる。連携の役割は，対象児が日常生活を円滑に営めるための情報を交換することである。連携には個人情報保護の観点から，保護者の依頼と許可が必要である。

　どの立場でも，言語聴覚療法の内容を保育所・幼稚園・こども園等の職員に提供し，集団場面に活かしていく。言語聴覚士は保育所・幼稚園・こども園等の様子と情報を獲得し，言語聴覚療法に活かす。特に，対象児が集団場面でどのようにコミュニケーションをとっているか，困っていることは何か，集団場面での記号をどの程度理解しているのかを知ることは，日常生活に役立つ指導内容につながる。

④ 就学相談

　就学相談は就学前関係施設で行われる。本来は，就学中はいつでも相談対象となるが，多くの場合就学前が中心となっている。就学に関しては，市町村の教育委員会と学校が行政的な手続きを行っている。特別支援教育の在り方に関する特別委員会報告[4]では，乳幼児期を含め早期から教育相談や就学相談を行うことの重要性が示されている。本人・保護者に十分な情報を提供し，また，保護者と保育所・幼稚園・こども園等の関係者が教育的ニーズと必要な支援の共通理解を深め，保護者の障害受容とその後の円滑な支援につなげていくことを指摘している。ここでも，関連機関との連携を掲げているが，就学決定だけではなく就学前後の指導と連携を強調している。特に，教育委員会や関連機関が情報提供し，保護者が判断しやすい環境をつくることが重要で，相互に訪問したり，話し合いの場をもったりする。就学の決定には保護者と教育委員会の合意が必要であるが，不合意の場合は教育委員会が調整する。このときに，関連機関の職員として，言語聴覚士も参画する。情報提供する内容は主に，対象児の言語・コミュニケーション能力の評価が中心となると考えられるが，その他，教育委員会や保護者の依頼内容に合わせて提供する。特に，小学校への就学では，医療機関や児童発達支援事業にかかわる言語聴覚士は情報提供を求められる可能性がある。普段から，適切な評価を実施し，記録を残しておく。

⑤ 個人情報ファイルの活用

　先の報告[4]の「一貫した支援の仕組み」では，個人情報を一括したファイルの活用が推奨されている。その内容は，可能な限り早期から成人までの一貫した指導・支援ができるように，他機関にわたる成長記録や指導内容等を，その扱いに留意して必要に応じて関係機関が共有し活用するようなしくみである。実際に，子どもの成長記録や生活の様子，指導内容を記録し，必要に応じて関係機関が共有できる「相談支援ファイル」を作成している自治体の例もある。情報の取扱いに十分留意して活用していくことが必要である。健診時からの成長や相談歴が一括して記録されていれば，保護者も同じ情報を新しくかかわる施設ごとに書類を作成したり，説明したりする手間が省ける。また，関連機関も同じ情報を共有することになり，誤解が減少する可能性がある。例えば，健診時からの情報が示されれば，遅れの履歴がわかり，今の状況と比較して将来の予測が立ちやすい。成長の区切りとなる段階，例えば，保育所，幼稚園・こども園等と小学校，小学校と中学校の間で，個人情報ファイルの下，情報交換が進めやすくなる。市町村によっては，保育所・幼稚園・こども園等と小学校，あるいは小学校と中学校が情報ファイルの共用を行っており，将来的には個人情報保護に万全の注意を払い，生涯にわたるファイル活用のシステムを構築することが重要である。

　医療では院内での電子カルテの活用が進んでいるが，この情報を院外の施設へ提供できるしくみもできている。セキュリティーに留意し，他の医療機関からのリクエストに応じてカルテのデータを暗号化して送信するしくみである。今後，一貫した行施サービスの提供を謳っている行政機関で，個人情報ファイルの作成と交換システムが期待される。

〔引用文献〕
1）原　由紀：第3章　小児の地域支援を支える　1　発達・教育の支援　D　展開．半田理恵子・藤田郁代編：地域言語聴覚療法学，医学書院，pp.151-159，2019
2）山崎嘉久・佐々木渓円・小澤敬子　他：乳幼児健康診査後のフォローアップの現状と事業評価に向けた概念整理．東海公衆衛生雑誌，5：121-127，2017
3）日本言語聴覚士協会障害福祉部：〈小児分野に関する実態調査〉報告書，2022
　　https://files.japanslht.or.jp/notifications/2022/08/12/R40810syouni_

matome.pdf（2024年4月6日閲覧）
4）文部科学省：2．就学相談・就学先決定の在り方について，特別支援教育の在り方に関する特別委員会報告1，2012
https://www.mext.go.jp/b_menu/shingi/chukyo/chukyo3/siryo/attach/1325886.htm（2024年4月6日閲覧）

Ⅳ 学齢期における連携

個別の教育支援計画
個別の教育支援計画は，障害のある児童生徒等の生涯にわたる継続的な支援体制を整え，それぞれの年代における児童生徒等の望ましい成長を促すための個別の支援計画の中で，校長が中心となって児童生徒の在学時に作成する支援計画のことである。各成長段階の支援が次の段階の支援に引き継がれる。

個別の指導計画
個別の指導計画とは，障害のある児童の実態に応じた適切な指導を行うために，児童一人ひとりの指導目標，指導内容および指導方法を明確にし，教育的ニーズに応じた指導計画を記したものである。
埼玉県では，前者を長期的な視点から3年サイクルで，後者を短期的な視点から1年サイクルで作成し，評価・改善・更新を行い，次へ引き継いでいる。

巡回相談
幼児児童生徒が必要とする支援の内容と方法を明らかにするために，担任等幼児児童生徒の支援を実施する者の相談を受け，実施や評価に助言・協力することが巡回相談の目的である。巡回相談員が各学校を訪問し，実態の把握や評価，指導内容方法，支援体制の整備，関係機関との連携などについて，指導や助言を行う。

専門家チーム
学校からの依頼でSLD，ADHD，ASDか否かの判断と適切な教育的対応について専門的意見の提示や助言を行うことを目的に（p.203へ続く）

1 学校（通常学級，特別支援学級，特別支援学校）との連携

　言語や行動に課題があり，言語聴覚療法を受けている児童の多くは特別支援教育の対象となり得る。「特別支援教育」[1]とは，障害のある幼児児童生徒の自立や社会参加に向けた主体的な取り組みを支援するという視点に立ち，幼児児童生徒一人ひとりの教育的ニーズを把握し，もてる力を高め，生活や学習上の困難を改善または克服するため，適切な指導および必要な支援を行うものである。

　2007年4月から，「特別支援教育」が学校教育法に位置づけられた。教育の対象は限局性学習症（SLD），注意欠如多動症（ADHD），自閉スペクトラム症（ASD）を含む特別な教育的支援が必要な幼児児童生徒である。特別支援教育では，課題がある児童に対して適切な教育的配慮を講じるため，個別の教育支援計画や個別の指導計画を作成し，指導する。特別支援教育では，関係機関と連携した効果的な運用を確立する必要性を指摘している。特に，学校内外の人材の活用と関係機関との連携協力を謳っており，学校内の人材はもとより医師，福祉，親の会などと連携協力を進めている。言語聴覚士も関連職のひとつである。

2 特別支援教育での言語聴覚士の役割

　特別支援教育では，教員免許をもたない言語聴覚士は授業を担当できない。しかし，特別支援教育の制度の中で，言語聴覚士が業務できる場もある。図6-Ⅳ-1[2]のように巡回相談と専門家チームの一員，図にはないが就学支援委員である。また，自立活動で教員への助言の立場で参画できる。その他，市町村の教育委員会の裁量で特別支援教育にかかわる教員の

Ⅳ．学齢期における連携

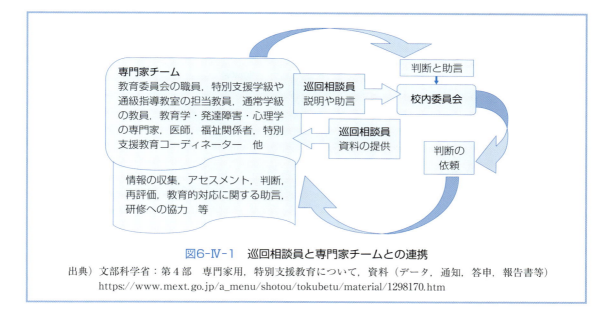

図6-Ⅳ-1　巡回相談員と専門家チームとの連携
出典）文部科学省：第4部　専門家用，特別支援教育について，資料（データ，通知，答申，報告書等）
https://www.mext.go.jp/a_menu/shotou/tokubetu/material/1298170.htm

技術向上のために助言が得られるように言語聴覚士を配置している。また，特別支援学校では外部専門家として活動している言語聴覚士も増えている。教育委員会の依頼で教育委員会等に設置された組織である専門家チームは，各学校からあげられてきた子どもの発達障害を含む障害の有無を判断し，適切な教育的対応や指導に関して専門的な意見を提示・助言する。巡回相談は，担任からあげられた子どもを巡回相談員が該当学校で観察し，実態の把握や評価，指導内容方法，支援体制の整備，関連機関との連携などについて，指導・助言する。

特別支援教育における言語聴覚士の役割は神経発達症や子どもの認知的な問題を認知神経心理学的に評価することである。教員は指導の専門家で様々な指導方法や教示に関して優れた能力をもっている。言語聴覚士が子どもの適切な評価を実施し，その課題に対する対策を教員と話し合うことにより，子どもに適切な教育を提供できる。また，巡回相談や専門家チームで得られた子どもの情報も関係者が共有することにより，子どもに適切な教育環境を提供できると考えられる。

特別支援教育にかかわる職種は学校だけではなく，都道府県の関係部署や地域における関連機関と広範囲に及ぶ[3]。連携をとる職種は担当する子どもの担任，特別支援教育コーディネーターや校長，教育委員会を含む学校関係者，学童保育や放課後デイサービス，児童相談所などの福祉関係者，医師，理学療法士，作業療法士，視能訓練士などの医療関係者など多彩である。担任や子どもの学校関係者が個別指導計画の作成に際し，言語聴覚士が得た情報を活かして指導の内容や方向性を考えることも可能である。

（p.202より続く）
教育委員会に設置されている。図6-Ⅳ-1のように児童の発達や課題に対して専門的な意見が提示できる医師，教育者，公認心理師，理学療法士，作業療法士，言語聴覚士などが教育委員会からの依頼で役割を担っている。校内の窓口となる特別支援教育コーディネーター等と連携を深め，巡回相談員と有機的・効果的に連携協力していく。

外部専門家
特別支援学校では，障害の重度化などの伴い個に応じた指導を一層充実していくことを目的に，理学療法士，作業療法士，言語聴覚士，公認心理師，医師などの医療分野の外部専門家を活用することが学習指導要領に明示され，活用は年々増加している。教員と共に児童の課題となる教育に参加し，専門的な知識と技法を教育に活かした指導が実践されている。

203

放課後等デイサービス

　児童福祉法第6条の2の2の④では，放課後等デイサービスについて，以下のように定めている。

> 放課後等デイサービスとは，学校教育法（昭和22年法律第26号）第1条に規定する学校（幼稚園及び大学を除く。）に就学している障害児につき，授業の終了後又は休業日に児童発達支援センターその他の内閣府令で定める施設に通わせ，生活能力の向上のために必要な訓練，社会との交流の促進その他の便宜を供与することをいう。

　放課後等デイサービスは，6歳から18歳までの障害児に対して資格がある担当者が作成する個別支援計画に基づいて，自立支援と日常生活の充実のための活動などを行う通所サービスである。機能訓練を担当する職員として言語聴覚士を配置している施設もある。また，学校，医療や他の専門機関，保育所・児童発達支援事業所等，他の放課後等デイサービス事業所，地域の関連施設・機関，保護者との連携の必要性が明記されている。

　現状では，放課後等デイサービスの施設が多く存在し，保護者が独自のサービスが得られることを目的に多施設を選択し，複数の施設に所属している児童生徒も存在する。言語聴覚士は所属する職場により連携の方法が異なるが，対象児の日常生活の質が豊かになるよう言語やコミュニケーションを支援するために，関連機関や関係者に情報を提供することが重要となるだろう。

〔引用文献〕
1）文部科学省：特別支援教育を推進するための制度の在り方について（答申）＞ 第2章　特別支援教育の理念と基本的な考え方
https://www.mext.go.jp/b_menu/shingi/chukyo/chukyo0/toushin/attach/1396565.htm（2024年4月6日閲覧）
2）文部科学省：第4部　専門家用，特別支援教育について，資料（データ，通知，答申，報告書等）
https://www.mext.go.jp/a_menu/shotou/tokubetu/material/1298170.htm（2024年4月6日閲覧）
3）文部科学省：障害のある子どものための地域における相談支援体制整備ガイドライン（試案）＞ 参考資料 12「特別支援教育体制推進事業」の概要，特別支援教育について，資料（データ，通知，答申，報告書等）
https://www.mext.go.jp/a_menu/shotou/tokubetu/material/021/023.htm（2024年4月6日閲覧）

Ⅴ 青年期・成人期における連携

障害児の多くは，義務教育を終える前に自立への方向を決定しなければならない。進学や就職が主な進路であるが，これが青年期・成人期の大きな課題である。生活の拠点でより豊かで生きがいのある生活を営めるようなサービスが必要である。言語聴覚士とかかわる対象児・者が方向性を自ら決定し，その後の状況をフォローできるようなサービスを多職種と連携して提供する。以下に，その多職種との連携を進路別に概説する。

1 進学支援

日本学生支援機構（JASSO）が行った2022年度の「障害のある学生の修学支援に関する実態調査」[1]では，大学，短期大学，高等専門学校の計1,174校に在学している障害がある学生は49,672名で，全学生の1.53％であり，前年の1.26％より増加していた。中でも高等専門学校への修学の増加率と在籍率が一番高い。この障害の中で，言語聴覚療法を受けた可能性が高い学生は神経発達症20.7％，聴覚・言語障害4.0％である。

進学に際して，入学試験や定期試験の配慮，また，授業を含む学習環境の整備が整えられるようになった。これは2016年に障害者差別解消法の施行により，不当な差別的取り扱いの禁止と合理的配慮の提供が義務づけられたことによる。JASSOの報告では，神経発達症では，講義に関する配慮，配慮依頼文書の配付，出席に関する配慮，学習指導，授業内容の代替，提出期限延長，履修支援など多くの学生が支援されていた。聴覚・言語障害では配慮依頼文書の配付，座席の配置，FM補聴器の設置などであった。

> ♪ 合理的配慮 ♪♪
>
> 合理的配慮の具体例として，以下があげられる。
>
> 読み書きに障害のある子どもや学生の場合，拡大教科書やタブレット，音声読み上げソフトを利用して学習できるようにする。試験時間を延長する。ADHDの子どもや学生で周りの刺激に敏感で集中し続けることができない場合，仕切りのある机を用意したり，別室でテストを受けられるようにしたりする。肢体や視覚が不自由な子どもや学生の場合，介助者や盲導犬の補助を受けながら学校生活を送れるようにする。また，エレベーターや自動ドアの設置など環境整備を行う。

日本学生支援機構（JASSO）
日本において，主に学生に対する奨学金事業や留学支援・外国人留学生の就学支援を行う独立行政法人である。障害のある学生の支援も行っている。

障害者差別解消法
正式名称は，障害を理由とする差別の解消の推進に関する法律。
この法律は，すべての国民が，障害の有無によって分け隔てられることなく，相互に人格と個性を尊重し合いながら共生する社会の実現に向け，障害を理由とする差別の解消を推進することを目的として，2013年6月に制定された。障害がある人の合理的配慮を行い共生社会の実現を目指している。この法では「差別的取扱いの禁止」に関しては，国・地方公共団体等・民間事業者共に法的義務として定められていたが，「合理的配慮の不提供の禁止」は民間事業者にとって努力義務にとどまっていた。しかし，2021年の改正（2024年度より実施）により合理的配慮の提供が義務化された。

合理的配慮
合理的配慮とは，障害者から何らかの助けを求める意思表明があった場合，過度な負担になり過ぎない範囲で，社会的障壁を取り除くために必要な配慮のことである。

JASSO：Japan Student Services Organization

第6章　多職種との連携

ノートテイク
主として聴覚に障害のある学生などが授業を受ける際に，障害がある学生の周りにいる学生に教室内で聞こえてくる情報を手書きやパソコンで記述してもらい，リアルタイムで授業を理解する方法である。聴覚障害学生が複数の場合は，OHPを利用してノートテイクしたものをプロジェクターやモニタに投影することも可能である。

障害者雇用促進法
正式名称は，障害者の雇用の促進等に関する法律。
この法律は，障害者の職業生活において自立することを促進するための措置を総合的に講じ，もって障害者の職業の安定を図ることを目的に1960年に制定された。

法定雇用率
一定数以上の労働者を雇用している企業や地方公共団体を対象に，常用労働者のうち「障害者」をどのくらいの割合で雇う必要があるかを定めた基準である。2024年度以降，段階的に引き上げられることとなっている。
・2024年度2.5%（従業員40.0人以上）
・2026年度2.7%（従業員37.5人以上）

神経発達症では授業での学習内容の補完，聴覚・言語障害では聴覚保障が支援の中心と考えられる。

　学生が在籍する学校では障害のある学生を支援する部署があり，この部署を中心に支援が実施される。本人からの申し出により支援が決定する。言語聴覚士が担当する学生への支援は，学生が支援を求めたときに，担当部署や本人に対して適切な情報提供を行う。したがって，連携するのは在籍する学校の担当部署や学生がかかわっている機関である。情報提供以外に連携した支援が求められれば，本人の同意を得て協力する。

　障害のある学生への支援は拡大しつつあるが，課題もある。支援は学生本人からの申し出により実施されるが，支援を希望しなかったり本人が自分の困り感に気づいていない場合もある。知的能力が高い自閉スペクトラム症のように，学習は良好でも対人関係の構築やコミュニケーションのまずさから，生きづらさを感じていながらも障害には気づかない学生もいる。在籍する学生を見守る教員や学生の組織が必要だろう。実際，担任制度を設けて，保護者と連携して修学中の学生を指導している学校もある。また，施設の整備や担当職員の配置など合理的配慮の提供が在籍校の負担の要因となる場合がある。さらに，ノートテイクなどの他の学生の負担にならないように，障害学生だけではなく，障害学生と取り巻くすべて学生へも配慮が必要だろう。学習支援にあたっては，カリキュラムの見直しや，学習を円滑に進めるための補助的な機器の導入も検討する必要がある。

② 就労支援

　就労にあたっては，2020年4月，障害者雇用促進法が改正され，5つの措置が講じられた（表6-Ⅴ-1）。また，企業に対して「事業主に対する給付制度」「優良事業主としての認定制度の創設」という2つの措置が新しく盛り込まれた。一定以上規模のすべての事業主に対しては「障害者雇用率（法定雇用率）」が定められている。2023年1月の法定雇用率は民間企業で2.3%，国・地方公共団体で2.6%，都道府県等の教育委員会で2.5%である。2022年の厚生労働省の報告によると，身体障害者，知的障害者，精神障害者の雇用状況は雇用障害者数，実雇用率ともに過去最高を更新した。具体的には民間企業は実雇用率2.25%（前年2.2%），法定雇用率達成企業の割合は48.3%（48%），国2.85%（2.83%），都道府県2.86%（2.81%），市町村2.57%（2.51%），教育委員会2.27%（2.21%）で，すべての企業で割合は向上しているが，まだ，基準に達成していない企業もある。

　就労にあたって情報やサービスを提供する機関は公共職業安定所（ハ

206　　OHP：overhead projector

V. 青年期・成人期における連携

表6-V-1　障害者雇用促進法─5つの措置

事業主に対する措置				障害者本人に対する措置
雇用義務制度	差別禁止と合理的配慮の提供義務	障害者職業生活相談員の選任	障害者雇用に関する届出	職業リハビリテーションの実施
【雇用義務】 ・障害者雇用率に相当する人数の雇用を義務化する（現行法では2.2%） 【納付金・調整金制度】 ・障害者の雇用に伴う事業主の経済的負担の調整を図る 【助成金制度】 ・障害者を雇用するための施設の設置，介助者の配置等に助成金を支給する	【差別の禁止】 ・募集，採用について障害のない人と同じ機会を設ける ・賃金や教育訓練の機会，福利厚生などの待遇において，障害のあることを理由に不当な差別的取り扱いをしてはならない 【合理的配慮の提供義務】 ・平等な機会を確保し，社会的障壁をなくすために，個別の対応や支援を行う	・障害者を5人以上雇用する事業所においては，「障害者職業生活相談員」を選任し，障害のある従業員の職業生活に関する相談・指導を行わせなければならない	【障害者雇用状況の報告】 ・従業員45.5人以上の事業所においては，障害者の雇用状況を公共職業安定所（ハローワーク）に毎年報告しなければならない 【障害者の解雇届】 ・障害者を解雇しようとする場合は，その旨を速やかに公共職業安定所（ハローワーク）に届け出なければならない	【公共職業安定所（ハローワーク）】 ・障害者の態様に応じた職業紹介，職業指導，求人開拓の実施を行う 【地域障害者職業センター】 ・専門的なリハビリテーションサービスの実施を行う 【障害者就業・生活支援センター】 ・就業・生活両面の相談・支援を行う

ローワーク），地域障害者職業センター，障害者就業・生活支援センターなどがある。言語聴覚士は，本人や本人の許可を得て，情報を提供する。また，就労後もジョブコーチと共に職場環境を調査し，対象者がコミュニケーションを円滑に遂行できるような手立てを講じる支援も提供できる。言語聴覚士の職域の多様化から，就労サービスを提供する機関の職員として配置されている場合もある。

　障害者として就労するためには，障害者手帳の所有が必須である。障害者手帳は各自治体から発行されるもので，障害により異なっており，身体障害者は「身体障害者手帳」，知的障害者は「療育手帳」，精神障害者は「精神障害者保健福祉手帳」が取得できる。障害者雇用枠では合理的な配慮を受けられることや，一般雇用枠よりも就職しやすくなるといったメリットがある。これらの手帳は，地域の行政機関で審査され交布される。手帳の交付を希望する場合は，地域の障害福祉課等の管轄課へ申請する必要がある。手帳によって福祉サービスの提供の内容や有効期間が異なるので，交付時に確かめておく必要がある。

> **ジョブコーチ**
> ジョブコーチは，就労支援のために，一定の研修を受けた人が地域障害者職業センターや社会福祉法人施設など様々な事業所で，障害者自身に対する支援に加え，事業主や職場の従業員に対しても，障害者の職場適応に必要な助言を行い，必要に応じて職務の再設計や職場環境の改善を提案する役割を担っている。

③ 生活支援

　実際に自立した生活を営むためには，衣食住に関する自己管理が必要で

207

ある。また，より豊かに生活を楽しむために，趣味や娯楽を増やしていく支援も必要である。表6-V-1にある障害者就業・生活支援センターでは適切な支援が行われていると考えられるが，筆者が以前，担当した業務に「障害者の生活支援事業」があった。ある市町村の障害福祉課の事業である。ここで，成人の一人暮らしの障害者は皆，衣食住が自立されていたため，生活支援として「好きなこと」をするプログラムを提供した。参加者から多くの要望があり，レストランで食事をしたい，アイドルの本を本屋で購入したい，電車に乗って映画館に行き映画を見たいなど，障害がない人であるとごく普通に行われていることが，一人ではできずにいたということがわかった。電車の乗り方や映画館の切符の買い方など，同行して経験を増やす支援が必要だろう。また，社会全体として，一人でも入りやすいレストランや，困ったときに気楽に声をかけ，支援できる地域づくりも今後期待される。

〔引用文献〕

1）日本学生支援機構：令和4年度（2022年度）障害のある学生の修学支援に関する実態調査，2023

https://www.jasso.go.jp/statistics/gakusei_shogai_syugaku/2022.html
（2024年4月6日閲覧）

〔参考文献〕

・大嶋拓実：【最新版】障害者雇用促進法の2020年改正を図解！企業が取るべき対応とは？

https://www.dodadsj.com/content/200602_employment-promotion-act-for-persons-with-disabilities/（2024年4月6日閲覧）

【第6章　まとめ】

- 言語聴覚士が多職種と連携して業務を遂行しなければならない根拠を考えよう。
- 連携の原則を説明しよう。
- 多機関との連携における言語聴覚士の役割を整理しよう。
- 発達段階による法的サービスと支援の特徴をまとめよう。

索　引

● 英　字

AAC	115, 128, 134, 144, 190
ABA	110
ABC分析	110
ADHD	37, 176
ADHD-RS	74, 179
ADI-R	143
ADL	54
ADOS-2	143
ASD	37, 138
ASQ	73
CARD	64
CARS2	73, 143
CCC-2子どものコミュニケーション・チェックリスト	62, 125, 150
CDS	12, 127
DAM	60
DCD	41
DLD	148
DMN	178
DN-CAS認知評価システム	60, 180, 190
DQ	59
DSM-5-TR	34
DTVP	66
FOSCOM	73
ICD-11	34, 139
ICF-CY	196
INREAL	113
IQ	59
IVA-CPT	74
J.COSS日本語理解テスト	62, 125, 151, 190
JASPER	144
JMAP	59
KABC-Ⅱ	60, 61, 62, 180, 190
KIDS乳幼児発達スケール	59, 124, 133, 150
K式発達検査2020	59, 124, 133, 150, 190
LC-R	62, 125, 133, 150, 189
LCSA	62, 151, 189
LD	157
LLE	149
LT	149
M-CHAT-R	73, 143
MLU	17, 124
More Than Words	144
NDT	135
PARS-TR	73, 143, 150
PECS	144
PEP-3	73
PVL	48, 131
PVT-R	62, 125, 133, 150, 189
QOL	115
RAN	61, 161
RAN交互課題	66
RAVLT	68, 164
RCPM	60
ROCFT	68
SCTAW	62, 189
SLI	39, 147
SLTA	188
S-M社会生活能力検査	125
SOUL	113
SST	145
STC	62, 125, 190
STRAW-R	61, 64, 190
TEACCH	144
TOM	141
URAWSS	64
Vineland-Ⅱ適応行動尺度	124
VOCA	116, 128, 134, 191
WAVES	68
WCC	142
WISC-Ⅴ知能検査	60, 124, 133, 151, 180, 190
WPPSI-Ⅲ知能検査	60, 124, 150, 190
ZPD	4

● あ

愛　着	12, 48
アタッチメント	12, 48
アニメーション版　心の理論課題	73
アミノ酸代謝異常症	44
アンガーマネジメント	183

● い

遺伝子	42
遺伝性疾患	42
意味ネットワーク	21, 97
意味方略	22
インリアルアプローチ	113, 129

209

索引

う

ウィリアムズ症候群	8, 46
ウェクスラー式知能検査	60, 180, 190
ヴォイス	18
迂言	149, 188
運動症群	41

え

絵カード	94, 100
絵カード交換式コミュニケーションシステム	144
エキスパンション	114, 129
エドワーズ症候群	46
遠城寺式乳幼児分析的発達検査法	59, 133

お

応用行動分析	110, 144
大島分類	135
太田ステージ	145
親面接式自閉スペクトラム症評定尺度テキスト	73, 143, 150
音韻認識	28, 65, 102, 123, 161
音韻認識課題	65, 102

か

絵画語い発達検査	62, 125, 133, 150, 189
外言	2
会話	22
カウンセリングマインド	91
拡張模倣	152
かき混ぜ語順文	149
可逆文	22
学習障害	157
学習理論	3, 110
拡大・代替コミュニケーション	115, 128, 134, 144, 190
学齢版言語・コミュニケーション発達スケール	62, 151, 189
感覚統合療法	183
環境調整	112, 181, 191

き

キーワード法	104, 190
吃音	39
機能再編成法	190
共感的態度	91
叫喚発声	11
教研式Reading Test読書力診断検査	64, 190
共同注意	11, 13
記録	77
筋ジストロフィー	45

く

クーイング	11
グッドイナフ人物画知能検査	60
クラインフェルター症候群	47

け

系列絵	102
ケースレポート	82
限局性学習症	38
言語	1
言語コミュニケーション	140
言語・コミュニケーション発達スケール	62, 125, 133, 150, 189
言語症	38
言語発達検査	61, 189
言語発達障害	34

こ

語彙	2
構音	26, 39
構音検査	73
構造化	144, 181
後天性言語障害	186
後天性脳損傷	40
行動観察	56
行動療法	183
高ビリルビン血症	48, 131
構文検査—小児版—	62, 125, 190
合理的配慮	171, 205
コース立方体組み合わせテスト	60
語音症	39
国リハ式<S-S法>言語発達遅滞検査	60, 62, 125, 133, 150, 189
心の理論	141
50音表	104, 167, 190
語順方略	22, 100
誤信念課題	25
5pマイナス症候群	47
個別指導	118
個別の教育支援計画	202
個別の指導計画	202
5枚絵指導	154
コミック会話	145
コミュニケーション	1
コミュニケーション症群	38
語用論	2, 25, 40
語用論的アプローチ	113

さ

サヴァン症候群	141
三項関係	11, 92

索 引

● し

使役態	124
支　援	89, 119
視覚認知力	66, 161
刺激－促通法	190
実行機能	142
失語症	186
質問－応答関係検査	62, 125
指　導	89
自動化能力	65, 161
児童期・青年期のADHD評価スケール	179
指導計画	90
児童発達支援ガイドライン	198
自閉症診断観察検査	143
自閉症診断面接	143
自閉症スクリーニング質問紙／日本語版	73
自閉スペクトラム症	37, 138
社会・相互交渉説	4
社会的（語用論的）コミュニケーション症	39
社会的参照	11
社会的微笑	9, 12
重症心身障害	135
集団指導	119
受動態（受動文）	31, 100, 124
巡回相談	202
障害者雇用促進法	206
障害者差別解消法	171, 205
小児期発症流暢症	39
小児失語症	40, 186
小児自閉症評定尺度	73, 143
小中学生の読み書きの理解	64
情報収集	51
症例報告書	82
助詞方略	100, 151
ジョブコーチ	207
神経筋疾患	45
神経原性発声発話障害	186
神経細胞	7
神経発達学的治療法	135
神経発達症群	35
新生児聴覚スクリーニング	197
診断・対応のためのADHD評価スケール	74

● す・せ・そ

随意運動発達検査	73
スモールステップ	90, 127, 145
脆弱X症候群	46
生理的微笑	12
セルフトーク	114
染色体	42
染色体異常症	46

全体発達検査	58
先天性代謝異常	44
先天性ミオパチー	45
専門家チーム	202
総合発達指数	59
総合評価	75
ソーシャルスキルトレーニング	110, 145, 183

● た

ターナー症候群	47
ターンテイキング	22
態	18
代　謝	44
対人コミュニケーション行動観察フォーマット	73
ダウン症候群	8, 46, 123
田中ビネー知能検査V	60, 124, 133
談　話	22, 102

● ち

知的発達症	36, 121
知能検査	58
知能指数	59
注意欠如多動症	37, 176
中学生の英単語の読み書きの理解	64
聴覚障害	40
聴力検査	58

● つ・て

通所支援	198
津守稲毛式乳幼児精神発達質問紙	59
デフォルトモードネットワーク	178
てんかん	9, 45, 55, 186
テンス	18
伝達場面設定型指導	114

● と

糖質代謝異常	44
トゥレット症	177
特異的言語発達障害	39, 147
特別支援教育	202
特別支援教育コーディネーター	191
トリソミー	46

● な

内　言	2
ナラティブ	23, 149
喃　語	11, 53
難　聴	40

● に

二項関係	11, 92

211

2〜3語連鎖・文	98	プラダー・ウィリー症候群	47
日常生活動作	54	プレリテラシー	28
日本語マッカーサー乳幼児言語発達質問紙	62, 133	フロスティッグ視知覚発達検査	66
日本版KABC-Ⅱ心理・教育アセスメントバッテリー		プロソディー	21
	60, 61, 62, 180, 190	分節音	11
日本版PEP-3自閉症・発達障害児教育診断検査	73	文　法	21, 31
日本版ミラー幼児発達スクリーニング検査	59		
入所系支援	199	**● へ・ほ**	
乳幼児期自閉症チェックリスト	73, 143	ペアレントトレーニング	111, 183
乳幼児健康診査	197	平均発話長	17, 124
ニューロン	7	放課後等デイサービス	204
認知説	4	包括的領域別読み能力検査	64
		報告書	82
● ね・の		訪問系支援	199
猫なき症候群	47	ポーテージプログラム	117
脳細胞	7	保護者支援	119
脳室周囲白質軟化症	48, 131	ボバース法	135
脳性麻痺	48, 130		
能動態（能動文）	31, 100	**● ま行**	
ノートテイク	206	マカトン法	116
		マザリーズ	4, 12
● は		ミオパチー	45
ハイテクエイド	145	ミラリング	113
拍	30	『見る力』を育てるビジョン・アセスメント	68
発達障害者支援法	33	メープルシロップ尿症	44
発達性学習症	38	メタ言語能力	31, 103
発達性協調運動症	41, 177	モーラ	30
発達性言語症	38	モデリング	114
発達性言語障害	148	モニタリング	113
発達性語音症	39		
発達性発話症または言語症群	38	**● よ**	
発達性発話流暢症	39	横地分類	135
発達性読み書き障害（発達性ディスレクシア）	159	読み書き計算の検査	61
発達の最近接領域	4	弱い中枢性統合	142
パラレルトーク	114		
半構造化面接	124	**● ら行**	
反　射	7	リキャスト	152
		立方体透視図の模写課題	68
● ひ		リテラシー	28
非可逆文	22	リフレクティング	114
非叫喚発声	11	レイトトーカー（レイトランゲージエマージェンス）	149
非言語コミュニケーション	140	レイの複雑図形課題	68
評　価	50	レーブン色彩マトリックス検査	60, 190
標準失語症検査	188	ローテクエイド	145
標準抽象語理解力検査	62, 189		
標準読み書きスクリーニング検査	61, 64, 190	**● わ**	
		ワークシステム	144
● ふ			
フェニルケトン尿症	9, 44		

〔執筆分担〕

内山 千鶴子　第1章／第6章

後藤 多可志　第3章／第5章Ⅴ節

岩﨑 淳也　第4章Ⅲ節〜Ⅴ節／第5章Ⅰ節

岩村 健司　第2章

木下 亜紀　第5章Ⅱ節

小林 健史　第5章Ⅳ節

佐々木香緒里　第5章Ⅲ節

橋本 竜作　第5章Ⅳ節

廣瀬 綾奈　第5章Ⅶ節

水戸 陽子　第5章Ⅵ節

弓削 明子　第4章Ⅰ節，Ⅱ節

クリア言語聴覚療法　4
言語発達障害

2024年（令和6年）9月20日　初版発行

編著者　内山 千鶴子
　　　　後藤 多可志
発行者　筑紫 和男
発行所　株式会社 建帛社
　　　　KENPAKUSHA

〒112-0011　東京都文京区千石4丁目2番15号
電　話（03）3944－2611
FAX（03）3946－4377
https://www.kenpakusha.co.jp/

ISBN 978-4-7679-4554-5　C3047　　　　壮光舎印刷／愛千製本所
©内山千鶴子，後藤多可志ほか，2024.　　Printed in Japan
（定価はカバーに表示してあります）

本書の複製権・翻訳権・上映権・公衆送信権等は株式会社建帛社が保有します。
JCOPY〈出版者著作権管理機構 委託出版物〉
本書の無断複製は著作権法上での例外を除き禁じられています。複製される
場合は，そのつど事前に，出版者著作権管理機構（TEL 03-5244-5088，
FAX 03-5244-5089，e-mail：info@jcopy.or.jp）の許諾を得て下さい。